牙齒好，不會老！

從嬰兒到銀髮族都適用的牙齒保健百科

牙科醫師
青木博之／著

長庚醫院齒顎矯正科主治醫師
王嘉郁／審訂推薦　許金玉／譯

前言——為了活得健康又長壽

連帶影響全身的牙齒疾病

各位是否認為，不過是長了顆蛀牙，與全身的健康並無關聯呢？實則不然。牙齒若是出了問題，就會連帶影響到全身。

研究指出，光是失去一顆後牙，咀嚼效率就會降低約莫百分之四十。倘若對有問題的牙齒置之不理，就會不自主地傾向於攝取較軟的食物，亦即加工過的食品。加工過的軟性食物大多注重熱量的攝取，維他命與礦物質的含量有不足的傾向，另外，口味也較重，內含鹽分、糖分，以及其他多項添加物。持續攝取這些食物，是導致人們罹患高血壓、糖尿病、血脂異常（高脂血症）、肥胖等生活習慣相關之慢性病的原因之一。

除了進食之外，牙齒也會對全身帶來莫大的影響。

咬合也是其中之一，詳細內容會於第12章「顳顎關節症候群——下顎偏移所導致的身體不適」此一章節進行探討。總之，齒列不整會擾亂全身的平衡，導致身體各個部位出現問題。而且不適的症狀多半伴隨著疼痛，根據病患抱怨的主訴也通常很難找出原因，所以容易受到忽略。

牙周病也是一種與全身有所關聯而相當受到重視的疾病。牙周病細菌所導致的炎症相關物質（引起發炎的物質），或許與心臟血管疾病、糖尿病、產出體重不足的嬰兒等有密切關聯，因此備受矚目。

其他還有不少牙齒疾病因為與全身健康有關而成為討論話題，但無論如何，若想擁有身強體健的人生，絕對不能馬虎輕視牙齒的健康。

首先是預防

一旦得了蛀牙，那顆牙齒就絕對不會再回復至原本健康的狀態。牙周病亦然，退化的牙齦與齒槽骨除非保養維護得宜，否則通常難以恢復原樣。

牙科醫學論及「治療」時，主要都是「磨除齒質」、「切除」、「拔牙」等外科處理，幾乎沒有光靠處方服藥和靜養就能自然痊癒的病症。發現愈晚，牙齒需磨除的量愈多，切除或拔牙的機率也會提高。因此牙齒疾病的預防成了最重要的課題。其次是一旦出現問題，早期發現早期治療是最重要的。

良好的治療需要患者的配合

有些患者過於輕忽治療，常常在能進行簡單治療的時候輕易的放棄，使得牙齒狀況每下愈況。在自然治癒能力無法產生作用的牙科領域當中，不可能發生「有一天會痊癒」的情形，不好的狀態只會每況愈下的一直惡化下去。從這方面看來，牙科治療可以說是一門相當嚴苛的領域。

眾人眼中技術良好的醫師，也許不會顯露出治療時的辛苦。身為專業人士，他們工作之際毫無多餘的動作，技術高超，並且能在短時間內完成作業。然而，乍看之下相當簡單的工作，絕非是輕輕鬆鬆地進行，而是屏住呼吸，讓所有精神集中於指尖上，為患者治療。

在一切皆很個人化的牙科治療領域裡，若想接受品質良好的醫療，絕對需要耗費相當程度的時間與工夫。尤其牙齒的破壞程度相當嚴重時，不接受仔細的治療是不行的。良好的治療端賴患者的理解與配合才能達成。

希望所有人都有一口好牙——全家人一起發表「好牙」宣言

大部分牙齒疾病可以說都是慢性病，但論及營造「生活」的地方，發揮最主要功能的即是「家庭」，家庭當中互相產生莫大影響的則是「家人」。為了保護、培育出「好牙」，幼時起的生活環境、家人的興趣、嗜好和想法就十分重要。

家人的重要性不僅止於孩童，大人也是一樣。為了養成良好的生活習慣並且持之以恆，家人的理解和協助是不可或缺的。

除了不幸出生時牙齒就帶有某種疾病的極少數人之外，多數人都承繼了雙親健康又優良的齒質。

但是很多人一旦牙齒發生問題，就說：「我的牙齒天生就不好」、「我遺傳到父母，是容易蛀牙的體質」，感嘆牙齒不夠健康是件無可奈何的事。但筆者不這麼認為。這些人並不是生來牙齒就不健全，最大的主因在於他們無法培育出健全的牙齒和牙齒周邊組織，然後又無法給予齒列完善的保護。

因此筆者希望各位能和家人團結一心，共同發表「好牙」宣言，互相協助，培養、保護自己的一口「好牙」。

本書是依各個年齡層，分別介紹可能發生的牙齒疾病，以期幫助各位早一步加以預防，並了解牙齒治療。其中使用了大量照片與插圖，希望上至老爺爺、老婆婆，下至小朋友，全家人都能輕輕鬆鬆地看懂書中內容。

醫療是有極限的。為了在日常生活中培育、維護美麗的牙齒，每個人都需要發揮很多的力量。倘若拿起本書的各位，能夠將自己擁有的生命韌性發揮至一百二十分，照顧出一口閃閃發亮的美麗牙齒，而且永遠維護這份光采、擁有健康的人生，身為作者，沒有比這更幸福的事了。我比任何人都還深切期望許許多多的人們，以及即將誕生的所有寶寶，都能夠擁有一口美麗的皓齒。

青木　博之

閱讀治療說明前的預備知識

牙齒的構造和牙齒X光片

在進入治療階段之前，醫師必須先向患者說明病症與治療方針，這種時候，大多會使用X光片。最近可能也有利用口腔內照片進行說明的方式，但齲齒和牙周病等病症，若是不利用X光片，很難確切掌握情況。具體的牙齒疾病會於本文當中進行介紹，但在那之前，筆者先利用X光片簡單地說明一下牙齒相關的構造吧。

牙科當中，主要使用的X光片，分為可照到三至四顆牙齒的根尖片，以及能夠照到整個口腔的環口掃描X光攝影。最近牙科數位化相當普及，與以往所使用的底片只是操作方式不大相同，但基本上是一樣的。次頁附圖為環口掃描X光攝影。我想藉由這張照片，來說明牙齒的構造和X光片的看片方式。

顎骨原本如同馬蹄般呈現U字形，但顯現於X光片時，為了方便閱覽，變換成了平面圖像。X光片也和普通的照片一樣，左右是相反的。

在X光片中，空無一物的地方會顯現為黑色，硬組織的部分會顯現為白色。讀者應該看得到下顎骨頭的緣線，曚曨不清的白色部分是骨頭，當中長有許多牙齒。

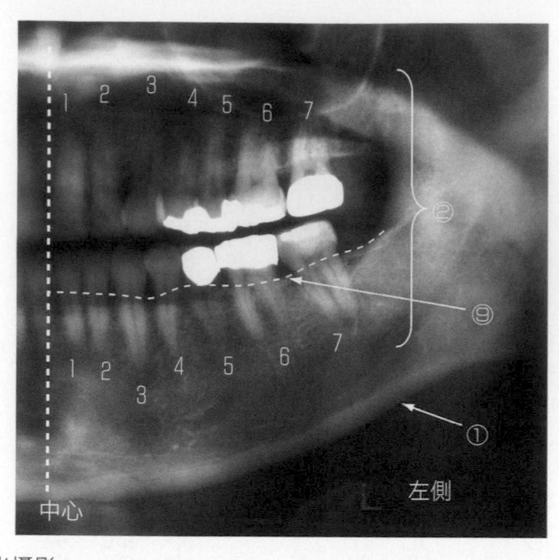

圖：環口掃描Ｘ光攝影
Ｘ光片當中，空無一物的地方會呈現黑色，堅硬的骨頭和金屬部分會顯現為白色，然後再依深淺程度診斷牙齒與下顎的狀況。朦朧不清的白色部分是骨頭，當中長有牙齒。

原本牙齒是上下左右各有八顆（合計三十二顆），但現代人由於空間問題，常常拔除智齒，因此這張Ｘ光片是上下左右各七顆，總計二十八顆牙齒。

門牙呈現勺子的形狀，由牙冠和牙根兩部分構成。臼齒部分則是每顆臼齒不盡相同，但都有著複數的牙根。下顎的大臼齒區為兩支牙根，上顎大臼齒區多是三支牙根，愈往口腔內部，牙根尾端的Ｙ字形分岔愈小，呈現出每顆牙齒各自不同的面貌。牙齒內部為中空，當中有著名為牙髓（一般稱作神經）的組織，顯現在Ｘ光片上為黑色的直線。

患者曾進行根管治療時，也會映照出填充藥劑。為了確認患者是否接受了正確的治療，藥劑應該顯現為白色。另外，照片中純白色的部分為金屬牙冠。若是得到齲齒或是因牙周病而致使骨

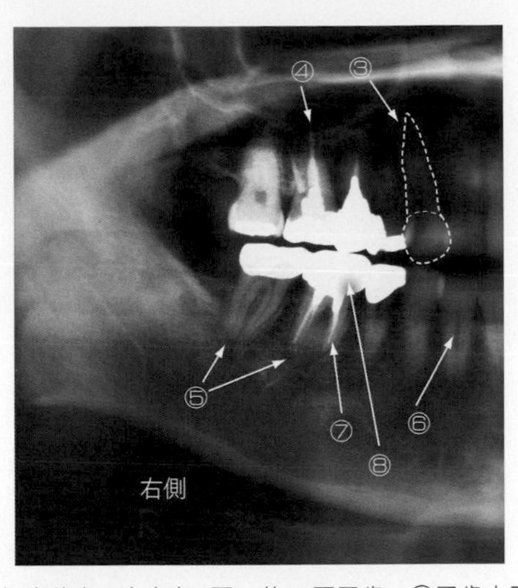

①下顎的緣線。②拔除智齒後上下左右各7顆，共28顆牙齒。③牙齒由牙冠與牙根兩部分構成。④後牙的牙根為複數。⑤每顆牙根部分的分岔模樣都不盡相同。⑥牙神經顯現為黑色直線。⑦根管治療的藥劑為略帶淺灰的白色。⑧金屬呈現全白色。⑨虛線底下為齒槽骨。

頭遭到破壞時，那一部分的齒質就會消失不見而顯現為黑色。

如上所述，硬組織可以透過X光片上黑白的深淺來診斷疾病，但是牙齦紅腫等軟組織的變化就無法藉由X光片得知了。

除了X光片之外，近年來牙科專用的電腦斷層也逐漸普及。電腦斷層能夠以3D立體影像捕捉牙齒及顎骨的狀態，在植牙及阻生齒拔除方面展現出卓越的效能。不過，姑且不論輻射曝露量，目前在大多數牙齒疾病領域當中，X光片就已相當足夠。

牙齒好，不會老！

從嬰兒到銀髮族都適用的牙齒保健百科——目錄

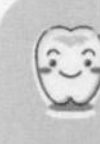

目錄

第1章　母親懷胎中的胎兒・嬰兒・幼兒期（0歲~5歲左右）　1

第2章　小學時期（6～12歲左右）

目錄

第20章 守護牙齒與身體的飲食習慣 329

第21章 刷牙 347

第 1 章

母親懷胎中的胎兒・嬰兒・幼兒期（0歲～5歲左右）

	牙齒的種類	牙胚形成	開始鈣化	牙冠形成
乳齒	乳正中門齒	懷孕第7週	懷孕第4～4.5個月	1.5～2.5個月大
	乳側門齒	懷孕第7週	懷孕第4.5個月	2.5～3個月大
	乳犬齒	懷孕第7.5週	懷孕第5個月	9個月大
	第一乳臼齒	懷孕第8週	懷孕第5個月	5.5～6個月大
	第二乳臼齒	懷孕第10週	懷孕第6個月	10～11個月大
恆齒	正中門齒	懷孕第5～5.25個月	3～4個月大	4～5歲
	上顎側門齒	懷孕第5～5.2個月	10～12個月大	4～5歲
	下顎側門齒	懷孕第5～5.2個月	3～4個月大	4～5歲
	犬齒	懷孕第5.5～6個月	4～5個月大	6～7歲
	第一小臼齒	出生時	1.5～2個月大	5～6歲
	第二小臼齒	7.5～8個月大	2～2.5歲	6～7歲
	第一大臼齒	懷孕第3.5～4個月	出生時	2.5～3歲
	第二大臼齒	8.5～9個月大	2.5～3歲	7～8歲

圖1-1　牙齒開始萌牙的時期
乳齒在懷孕期間的胎兒體內就會開始生長。紅字部分是指出生前就開始萌牙的牙齒。令人驚訝的是，不僅乳齒，恆齒也開始努力成長為「一口好牙」。

打造「好牙」該從何時開始？

打造「好牙」，就從還在母親肚子裡的胎兒時期開始。

在懷孕的過程中，大概沒有多少父母會意識到胎兒的牙齒問題吧。但是，其實這時創造「好牙」的行動已經展開了。當然支撐牙齒的顎骨也已開始發育成長。如圖1-1所示，極為小巧的牙胚開始於肚中胎兒的顎骨當中成形。

乳齒的牙胚約在懷孕第七至十週開始出現，懷孕第四至六個月，則開始形成稱為鈣化的牙齒堅硬部分。

令人驚訝的是，恆齒中的正中門齒和側門齒、六歲時生長的臼齒，甚至犬齒的牙胚，都是在懷孕期間開始成形。在胎兒出生之前，「好牙」的打造運動就已經起跑了喔。

	熱量 (kcal)	蛋白質 (g)	脂肪比率 (%)	鈣質 (g)	鐵 (mg)	維他命			菸鹼素 (mg)	維他命	
						A (IU)	B_1 (mg)	B_2 (mg)		C (mg)	D (IU)
20～29歲	1,800	60	20～25	0.6	12	1,800	0.7	1.0	12	50	100
追加量 妊娠前半期	+150	+10	25～30	+0.3	+3	+0	+0.1	+0.1	+1	+10	+30
追加量 妊娠後半期	+350	+20	25～30	+0.3	+8	+200	+0.2	+0.2	+2	+10	+30
追加量 哺乳期	+700	+20	25～30	+0.5	+8	+1400	+0.3	+0.4	+5	+40	+30

生活活動強度（輕度）所需營養量（擷自日本厚生省保健醫療局健康增進營養課1995年版本）

圖1-2　懷孕期與哺乳期必須的營養攝取量
懷孕期與哺乳期間，記得也要確實攝取到寶寶所需的鈣質與維他命。

何謂懷孕期間的打造「好牙」

為了在懷孕期間打造出「好牙」，母體的營養攝取至關重要。在牙齒與顎骨開始成形的懷孕期間，母體必須攝取足夠的鈣和其他礦物質。鈣質每天須攝取〇・三公克（圖1-2）。此部分務必與母體需要攝取的營養分開，因為母親必須攝取兩人份的營養才足夠。每天多吃一些小魚乾、櫻花蝦、芝麻、海藻、黃綠色蔬菜吧。

胎兒期也必須攝取大量的維他命，尤其是維他命D、C、A等是必要的。切記要將食量訂為平時的兩倍，並且記得每餐都要吃到日曬香菇乾及黃綠色蔬菜。蛋白質與脂肪的攝取量，只要比平時多出十公克就夠了。

砂糖則要盡可能避免。攝取砂糖後，牙齒與骨頭會明顯變得脆弱。也要注意盡量避免吃到摻雜於食品當中的化學物質。

如同編織般細細成長的牙齒

那麼，在胎兒小巧的下顎當中，牙齒是如何形成的呢？嬌小的牙胚會循著原本的形狀逐漸長大嗎？不，並非如此。牙齒是細胞由牙冠向牙根的方向，長成牙齒的形狀。因此，若是在牙齒生長期間生了重病，牙齒上就會留下年輪般橫條紋的痕跡。以編織來比喻的話，就像是某一段針眼忽然扭曲變形了。牙齒的構成材質不僅有鈣質，也需要各種維他命和優質的骨膠原（亦即蛋白質）（圖1-3）。

如同編織般需細心調整的牙齒成形，早已在母親的懷中開始動作。請各位母親好好小心注意，讓寶寶能有一口整齊針眼般健康的牙齒喔。

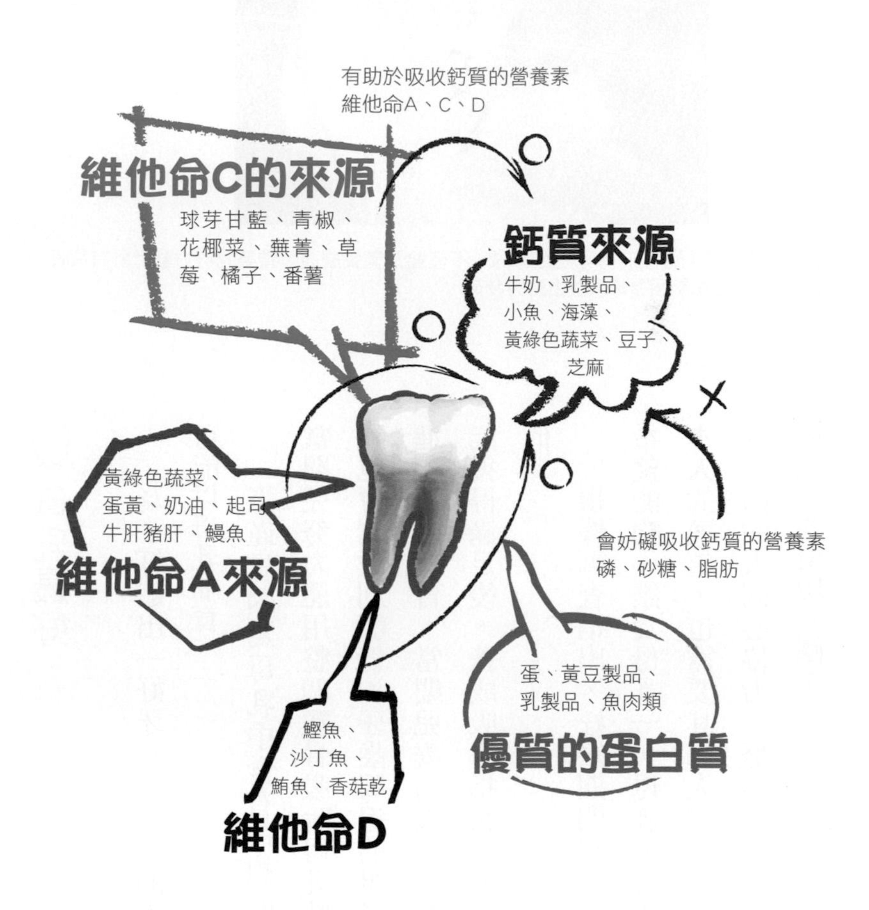

圖1-3　健康牙齒所需的營養素

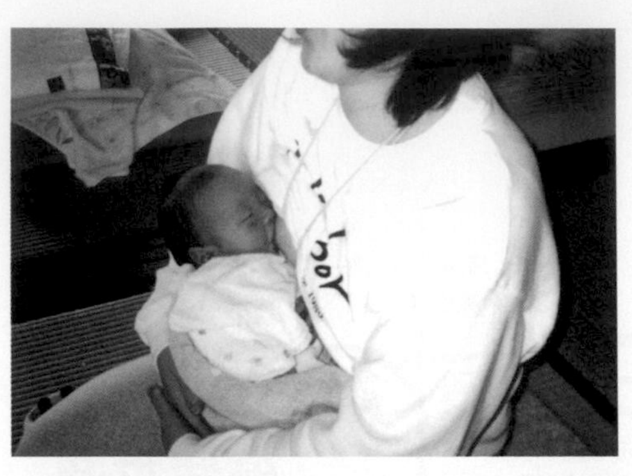

圖1-4　為了打造出「好牙」，母乳是最好的。不僅顧及營養層面，當嬰兒努力動用所有顎骨猛力吸吮時，也能促進整個顎骨以及齒列的發育。

母乳最好

為了打造出「好牙」，最好的方法就是盡可能以母乳哺育。

不僅是因為母乳中含有理想的營養素，當嬰兒努力運用整個顎骨吸吮母乳時，這項運動也會刺激到顎骨和牙齒周邊的組織，進而促進顎骨的發育。當嬰兒盡情吸吮母親胸脯的本能獲得滿足後，養成吸手指習慣的機率也會降低。

根據調查指出，妊娠期間有九六％的母親希望能夠「餵食母乳」。母乳哺育不僅是母親本人的願望，也需要其家人和社會的支持，希望周圍的人同心協力，努力製造出能夠「哺育母乳」的環境（圖1-4）。

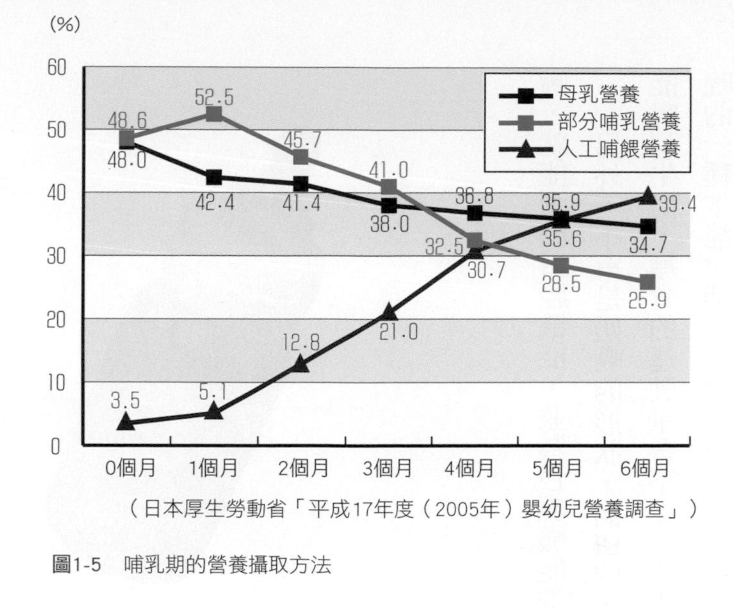

（日本厚生勞動省「平成17年度（2005年）嬰幼兒營養調查」）

圖1-5　哺乳期的營養攝取方法

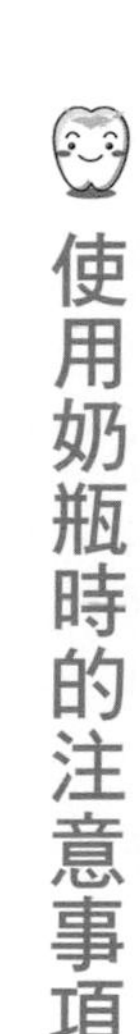

使用奶瓶時的注意事項

雖然多數母親都希望能以母乳哺育幼兒，但基於「母乳不足」、「沒有母乳」、「外出時沒有場所能夠哺乳」、「寶寶不喜歡喝母乳」、「有工作在身，無法盡情哺餵母乳」等各式各樣的理由，有時不得不採取人工哺餵或是部分哺乳的方式哺餵嬰兒。哺乳期的營養分配如圖1-5所示。

使用嬰兒配方奶時，請注意察看奶瓶奶嘴的形狀與洞口大小。最近奶瓶的奶嘴都會設計成符合嬰兒的唇形，因此購買奶嘴時，也請各位家長先觀察設計之後再選擇奶瓶。

倘若奶嘴不符合嬰兒的唇形，雙唇就會由於空氣容易灌入而無法完全緊閉，以致顎骨進行非必要的運動。相對地，如果使用正確的奶

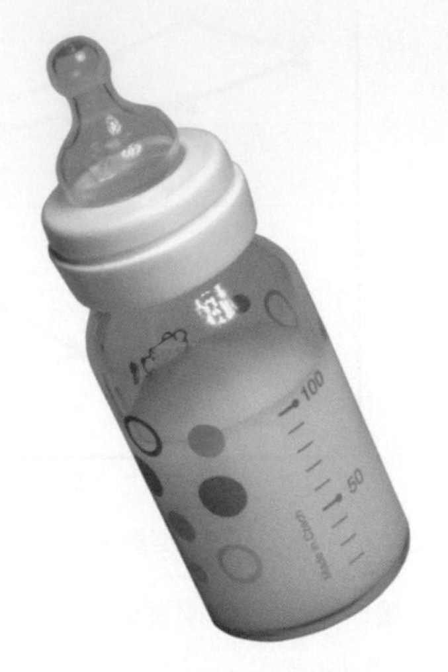

圖1-6　記得選用適合寶寶嘴巴大小的奶嘴奶瓶。選用洞口大小適中的奶嘴，才可以滿足嬰兒吸吮的本能。

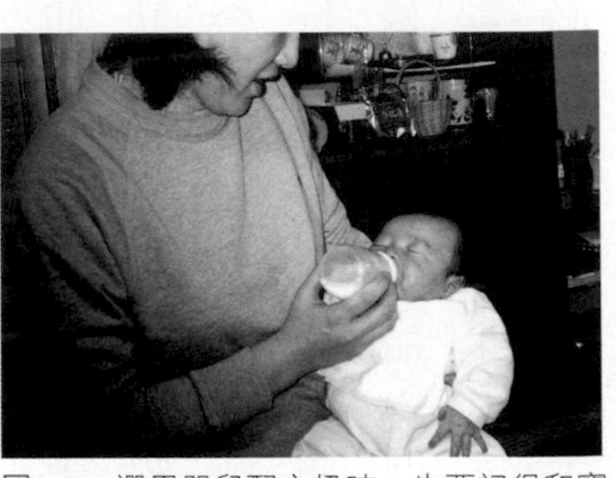

圖1-7　選用嬰兒配方奶時，也要記得和寶寶對望，並溫柔地對他說話。待在母親溫暖的懷中時，嬰兒的心靈能獲得平靜並促進食欲。

嘴，就能刺激口腔機能，並為吞嚥機能帶來良好的影響，嬰兒也會較少出現口呼吸的情形。

另外，不單是奶嘴的形狀，洞口的大小也相當重要；奶嘴的洞口若是太大，寶寶馬上就能喝到牛奶，顎骨的運動量會不足，產生嬰兒還未滿足吸吮本能（任何東西移至嘴邊就想吸吮的一種本能）哺乳就已結束等問題。請各位家長務必記住，不需要特地將洞口擴大好讓嬰兒能夠更快喝完。

只要給予充足的營養，寶寶就會健康長大的這種想法已經落伍了。身體的組織，會因為我們的使用，而有更好的發育。吸吮牛奶時的嘴巴及顎骨運動，也是促進成長發育的重要行為（圖1-6）。

即便是使用嬰兒配方奶，母親們也要記得，必須與寶寶對望，一邊溫柔地對他說話，一邊讓他在溫暖的懷抱中舒適地吸吮牛奶。這樣一來，寶寶會比較乖巧聽話，也能促進他的食欲（圖1-7）。

別再餵寶寶喝果汁

以往，離乳開始前的產後第二個月起，醫生都會建議母親將果汁稀釋，泡給寶寶飲用，好讓嬰兒習慣母乳及牛奶以外的味道和湯匙。但有報告指出，攝取果汁後，會導致幼兒減少飲用乳汁（母乳或嬰兒配方奶），因而產生蛋白質、脂質、維他命和鐵、鈣、鋅等礦物質的攝取量下降等問題。另外，也有寶寶過了嬰兒期後，仍過度攝取果汁，導致營養不足、影響發育等相關問題的發生。

水果和果汁對健康很好的印象已經定型，但依每個人攝取方式的不同，也有可能破壞飲食生活的均衡。此外，像嬰兒這種容易養成習慣的初期階段，讓他們這麼早就記住甜味此一味覺並不是件好事。

除了果汁之外，添加了砂糖和人工甘味劑的市售果汁、乳酸飲料、運動飲料等，更是容易引發問題，請盡量別再餵寶寶這些東西。

乳齒列

待所有乳齒長齊後，如圖1-8所示，前齒有乳正中門齒、乳側門齒、乳犬齒等3顆；臼齒有第一乳臼齒和第二乳臼齒等兩顆，這五顆牙齒分布在上下左右，全部排成共計二十顆牙的乳齒列。乳齒遠比成人的牙齒嬌小，不僅顏色雪白，剛長出且沒有蛀牙的美麗齒列，就像珍珠般耀眼奪目。

乳齒何時開始萌牙？

寶寶約八個月大時，就會開始長出下排的乳前齒（圖1-9）。但是，每位寶寶牙齒生長的時間都不盡相同，因此和其他寶寶相比時，就算還未長出也不需擔心。也有很多嬰兒是在出生後約莫一年才長出牙齒。早萌牙或晚萌牙，都不會對日後產生任何不良影響，請各位放心。

萌牙的順序為何？

前面說過，乳齒是自下排的前齒開始萌牙。寶寶約莫在一歲之前，會長出上下各四顆的前齒（上下乳正中門齒和乳側門齒）。一歲半左右長出第一乳臼齒，接著是乳犬齒。最後在兩歲半左右長出第二乳臼齒，這樣乳齒列就長齊了（圖1-10）。

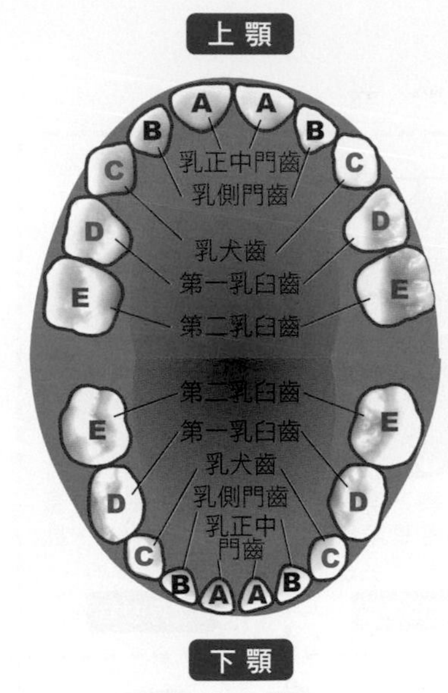

圖1-8　乳齒列
上下合計共20顆牙齒。

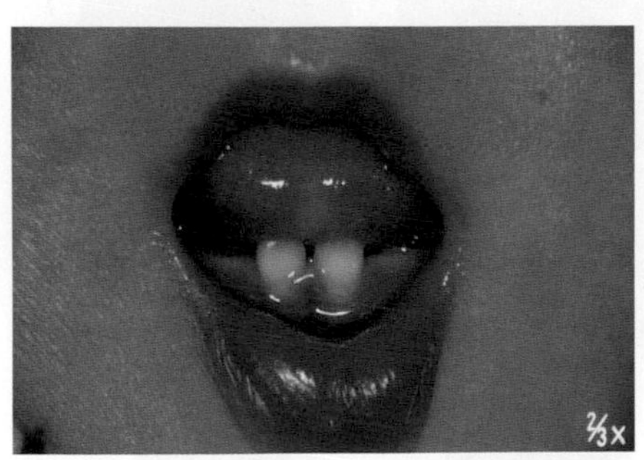

圖1-9　下顎的前齒是最早萌牙的牙齒。雪白又充滿光澤的牙齒，真是可愛。在替換為恆齒之前，要好好保護它們。

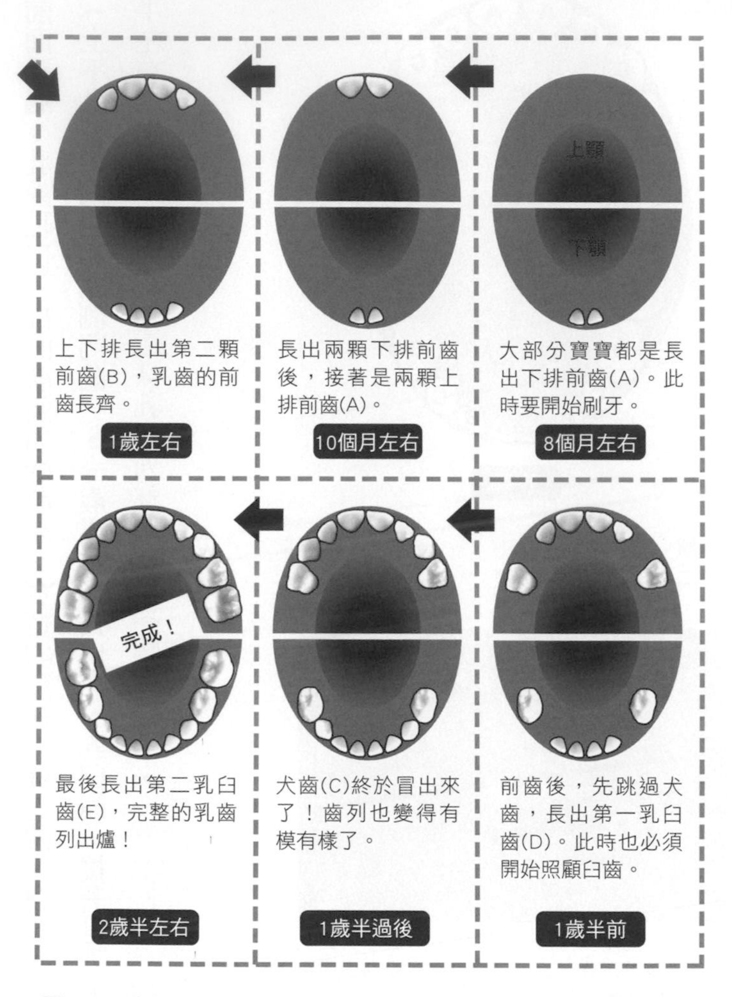

圖1-10　乳齒的生長順序

在此附上乳齒萌牙的一般平均時間及順序圖。由於每位寶寶的發育各不相同，請將這張圖表當作基本參考。相差3～4個月是常見且可接受的情形。圖中(A)～(E)的位置，請參照圖1-8。

如同先前提醒過的，每個人牙齒萌牙的時間都不大相同，因此萌牙的順序也會有些許差異，即使和平均萌牙時間及順序不同，也不需擔心。

離乳食

離乳期是寶寶開始慢慢嘗試食物，學習咀嚼與吞嚥的時期。

嬰兒出生五個月後開始食用的離乳食，會大大影響到初期養成的喜好。而這項喜好，也會為未來漫長人生的飲食生活帶來莫大影響。請千萬記得別選擇甘甜口味的離乳食。家長先入為主認為小孩喜歡吃甜食的觀念，反而會培養出孩子嗜吃甜食的習慣。

如同每個人牙齒生長的時間各不相同，開始離乳的時期與進行方式，也因應每位幼童而有著極大的個別差異。若是牙齒萌牙較晚，父母不需急著開始離乳，只要守護著寶寶的成長，秉持耐心，一步一步地循序漸進即可。

何時開始刷牙？

從牙齒萌牙的時候起，與蛀牙之間的大戰就已經揭開序幕。換言之，下顎的前齒長出後，就要開始刷牙了。

父母可以在萌牙開始前輕觸寶寶牙齦，讓他們習慣手指放入口中的感覺，當作是刷牙的準備階段。

幫嬰兒刷牙——媽咪專用牙刷

僅長出乳齒前齒的時期（出生後半年至一歲左右）

這個時期不必像成人一樣使用牙刷。只要以棉花棒或沾濕的紗布，為寶寶擦掉黏在牙齒上的污垢就足夠了。如果媽媽手巧，也可以利用嬰兒用牙刷替寶寶刷去牙齒上的污垢。

如果寶寶到了一抓起東西就想放進嘴裡的時期，父母可以試著讓他拿牙刷代替玩具，好讓他習慣牙刷（圖1-11、1-12）。不過，牙刷通常外形細長又堅硬，要特別小心，別讓寶寶傷害到自己的口腔和喉嚨。另外，市面上也有販售一種附安全擋片的嬰兒用牙刷，可以避免寶寶戳到喉嚨（圖1-13）。

乳臼齒萌牙的時期（一歲半左右）

這個時期起，請讓寶寶躺在母親的膝蓋上，用牙刷替他刷牙。臼齒的咬合部分有細縫凹槽，請特別注意這個區域並刷洗乾淨。前齒如貝殼般呈現較為扁平的形狀。也要特別留意確實刷到唇側的平坦部分，以及牙齒與牙齒之間的縫隙（讓孩童枕在膝上為他徹底刷牙一項，請參照第24頁「幼兒時期的刷牙——自己刷牙與媽媽、爸爸協助的仰躺刷牙」）。

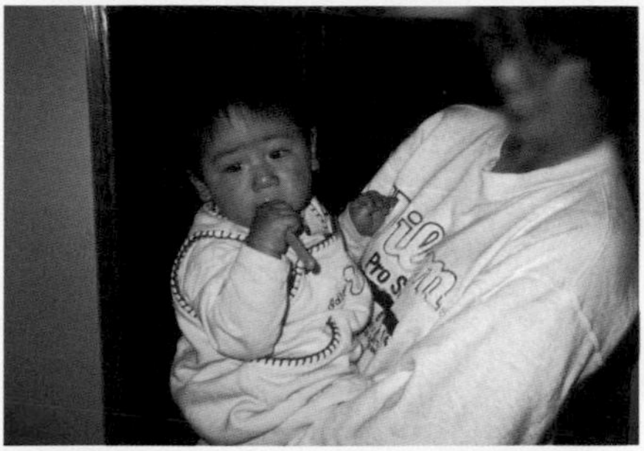

圖1-11　長牙之後，寶寶會把所有東西都往嘴裡塞，因此試著讓他拿牙刷代替玩具。不曉得會不會儘早習慣？

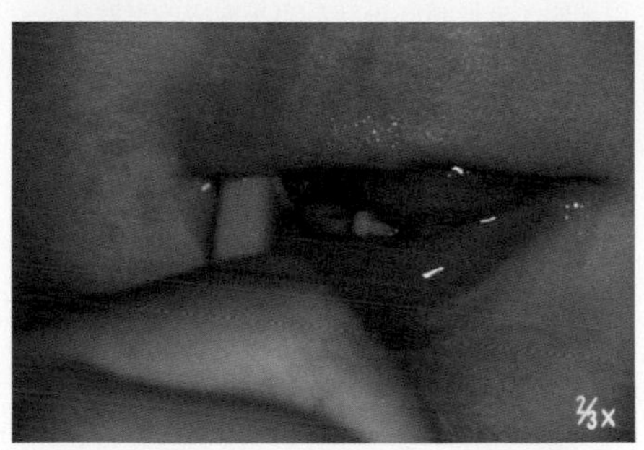

圖1-12　他似乎真的在刷牙了。動作真是標準。

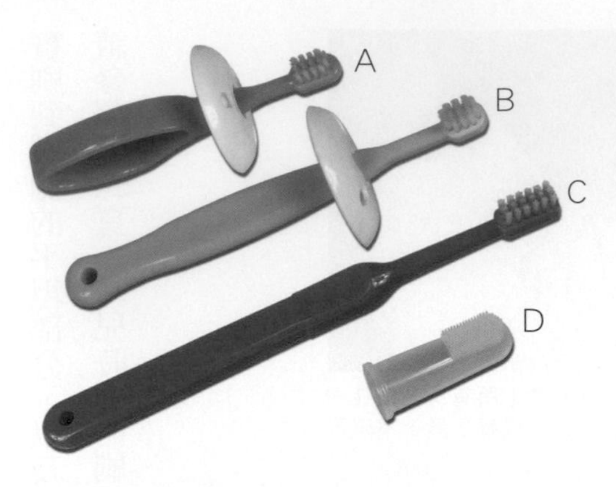

圖1-13　A、B：附有安全擋片以防戳到喉嚨的嬰兒用牙刷。外形精心設計為容易握取的形狀。C：媽媽專用的牙刷。為了讓媽媽方便拿取，握柄是成人的尺寸。D：指套狀的牙刷。橡膠製的指套前端凹凸不平，能讓媽媽套在指頭上為寶寶刷牙（開始萌牙～2歲左右）。

別使用牙膏

千萬不能使用牙膏。

無論是小孩或成人，其實在預防醫學上都不需要使用牙膏。尤其是還無法靈活控制吞嚥動作的嬰兒，恐有誤飲的危險。牙膏是化學物質的凝固體，請避免使用。

母親有著莫大的影響力！

待在母親懷中時，對胎兒而言，母親就是一切。出生後，嬰幼兒時期的寶寶也幾乎都只依賴母親，在母親的影響下逐漸長大。胎兒期起至一歲半左右，寶寶不只對他人及周遭的社會，甚至是對父親也是視若無睹，可說是處在母親絕對性支配下的時期。無論好壞，「母親」的生活方式、想法，都會原原本本地影響到寶寶。寶寶在這個時期養成的飲食方式、味覺喜好等一切事物，都受到母親強大的影響，也可說是母親的責任極為重大的一個時期。

乳齒的蛀牙

由於乳齒總有一天會汰換掉，常常有很多人因為這種想法而對其漠不關心。但是，對於幼兒期至學齡前期，飲食方面正在養成基本習慣的孩童而言，乳齒是對人生帶來巨大影響的重要器官。另外，乳齒也肩負著引領恆齒能夠正常咬合的重大職責，因此要是早期出現蛀牙造成拔掉的話，也會對恆齒的齒列帶來莫大影響。

以前可以看到很多蛀牙十分嚴重，口中滿是黑牙的小朋友，但最近已鮮少看到這種情況。但另一方面，齒列擁擠、恆齒長出時，齒列就已出現問題的孩童，其增加的速度卻相當驚人。在情況嚴重的病例當中，乳齒時期就已齒列不整的孩童也增加不少。為了使孩子在今後擁有健全的咬合機能，請家長特別用心注意，做好蛀牙的預防工作。

圖1-14為標示出乳齒容易蛀牙的危險區域。

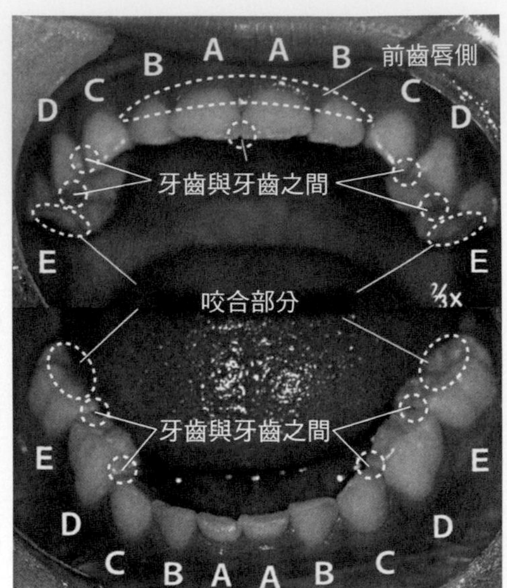

圖1-14　容易蛀牙的危險區域
虛線框起來的部分是容易蛀牙的地方。

容易蛀牙的乳齒

上顎前齒

乳齒是由前齒開始生長。嬰幼兒時期很難刷牙，因此若經常攝取甜食，上顎的前齒馬上就會產生蛀牙。

原本理想的乳齒列，是前齒之間會有小小的空隙（圖1-15），但近來有不少幼童如圖

1-16般，前齒之間沒有空隙地並排在一起，導致牙齒與牙齒之間容易產生蛀牙，前齒也成為乳齒當中最容易引發蛀牙的一個部位。

這種情況的治療通常以「補牙」的方式進行（請參照第8章「齲齒的治療」），但乳齒的前齒較為扁平，又如同貝殼有著難以黏著的形狀，此外乳齒本身與補綴物的黏著力相當不足，充填物經常很快就脫落。再加上幼小的孩童很難在診療過程中保持安靜不動，因此這類精密的治療更是難以進行，提升了脫落的可能性。

因此若只是輕微的齲齒，有時會採用另一種方法，即是薄薄的削除蛀牙，再以人工的方式讓牙齒與牙齒之間出現縫隙，以便清潔牙齒，而齲齒也不會繼續擴散，然後再等待換牙的時期來臨（圖1-16）。前齒的換牙是在七歲半左右。

家長若將含糖飲料或果汁裝進奶瓶，長時間讓孩童飲用，或是在他們睡覺前餵食的話，前齒唇側可能會形成大範圍的蛀牙。由於睡眠期間唾液減少分泌，舌頭運動也較不頻繁，導致糖分長時間殘留在牙齒上。圖1-17為前齒唇側出現奶瓶性齲蛀，經過一段時間或曾用藥物阻止齲齒擴散，結果呈現出黑色的染色。在這種不便刷牙的時期更要小心注意，別讓齲齒擴散為大範圍的蛀牙。

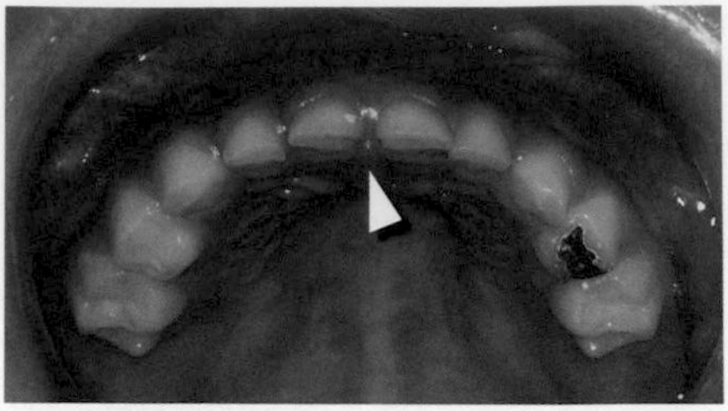

圖1-15　理想的乳齒列，前齒齒列之間會隨著成長而出現空隙。照片中箭頭的部分有些許蛀牙，但由於兩齒間有空隙，並未變得太過嚴重。

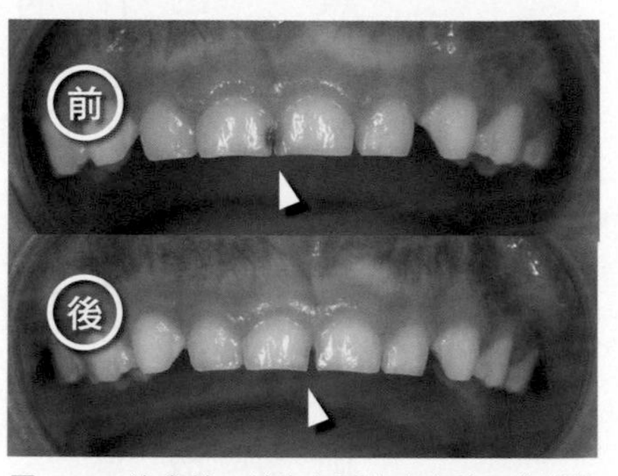

圖1-16　治療前：前齒之間沒有空隙，銜接的地方還產生了蛀牙。治療後：治療方式未選擇充填，而是以人工方式製造空隙，以便清潔牙齒，也抑制住蛀牙的擴散。

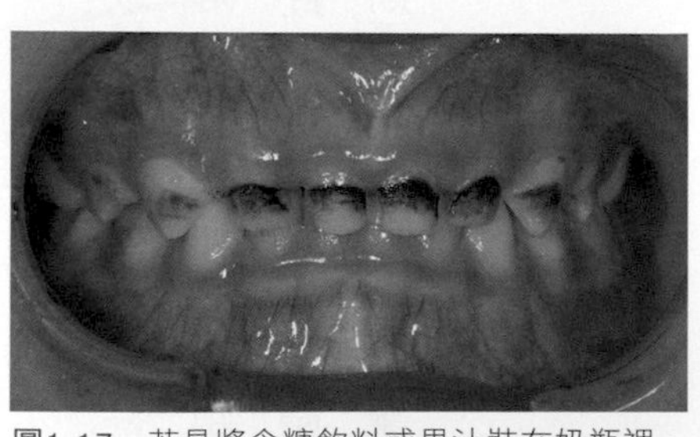

圖1-17　若是將含糖飲料或果汁裝在奶瓶裡，讓孩童長時間飲用，或讓他們在睡覺時飲用，前齒唇側就會出現大範圍的齲齒。

後牙咬合部分的溝槽（咬合面）

後牙的溝槽部分容易藏污納垢，也是經常發生蛀牙的一個部位。尤其是位於乳齒列最後方的第二乳臼齒（第11頁圖1-8的E）的溝槽較深，要特別提高警覺。第二乳臼齒會在兩歲半至三歲左右時長出，因此剛萌牙之際，一定要記得刷洗此處。

圖1-18是四歲小朋友的第二乳臼齒蛀牙。咬合面部分有著相當大的齲齒。

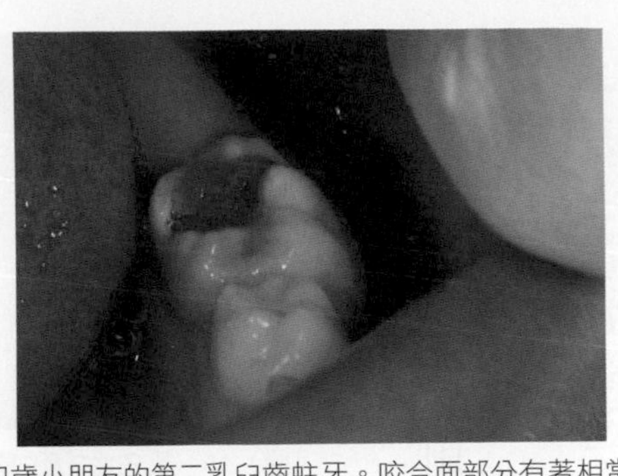

圖1-18 是四歲小朋友的第二乳臼齒蛀牙。咬合面部分有著相當大的齲齒。

後牙之間

與六歲左右時換牙的前齒不同，乳臼齒可以持續使用至小學的中高年級時期。即便是能夠正確刷牙的小朋友，乳臼齒部位的臼齒與臼齒之間，仍有極高機率出現蛀牙。

圖1-19是較早期發現的齲齒，但一般臼齒與臼齒間的蛀牙難以發現，當察覺到時，通常已經形成大範圍的缺口。如此一來，後方的牙齒就會往前推擠，壓縮到恆齒的生長空間，進而成為齒列不整的原因。因此即使是總有一天會換牙的乳齒，也不能馬虎對待，必須慎重地治療齲齒。

至於牙齒與牙齒之間的蛀牙，幼兒和成人一樣，採取充填治療方式；齒質若是受到嚴重破壞，則治療牙冠（圖1-20，詳細治療內容請參照第8章「齲齒的治療」）。之後也會介紹刷牙這個項目（參照第21章），但要預防牙齒與牙齒之間發生蛀牙，最好的方法還是使用牙線。

記得每天幫小朋友仰躺刷牙時，也要用牙線替他們清除污垢（圖1-21）。

要注意乳齒的白色齲齒！

乳齒有許多齲齒呈現白色。這是因為與恆齒相比，乳齒的齒質較脆弱，齲齒進行的速度十分快速，還來不及變色，齲齒就已蔓延開來。依據時間長短和情況的不同，當然有時乳齒的齲齒也會因為染色而變為褐色或黑色。

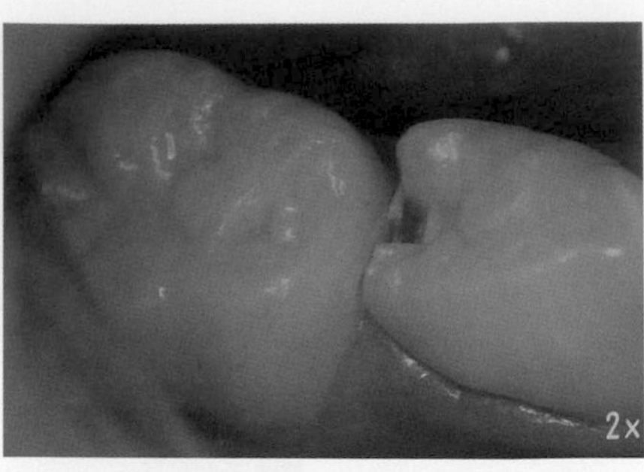

圖1-19　乳臼齒D及E是能繼續使用至小學中高年級時期的重要牙齒，但牙齒之間經常發生蛀牙。蛀牙若是過於嚴重，後方的牙齒就會往前推擠，倒向因齲齒而缺失的部分，成為日後齒列不整的主因。

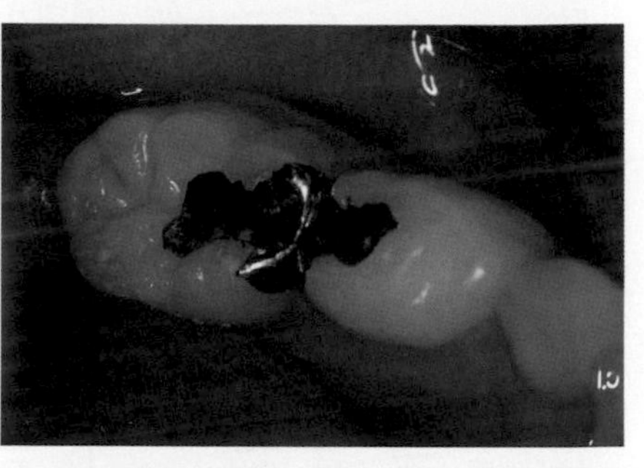

圖1-20　乳齒的齲齒也必須和成人一樣接受縝密治療。

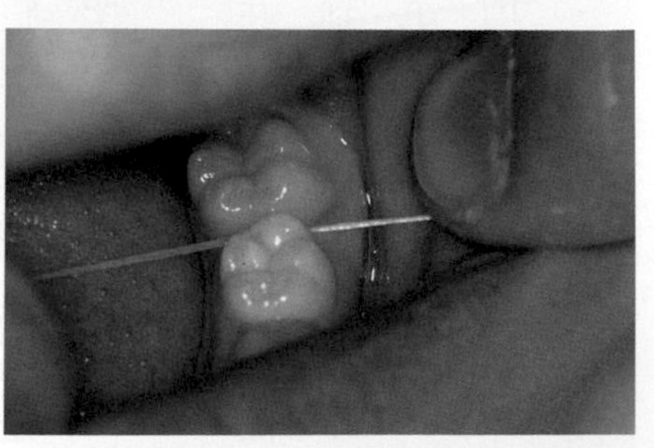

圖1-21　為了預防乳臼齒和六歲臼齒之間的蛀牙，使用牙線清潔牙齒非常重要。

但要判斷是否得了齲齒，並不是以黑或白的「顏色」，而是以「齒質」的硬或軟來判定。黑色的齲齒十分醒目，但白色的齲齒卻不易分辨，光是查看口腔也難以判斷，因此經常被忽略，大家一定要特別小心。

情況嚴重的齲齒須予以根管治療

乳齒的齲齒侵蝕速度遠比恆齒快，牙齒厚度也相當薄，因此很快就會到達牙髓（神經）。但與成人的牙齒不同，乳齒的蛀牙即使十分嚴重也幾乎沒有痛楚，是乳齒的一大特性。

細菌到達神經後會腐蝕牙髓，使牙齦腫脹流膿。時機若是不好，還會對乳齒下方的恆齒成形帶來不良的影響。

過了某段時期，乳齒的齒根會因下方恆齒萌出，從牙根尖開始慢慢融解消失，但若是在過早的階段就輕易拔掉乳齒，會延緩恆齒萌出的時間，或是導致後方齒列向前傾斜等，因此直到換牙之前，要盡可能保留這些乳齒，如此也能維持咀嚼的機能和齒列的完整性。

綜合以上所述，即便是非常嚴重的齲齒，也要施行根管治療（牙神經的治療）以保存乳齒。若有無論如何都不得不拔除的情況，也要考慮到之後必須進行預防牙齒排列不整的特別治療（如裝設空間維持器〔space maintainer〕等等）。

幼兒時期的刷牙——自己刷牙與媽媽、爸爸協助的仰躺刷牙

幼童能夠拿牙刷之後，先讓他自己試著刷牙吧。首先母親也要和他一起，讓他養成刷牙的好習慣。比起一開始就能正確刷牙，更應該先讓他記住吃完飯後就要立刻刷牙的生活習慣。

最後，請爸爸、媽媽一定要幫孩子仰躺刷牙。仰躺刷牙如圖1-22所示，讓孩童的頭顱枕在膝上，從上方觀看口腔。仰躺刷牙時，要將口腔內部概分為上顎和下顎各自的左右後牙和前齒，總計六大區塊分區進行（圖1-23右）。

清潔後牙時須留意後牙的三個面

刷後牙時，要分為頰側、咬合面和內側（舌側）（圖1-23左）。

清潔後牙頰側時，要讓刷毛正對牙面，與牙面垂直。牙齒與牙齒之間的凹槽部分也要刷洗乾淨（圖1-24）。刷洗上顎時，幼童若將嘴巴張得過開，臉頰緊繃，牙刷會很難塞入口中清潔頰側，因此請讓小朋友半張著嘴巴，放鬆臉頰後再刷牙。記得要確實刷到最後方牙齒的

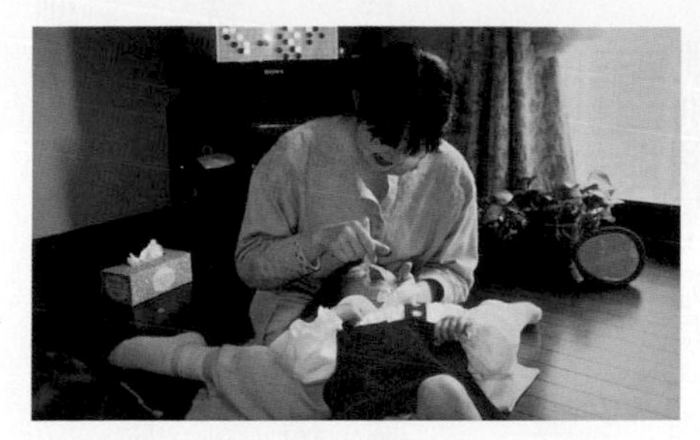

圖1-22　仰躺刷牙
如照片所示，讓孩童的頭顱枕在膝上，自上方觀看口腔。

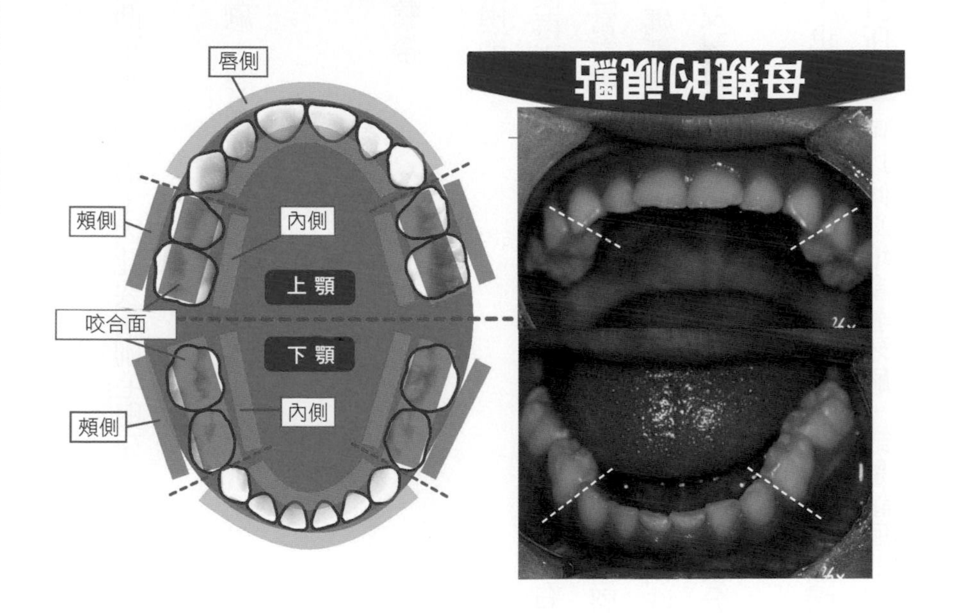

圖1-23　仰躺刷牙的重點
先將上下齒列概分為前齒、右臼齒、左臼齒共六大區塊，再刷牙。前齒要再分為唇側及內側兩部分，臼齒分為頰側・內側・咬合面三部分。

外側牙面（圖1-25）。

接著是咬合面。此處有著凹凸不平的深溝，因此要讓刷毛與牙齒垂直，從各個方向仔細刷洗（圖1-26）。

然後是內側。若是橫向拿牙刷，容易撞到牙齒，因此讓牙刷略微傾斜後再放入口中，用刷毛的前端部分刷牙（圖1-27）。

刷前齒時要留意粗厚的唇繫帶

刷前齒時，分為唇側和舌側兩部分。

唇側是讓刷毛與牙面垂直後再刷牙，但上顎前齒的唇側記得要分成左右兩個區塊（圖1-28）。因為兒童的上唇內側通常有稱為為「上唇繫帶」的組織，它是相當堅固又發達的韌帶組織（圖1-29）。若是爸爸、媽媽刷牙時力道不知輕重，直接用力左右刷洗前齒，牙刷很可能會傷到上唇繫帶，使得小朋友討厭仰躺刷牙。刷牙之際切記上顎唇側要分為左右兩邊刷洗，以免傷害到唇繫帶。

牙齒與牙齒之間若有空隙，也要讓刷毛深入空隙刷洗，徹底清除縫隙間的污垢（圖1-30）。內側區塊，就如圖1-31所示，可以傾斜地拿著牙刷，或是讓刷毛與牙面垂直，再開始刷牙。

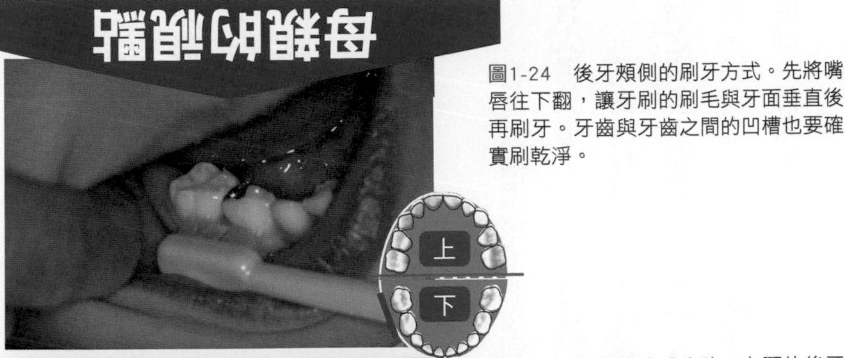

圖1-24　後牙頰側的刷牙方式。先將嘴唇往下翻，讓牙刷的刷毛與牙面垂直後再刷牙。牙齒與牙齒之間的凹槽也要確實刷乾淨。

圖1-25　無論成人或小孩，上顎的後牙唇側都是很難刷到的部位。先讓小朋友張大的嘴巴微微闔上，使臉頰肌肉放鬆，以便牙刷能夠接觸到最後方的牙齒，這就是正確刷牙的訣竅。

圖1-26　後牙的咬合部位，溝槽較深，是容易產生蛀牙的地帶。先讓牙刷與牙齒垂直，再從不同方向仔細刷洗整顆臼齒。

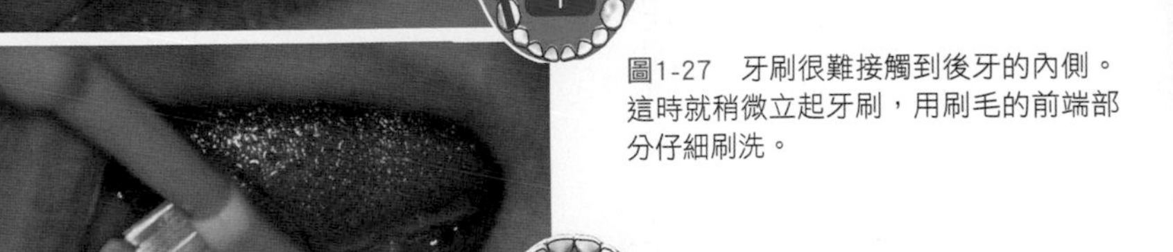

圖1-27　牙刷很難接觸到後牙的內側。這時就稍微立起牙刷，用刷毛的前端部分仔細刷洗。

再次叮嚀切勿使用牙膏！

也許有些小朋友會模仿父母或電視廣告，想使用牙膏，但是刷牙時還是別用牙膏吧。根據預防醫學報告指出，其實不使用牙膏刷牙也不會產生任何問題，沒有必要經常使用這種無用的化學物質。不僅如此，牙膏產生的泡沫還會妨礙到刷牙。以牙刷徹底清除污垢，就是刷牙的基本。

滿是空隙的理想乳齒列

當有人稱讚孩子的齒列很整齊時，父母聽了總是無比開心。但是在即將換牙之際，若還有人讚美道：「牙齒真是整齊漂亮呢！」就不能這麼高興了。

乳齒負有引領恆齒成長的重大職責，恆齒長出之際，顎骨也會成長。門牙的部分，若乳齒之間若未充滿空隙，成人尺寸的恆齒長出時，就會沒有足夠的空間，牙齒也就無法排列整齊。換言之，沒有空隙的漂亮乳齒列，也可說是未來將擁有參差不齊恆齒列的前兆，所以不能高興得太早。

母親的觀點

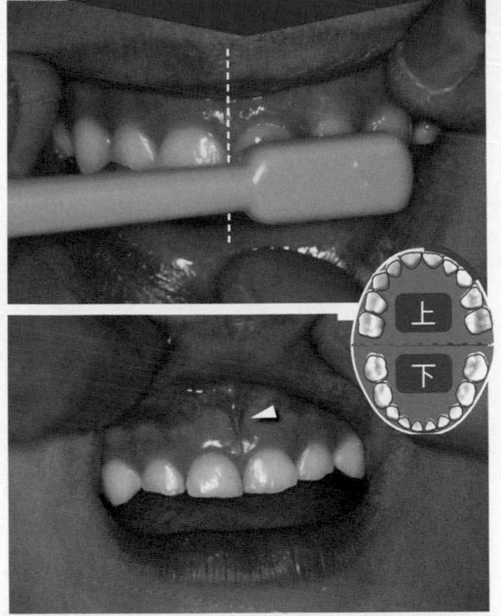

圖1-28　前齒唇側部分，必須讓牙刷的刷毛與牙面垂直再刷牙。如圖1-29所示，當上唇皺摺「上唇繫帶」較為發達時，若是不知輕重地隨意左右刷動牙刷，不但會傷到唇繫帶，孩童也會感到疼痛，因此要分為左右兩邊刷牙。這點非常重要。

圖1-29　相當發達的上唇繫帶。通常小孩的上唇繫帶（箭頭所示）都十分發達。

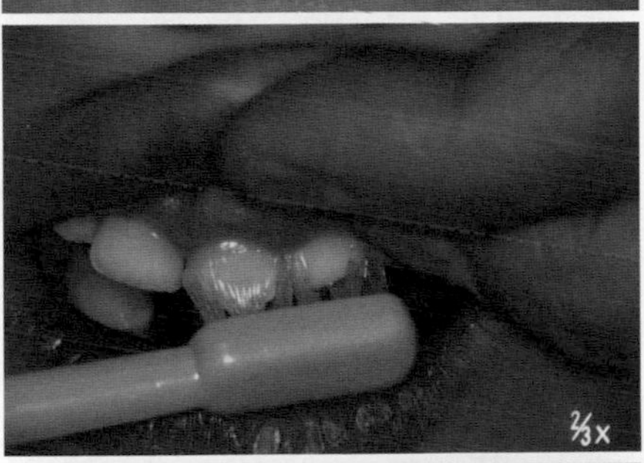

圖1-30　乳齒的牙齒與牙齒之間會有空隙，因此也要讓刷毛深入齒縫清潔乾淨。

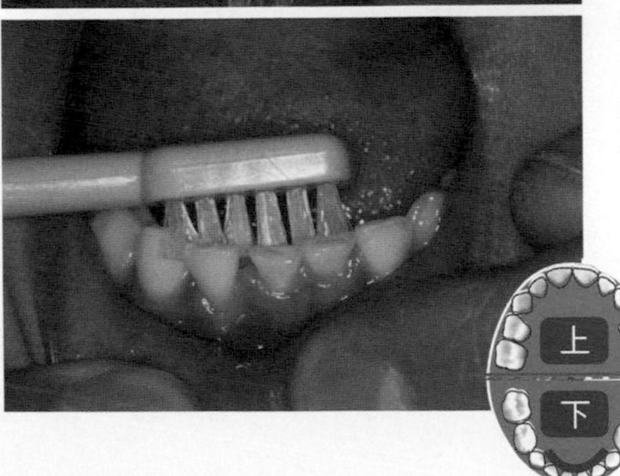

圖1-31　記得前齒的內側（舌側）部分也要刷（圖中是下顎前齒）。這個區塊必須花點工夫，因為有時要傾斜地拿著牙刷，有時刷毛要與內側牙面垂直。

除了牙齒與牙齒之間要留有縫隙之外，還有一個確認理想乳齒列的要點，那就是乳齒咬合面的咬耗。倘若平日都咀嚼較有韌性的食物，恆齒長出之際，乳齒的牙冠已磨得相當平坦。這樣一來，就能夠自在地前後左右咀嚼食物，顎骨也會長在安定的位置上，等待恆齒的換牙。相對地，如果總是咀嚼軟性食物，乳牙牙冠毫無咬耗，乳齒產生位移的危險性就會增高，之後恆齒長出時，顎骨的位移已固定，很難再矯正。

圖1-32、1-33是理想的乳齒列。下顎的恆齒即將長出，乳齒之間都有足夠的空隙。牙冠也充分磨平，上下顎都在固定的位置上，可以看出左右乳齒的咬合狀態相當平衡。

必須特別注意的乳齒列

乳齒列僅長出前齒之際，幼童咀嚼的位置還搖搖晃晃相當不穩定，因此難以判斷齒列的好壞，但兩歲半至三歲時，第一、第二乳臼齒萌牙後，咬合就會較為穩定，也能夠清楚判斷孩童的咬合正不正常。

觀察這個階段的乳齒列時，必須確認是否出現以下三個不正咬合的情況。

第一是倒咬，指上下顎牙齒的咬合呈現與正常咬合相反的狀態。

第二是臼齒區的後牙錯咬。這是指臼齒的咬合狀態與正常咬合相反的情形。多數案例是左右臼齒其中一邊，顎骨受到影響往旁偏移。

第三是開咬。指上下齒咬合時，後牙部分相疊，前齒卻無法碰在一起的情況。

顎骨的成長變化相當快速，因此若是未留意到乳齒的咬合不正，日後將導致恆齒成長不足或位移生長。所以務必及早向矯正牙科等專科醫師諮詢。

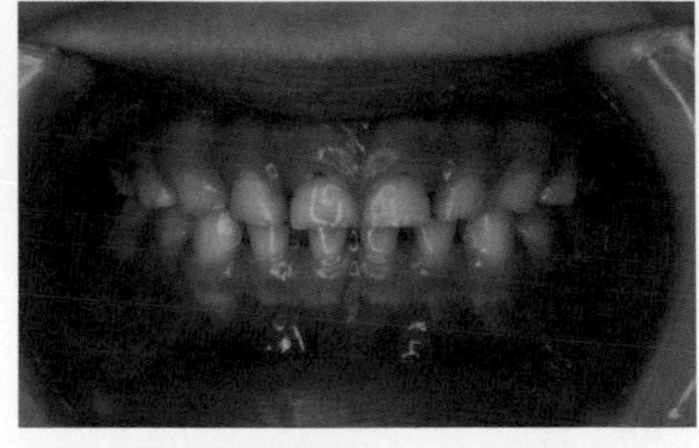

圖1-32　理想的乳齒列
由於經常咀嚼富含韌性的食物，牙冠都有磨平。可以看出咬合的狀態十分穩定良好。

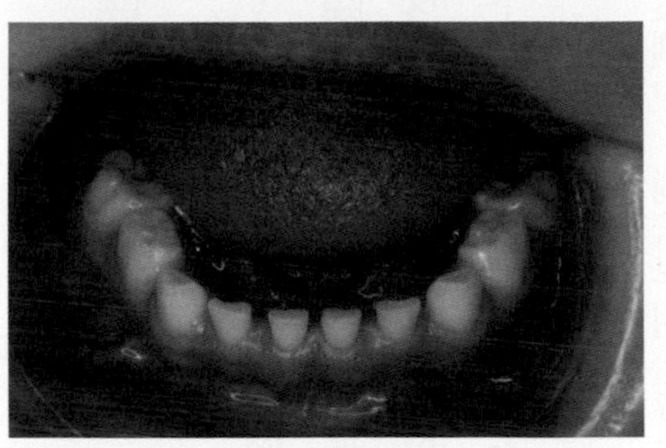

圖1-33　理想的乳齒列（下顎）
牙齒與牙齒之間雖然充滿空隙，但這些縫隙是為了讓恆齒長出時擁有足夠的空間。

倒咬的治療就從乳齒列開始

一般俗稱「戽斗」的倒咬，分為功能性倒咬與骨骼性倒咬。

所謂功能性倒咬，是指前齒齒列不整，上下顎牙齒咬合時，下顎位置不往前移就無法咬合的狀態。也就是說，是牙齒咬合關係不協調所引起的咬合不正。

另一方面，骨骼性倒咬是下顎骨的形狀比上顎骨大所引起的咬合不正。骨骼性倒咬為遺傳性的基因（圖1-34、1-35）。

在骨骼性倒咬較為嚴重的案例中，倘若早期治療後就能恢復正常咬合的話，會從乳齒列階段便開始進行。雖然倒咬必須儘早治療，但實際上開始的時間，都是幼童已過四歲之後，因為這時他們才能理解治療的目的，並且予以配合。

功能性倒咬開始治療的時間，一般都是小學低年級，意即小學一至二年級，恆齒門牙換牙之際。

要小心注意後牙錯咬造成的下顎位移！

牙齒的咬合部分凹凸不平，如同高山與深谷，上下齒列會各自錯開突起處，整齊地重疊在一起。順帶一提，正常的情況下，上顎後牙咬合時，頰側的尖起牙冠比起下顎臼齒會較為向外突出，並覆住下顎臼齒。但是，下顎若是發育不良，或齒列的上下咬合位置出現失衡，而形成後牙錯咬的話，下顎可能會整個位移（下顎偏移）。

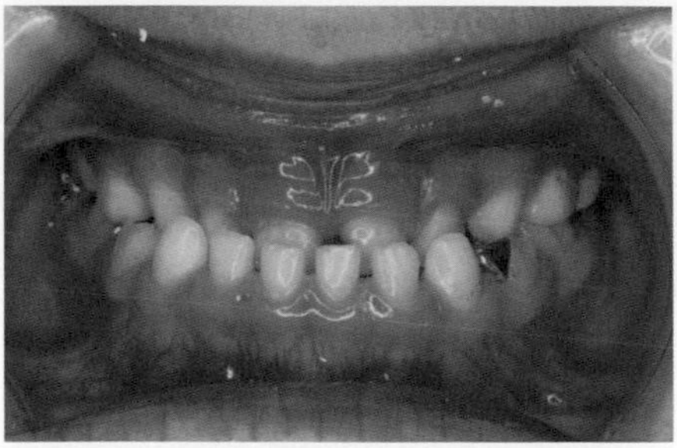

圖1-34　乳齒列的倒咬
可以看見照片中前齒上下的咬合與正常咬合相反。

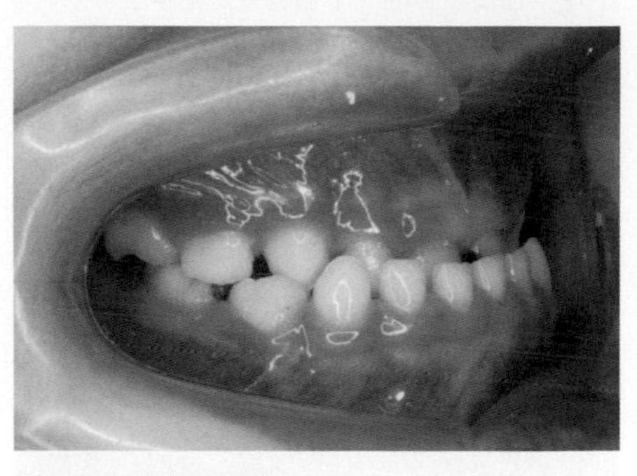

圖1-35　乳齒列的倒咬
白側面看去，可以發現下顎往前突出得相當嚴重。

圖1-36是位六歲的小朋友。現在是前齒換牙的時期，但上顎比下顎小，當初乳齒列的階段時，右側後牙的咬合就已錯咬，導致整個下顎向右偏移。假如繼續放任不管，下顎就會在向右傾斜的狀態下長出恆齒列。這種情況一定要儘早治療。圖1-37是進行矯正治療後，下顎偏移情況改善許多的照片。

幼兒的下顎還處於快速發育的時期，因此若是放任其傾斜不管，顎骨與肌肉日後就會維持在扭曲的狀態，所以務必小心留意。

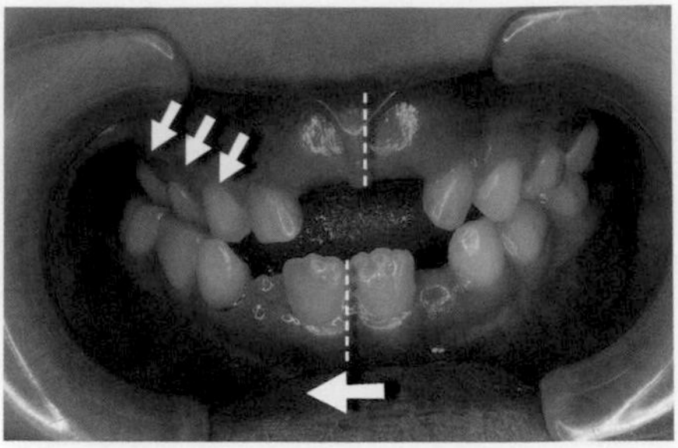

圖1-36　由於上顎齒列與下顎齒列相比之下較小，右側的臼齒出現錯咬，下顎往右位移（箭頭處）。虛線是上下顎的中心線，若繼續放任不理，往後咬合時，下顎就會是歪斜狀態。

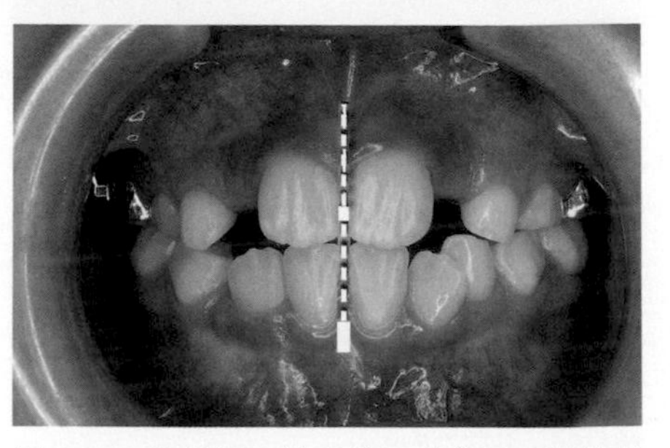

圖1-37　進行矯正治療後，改善了下顎的偏移。臼齒不再倒咬，上下前齒的中心線也對齊了。

要注意吸吮手指造成的開咬！

小時候幼童吸吮手指，是發育中必須且正當的需求，因此無須擔心。但是隨著年紀增長，若還繼續吸吮手指，就有可能發生開咬等不正咬合的問題，所以務必讓小朋友在三歲時戒掉這個習慣。

四歲之後，孩童若是繼續吸吮手指，依頻率與程度的不同，不僅是開咬，甚至還有可能嚴重影響口腔內部的型態，譬如上顎的前齒向前傾斜形成暴牙、齒間出現縫隙、上顎齒列的左右橫徑變窄造成後牙錯咬、下顎咬合時有如遭到擠壓般往後退縮，或是下顎前齒的齒列擁擠等等嚴重影響口腔及周圍組織的型態，問題不勝枚舉。另外，不只外觀，也有可能導致孩童以口呼吸、發音異常，或是上唇發育不全等，所以一定要特別注意（圖1-38）。一旦有齒列不整的現象，請儘早找牙醫師商量。

至於「吸吮手指」的問題，據說在哺乳時期充分滿足寶寶的口腔運動和吸吮運動的話，就能有效預防。具體說來可以舉出以下注意事項。

- 哺乳時抱著寶寶讓他慢慢含吮，直到他心滿意足。
- 以奶瓶餵乳時，別擴大奶嘴的洞口，讓寶寶能夠多多進行口腔運動。
- 夜間也要記得哺乳。

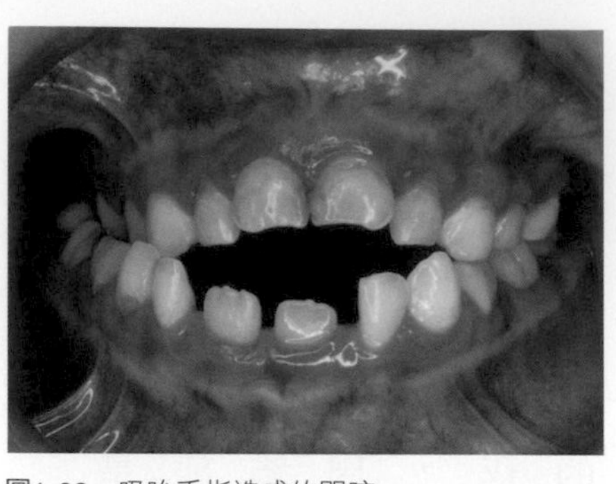

圖1-38　吸吮手指造成的開咬。

● 不要太早離乳。

治療未滿三歲的孩童是件相當辛苦的事

兒童治療牙齒時所感受到的壓力遠比成人來得多。尤其有生以來第一次接受治療時，他們更是滿心的不安和恐懼，想要立刻逃離現場。不僅是麻醉注射，沖洗口中的水，切削牙齒的機器聲和振動，以及將嘴巴張大等，就連大人也會感到不舒服。

這時，牙醫師都會請求爸爸媽媽協助，請家長以簡單明瞭的話語向孩子說明治療齲齒的必要性，努力搏得他的理解與認可。

但是一般而言，很難期待不滿三歲的幼童會理解並認同這番說明，然後乖乖地忍耐接受一連串治療。因此，當病患是不滿三歲的孩童時，通常都判定他無法理解成人的說明，只好以強硬的方式進行治療。當然，過了三歲之後是否就能忍耐接受治療，也是要看個人的理解差異。

一旦採取強硬的做法，孩童就會動用全身抵抗，這樣反而更增長他內心的恐懼，往後也會因此變得討厭醫生。而且，治療掙扎扭動的幼童時會伴隨著危險性，實在難以進行精密的診療。身為牙醫師，都是迫於不得已才動手，但看到小朋友用盡全力拚命抵抗哭喊的模樣，他們也非常心疼。對雙方來說都不是件美好的回憶。

因此，筆者希望家長務必讓孩子擁有一口「好牙」，別讓他未滿三歲就有一顆大蛀牙，或是在孩子懂事之前，盡可能不要讓他有必須治療牙齒的問題產生。

兩歲至六歲幼童的飲食生活重點

為了打造一口「好牙」，飲食生活非常重要。請各位留意以下的重點。

- 將計算過且營養均衡的菜色適量地裝進盤子裡，並教育孩子要全部吃光。尤其一定要讓他養成吃完蔬菜的習慣。
- 正餐以外的東西不擺放於餐桌上，並訂定規律的用餐時間，讓孩子實際體會到不吃飯就會肚子餓。
- 讓孩子攝取富含礦物質、維他命的食物。緊接在胎兒期和嬰兒期之後，兩歲～六歲也是需

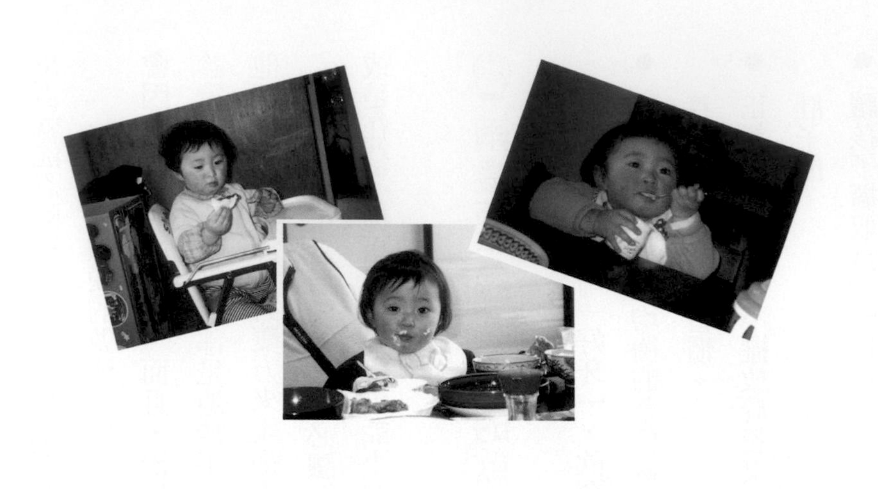

要大量鈣質、維他命D、A、C等營養的時期。

- 讓孩童習慣不加砂糖的調味方式。僅用味醂等調味料添加些許甜味，烹煮料理時多運用湯汁與食材自然的原味，養成孩童對食物的喜好。
- 選擇托兒所或幼稚園之際，盡量讓孩子帶自己親手做的便當，或是選擇伙食營養均衡的地方。

要多加咀嚼具有咬勁的食物後再嚥下

幼兒時期，不僅要做好齲齒的預防，也千萬別忘了，這段期間是使將來即將換牙的恆齒，以及下顎和全身都能健康成長的準備期。

這段期間，幼童會逐漸養成個人基本的味覺喜好、飲食習慣和咀嚼習慣，並快速發育。愈是經常運動到全身，功能愈是發達。幼童若是萌發乳齒後就經常做咀嚼動作，便能促進顎骨、嘴唇、臉頰、舌頭和咀嚼肌的發展。

現代人常攝取不需多加咀嚼就能吞嚥的食物，愈來愈偏好軟性食物，喜歡不用啃咬，入口即化的口感。但是，軟性食物大多添加過多加工物，營養嚴重不均，也會導致蔬菜、纖維、維他命和礦物質攝取不足，使身體變成容易染上慢性病的體質。

因此，這段時期尤其應該讓孩童攝取具有咬勁的堅硬食品，養成他們多加咀嚼的習慣。剛長出牙齒之際，小朋友會有段看到任何東西都想啃咬的時期，可以利用孩子的這股欲望，在他能欣然接受時餵他吃堅硬的食品。

砂糖的害處

「甜食」蘊含的糖分，可是超乎你的想像。平時並不覺得過於甜膩的加工食品和飲料當中，其實也都含有我們預估之外的糖分。

過度攝取糖分，不僅是造成蛀牙的最大主因，也會破壞營養均衡，引發各種健康層面上的問題（請參照第20章「守護牙齒與身體的飲食習慣」）。尤其這個時期小朋友的身體還小，又處於成長期，若是攝取與大人同等質量的甜食，受到的影響更為巨大，請多加小心。

小朋友的點心零食該選擇什麼？

點心零食方面，請盡量給予整體都可食用的天然食物。也可選擇季節性食物，如玉米、馬鈴薯、栗子、水果、魷魚乾、堅果、牛奶等等。也相當推薦芝麻仙貝或手工自製麵包等營養價值極高的食品（圖1-39）。

含有大量的油分或鹽分、高糖、營養價值低，以及內含大量化學物質的加工食品則要盡量避免。也要注意別給孩童吃太多不需咀嚼的軟性食物。

用以打造「好牙」的味覺饗宴——嘗試美味的蔬菜吧！

幼童時期的美好體驗，會成為一輩子的寶物。健全的飲食習慣，可以說都是父母給予的，也是能夠持續一輩子的最佳禮物。反之亦然。

現代有許多小孩討厭吃蔬菜，蔬菜的攝取量相當不足。不僅小朋友，這種傾向也出現於各個年齡層。

若能讓孩童在年紀尚小的時候嘗試吃蔬菜，進而喜歡上蔬菜，對於照顧一口「好牙」可是很有幫助的，而且也能守護他們一輩子的健康，意義非常重大。為此，希望家長能夠在孩

○具有咬勁的食物
○不需再調理，
能夠直接吞嚥的食物
○盡量選擇不含糖分的食物
○不含過多添加物的食品
○飲品建議麥茶或牛奶
○天然、當季的食物
堅果
昆布糖
水果
魷魚乾
麥茶
果汁
牛奶
小魚乾
地瓜
地瓜乾
仙貝
栗子
毛豆
玉米
馬鈴薯
飯糰
自製手工麵包

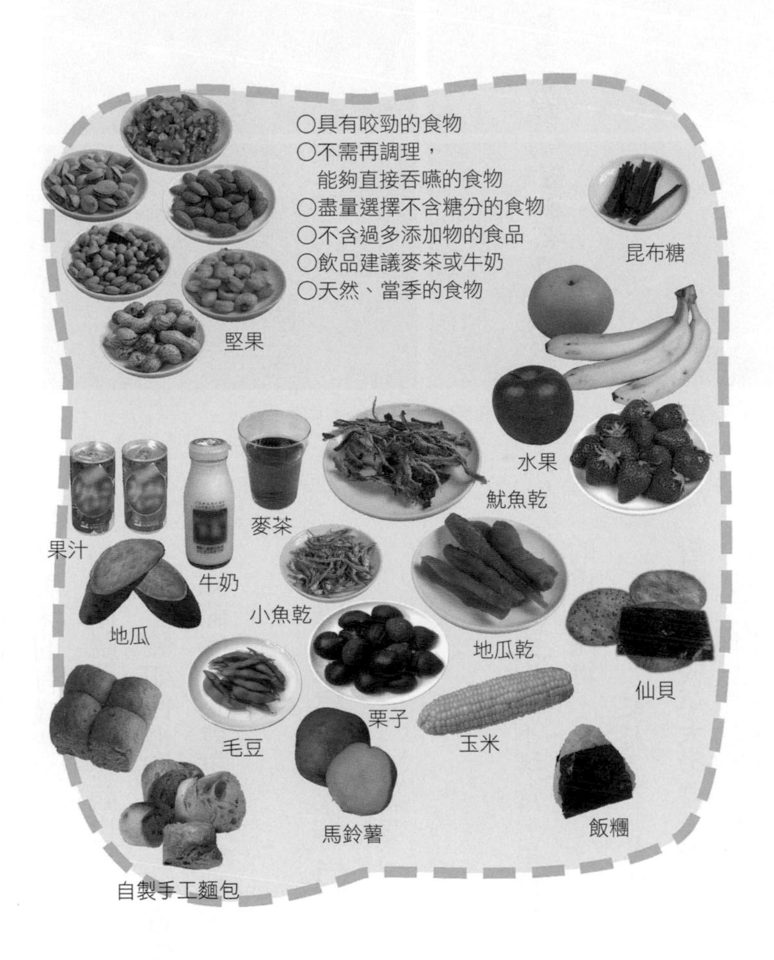

圖1-39　理想的點心範例圖
考慮到牙齒生長的情形、熱量、鹽分和脂肪分量後，再為小朋友選擇成長期所需的適當點心吧。富含大量的加工油分和鹽分、高糖、營養價值低，以及含有大量化學物質的食品要盡量避免。也須特別注意勿給予過於柔軟的食物。

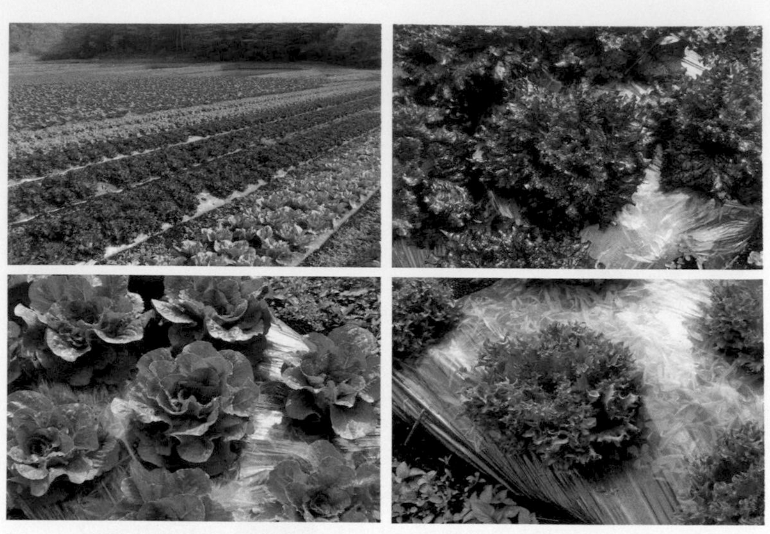
圖1-40　有機蔬菜農場。吃吃看營養豐富又美味的蔬菜吧。

子小時候，就讓他們嘗試食用營養價值極高又美味的有機蔬菜（圖1-40）。前往郊區的有機蔬菜農場參觀也是一種體驗。我想，一邊體驗如何種植蔬菜，一邊學習食物的相關知識，一定會更有成效吧。

挑食是造成一口「壞牙」的原因——全家人一起遠離挑食！

營養均衡不挑食，是打造一口「好牙」的重要關鍵。

但是，家人——尤其父母的挑食，會對孩子形成莫大影響。食物是健康的來源。若只吃自己喜歡的食物，當然會變成挑食。要注意別讓父母的挑食對孩童造成不良影響，並讓他養成均衡攝取各種食物的飲食習

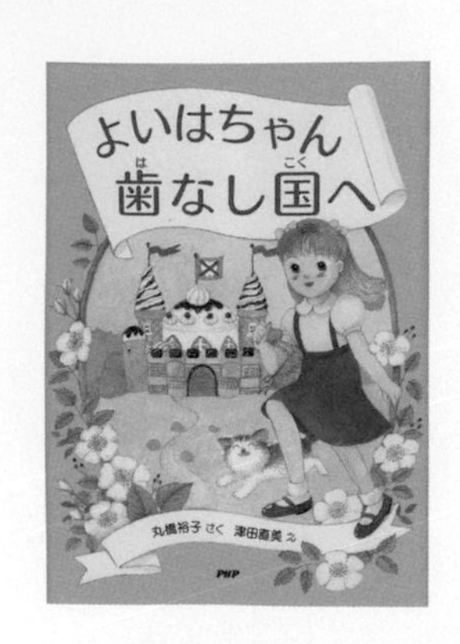

圖1-41　《良芽小妹妹的無牙國度冒險記》（丸橋裕子著．PHP研究所發行）
某天，良芽小妹妹受邀前往「無牙國度」，這個國家上至國王下至平民，所有的人都沒有牙齒。這個國家有好多好多柔軟又好吃的食物，但居民全都羨慕良芽小妹妹擁有的一口漂亮牙齒，因為……。即便是年幼的小朋友，也能在觀看插圖和故事的同時，了解牙齒的重要性。歡迎全家人一起閱讀這本書。

慣。

小時候就要教導他牙齒的重要性

若想讓小朋友記住牙齒有多麼重要，最具效果的物品就是繪本。在他開心看著可愛插圖和故事的同時，又能了解牙齒的重要性。

《良芽小妹妹的無牙國度冒險記》（圖1-41）是描繪牙齒重要性的一本繪本。其中那些因為沒有牙齒而深受其擾的人物的故事，都是根據真實案例編寫而出。故事中登場的人物不僅無法進食，也因為沒有牙齒而產生各式各樣的煩惱。筆者希望不僅是小朋友，爸爸、媽媽，全家人都能一起閱讀這本書。

第2章

小學時期
（6～12歲左右）

六歲齒的萌牙——必須珍惜一輩子的「支柱」

每個人萌牙的速度不盡相同，但到了大約六歲之際，乳齒列的最後方就會萌出（牙齒長出）第一顆恆齒，也就是第一大臼齒。由於多半在六歲時長出，又稱為「六歲齒」（圖2-1）。

此一時期，孩童開始上學，因此也是父母實際感受到孩子已經長大的階段，而口腔裡的構造也正逐步發育。

六歲齒在齒列當中體積最大，力學上也位於咬合的中心，可說是穩定齒列的重要「支柱」。一輩子好好保護這顆六歲齒，對於照顧、守護一口「好牙」，是件非常重要的事。

萌發初期最危險——六歲齒的蛀牙

六歲齒十分重要，但比其他牙齒更容易產生蛀牙，壽命也較短。這是由於長出的時間為六歲，此時孩童還無法自我管理，再加上臼齒難以清洗乾淨，深溝較多，更容易形成齲齒（圖2-2）。

尤其牙齒萌發到一半的階段，大部分都還埋藏在牙齦裡，難以清洗（圖2-3），因此平

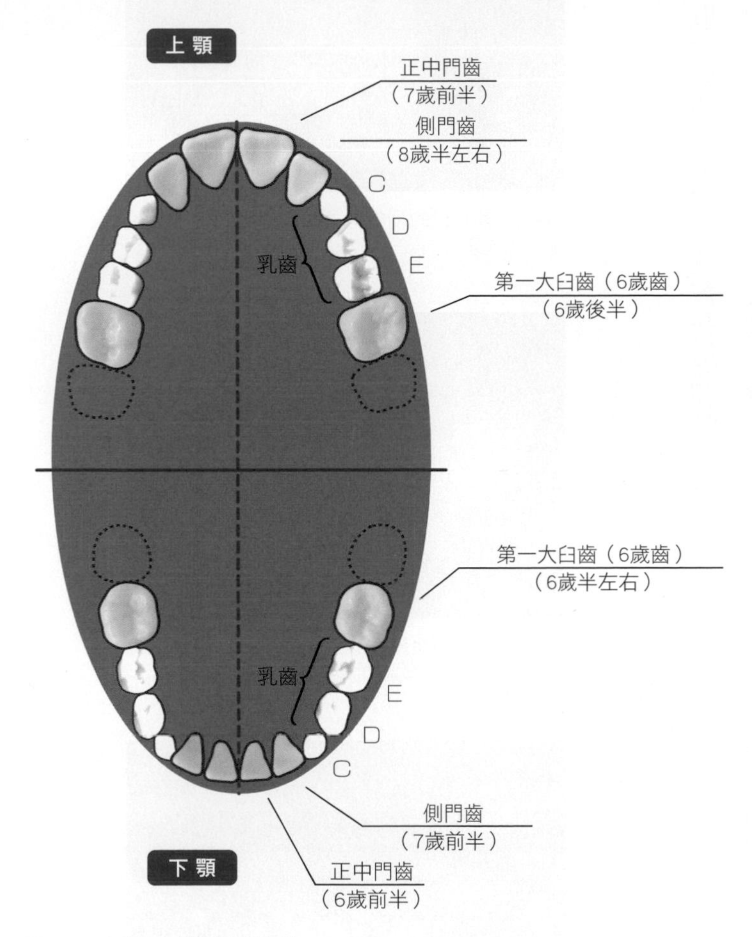

圖2-1　小學生初期長出的恆齒
牙齒萌牙的時間與順序因人而異，但上圖是長出恆齒的平均時期。乳齒列後方長出第一大臼齒（6）之後，接著是正中門齒（1）、側門齒（2）換牙。夾於其中的C、D、E會留至小學中高年級，這種恆齒與乳齒並存的情況，稱作「混合齒列」。

時大量攝取糖分的孩童很快就會在這個時期出現蛀牙。

無論如何，六歲齒長出之後是最容易蛀牙的時間，所以一定要多加小心。

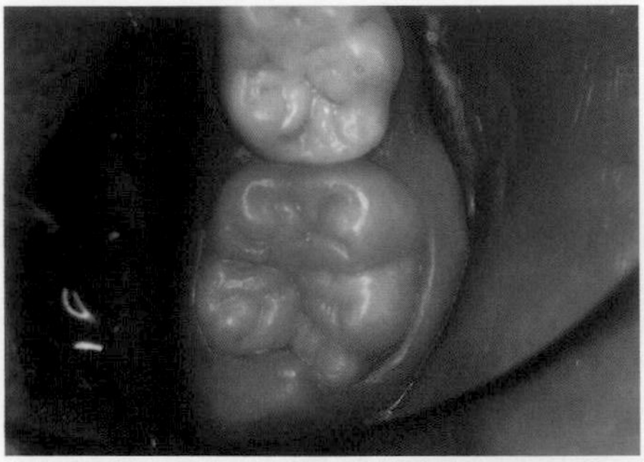

圖2-2　剛長出的牙齒有著凹凸分明的深溝，容易形成蛀牙。

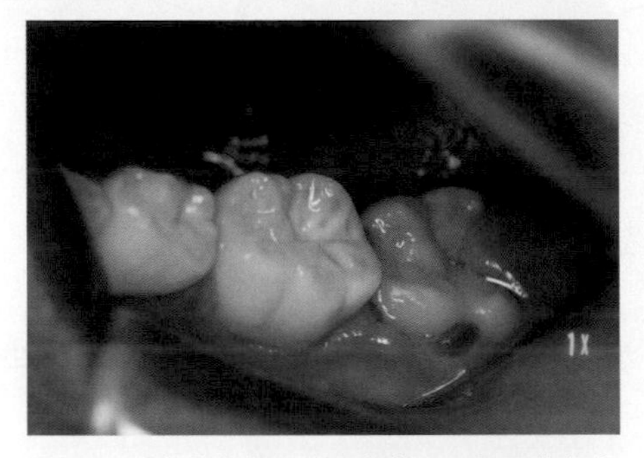

圖2-3　還在萌發階段的六歲齒。牙齦覆蓋住大半牙齒，下方是非常容易殘留齒垢的區域。

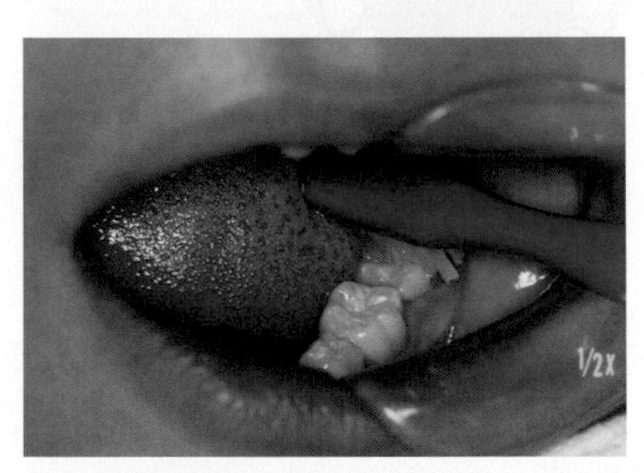

圖2-4　萌發階段六歲齒的刷牙方式。先橫向拿著牙刷，讓刷毛能夠深入牙肉底下。

六歲齒的刷牙方式

為了不讓剛長出的六歲齒得到齲齒，刷牙格外重要。

牙刷的刷頭呈長方形狀，一如既往伸向臼齒後，要刷到生於顎骨最後方的六歲齒，實在是件非常困難的任務。尤其是如圖2-3所示，覆有「牙肉」、還在萌發中的臼齒，根本無法徹底清除掉齒垢。

因此，為了讓刷毛能接觸到咬合面的溝槽和牙肉底下，請先横向拿著牙刷，讓刷毛深入牙肉底下後再刷牙（圖2-4）。嘴巴過於張開時，緊繃的臉頰會妨礙牙刷深入口腔，所以要適度地闔上嘴，讓臉頰放鬆，使牙刷有足夠的空間移動，如此就能順利刷牙了。

市面上亦有販售刷頭較小的兒童專用牙刷，也可以利用這種牙刷為孩子清潔口腔。

六歲齒是否長歪了呢？——檢查下顎有無位移

當顎骨的退化情形較為明顯，六歲齒就會傾斜，或是生長在不當的位置上，也會因此造成上下顎骨位移，亦即下顎偏移。

方才說過，六歲齒就像牙齒中的支柱，因此一旦這根支柱垮了，就會對全體齒列造成難

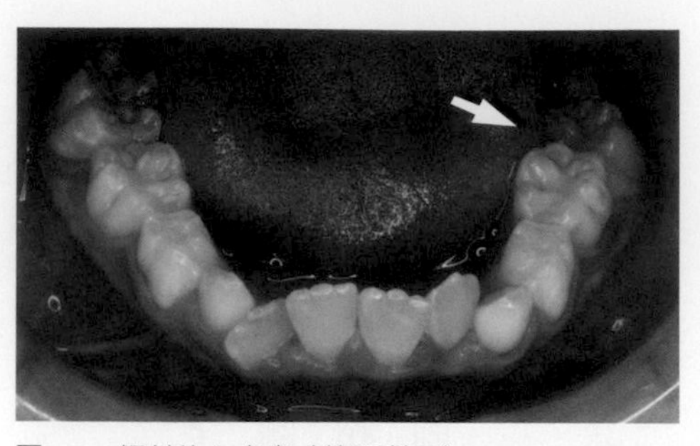

圖2-5　傾斜的六歲齒（箭頭所示）
六歲齒受前面的乳齒影響，位置跟著歪掉。與另一邊的臼齒比較後，可以清楚看出問題所在。

以挽回的影響，成人之後再治療也非常困難。因此一定要仔細確認六歲齒是否長得整齊，若有位移情況，一定要儘早接受適當的治療（圖2-5）。

下顎的偏移會導致頭蓋骨左右不均!?

圖2-6是一位九歲的小學生。六歲齒包含在右側的臼齒內，咬合呈現反咬狀態，整個下顎往右偏移。再看拍攝整體頭部的X光片，可以發現不只下顎部分，連頭蓋骨也變為左右不對稱的狀態（圖2-7）。

小學時期是全身快速發展的階段，因此一旦下顎的位移狀態固定住後，就有可能連帶引發大範圍的歪斜。尤其咀嚼肌的覆蓋面積極大，上至頭蓋骨下至下顎，在這個頭蓋骨自身還有柔軟性的時期，會造成相當大的影響。為了將此負面影響減至最低，一旦發現下顎偏移，一定要馬上進行治療。

前齒的換牙

約莫在六歲齒萌發的時期，前齒的乳齒就會脫落，長出恆齒的正中門齒。六歲齒萌發，而正中門齒也換牙後，乳齒列就會漸漸替換為恆齒列。

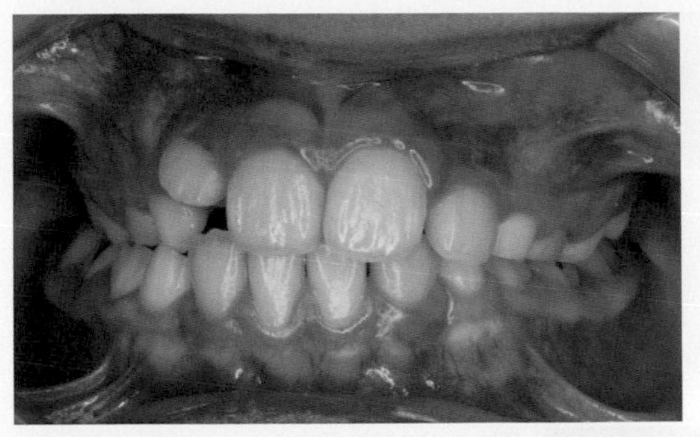

圖2-6　右側後牙的咬合上下相反，整個下顎也往右偏移了不少。

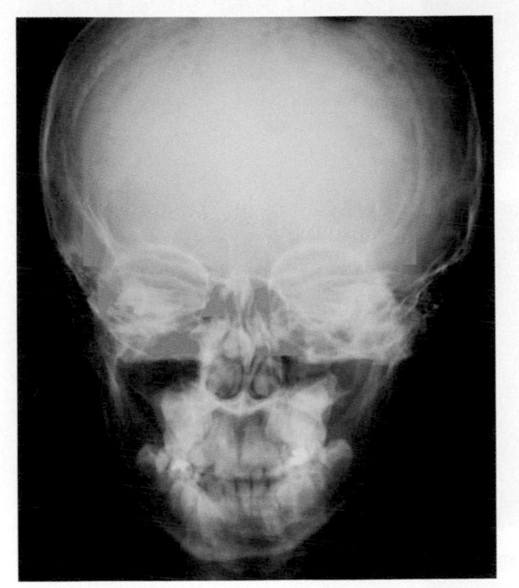

圖2-7　圖2-6的頭部X光片。不僅下顎，連頭部左右兩邊也失去了平衡。

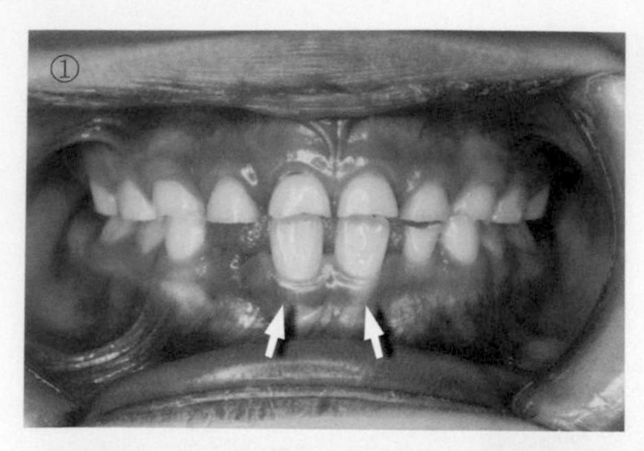

圖2-8　前齒換牙①
下顎的左右正中門齒會先長出來（箭頭所示）。兩顆正中門齒之間和周圍都還有相當大的縫隙。

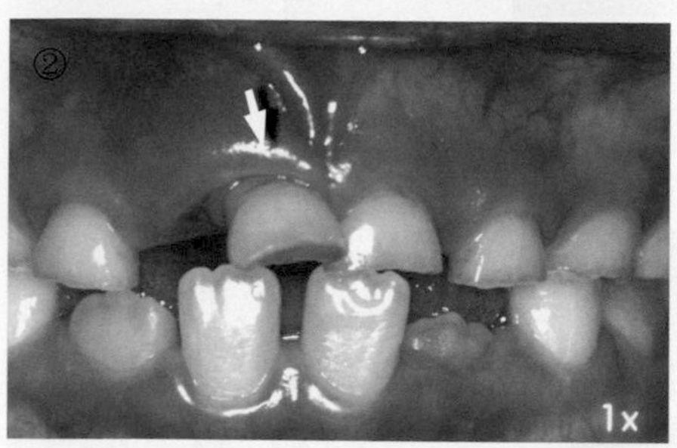

圖2-9　前齒換牙②
右上方的乳正中門齒搖搖晃晃的，漸漸被擠出外頭（箭頭所示）。上顎的正中門齒即將長出來。下顎的側門齒已經露出了尖端，但還留有許多縫隙，齒軸也有些傾斜。

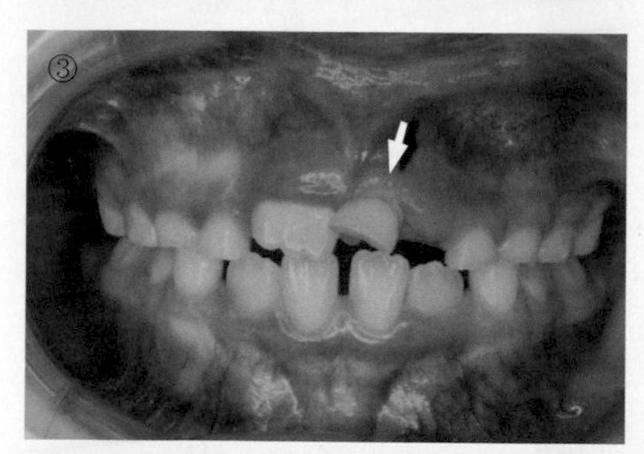

圖2-10　前齒的換牙③
緊接在右上乳正中門齒之後，左上方的乳正中門齒也開始搖搖欲墜（箭頭所示）。右上方已經長出了恆齒的正中門齒。

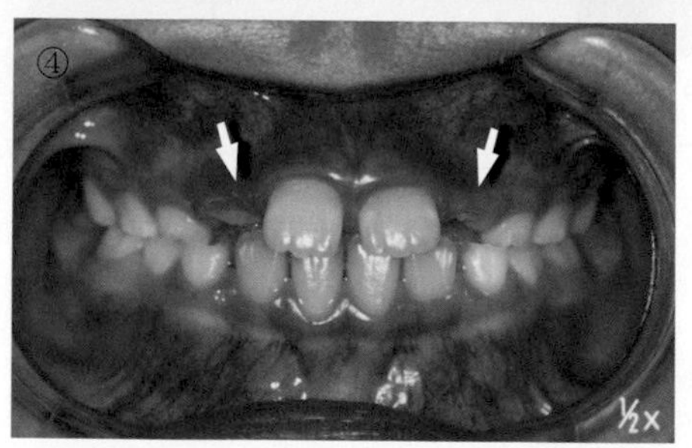

圖2-11　前齒的換牙④
上顎兩邊的正中門齒雖已長出，但中間仍有空隙，門牙齒軸有些向外傾斜。照片中可以見到些微的側門齒（箭頭所示）。下顎的四顆恆齒已長齊，縫隙也逐漸縮小。

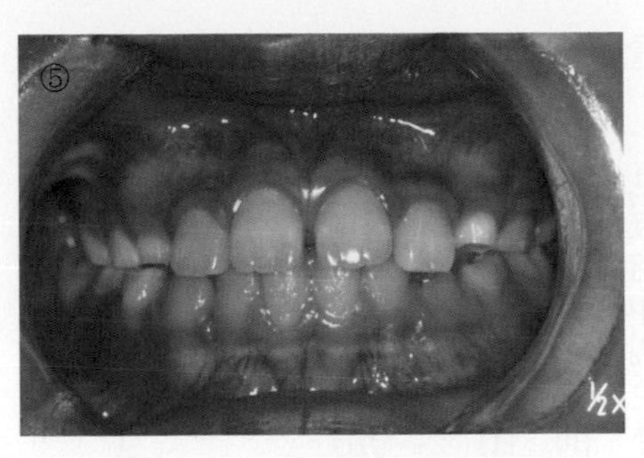

圖2-12　前齒的換牙⑤
上顎也長齊了四顆恆齒。雖還留有空隙，但齒軸已變得相當筆直。下顎的縫隙也消失不見了，齒軸變得整齊漂亮。

即便下顎還在發育期，恆齒長出時就已是成人牙齒的大小，所以有時看起來會大得嚇人，但無需擔心，隨著臉形改變與周圍的乳齒換牙，整體牙齒會逐漸變得整齊平均。

恆齒會陪伴我們一輩子，為了讓剛長出來，潔白又漂亮的恆齒能常保健康，大家一定要細心照顧自己的牙齒，不能鬆懈。

圖2-8～2-12是追蹤觀察到的前齒換牙情況。我們可以看到正常情況下，恆齒長出來後，縫隙會愈來愈小，牙齒的軸心也會慢慢變直變整齊。

說到前齒換牙時的生長傾向，上顎的正中門齒長出時，會比乳齒偏向唇側，下顎的正中門齒則是會比乳齒偏向舌側。乳齒列時的咬合稱作切端咬合，上下前齒都是以牙齒前端互相接觸，但一旦變成了恆齒列，就會變成上顎前齒覆住下顎前齒的正常咬合型態。

有時下顎前齒的乳齒掉落之前，就可以在乳齒舌側看見恆齒的尖端。這表示即將換牙，若是有乳齒遲遲不脫落的情況，就要找醫師諮詢。

顎骨幅徑變寬的時期

前齒換牙的時候，也是顎骨幅度急遽成長的時期。不僅顎骨，身體各個部位都有其成長時期，一旦錯過，就不能期望它會再次發育。因此千萬要注意，別讓咬合和齒列的問題影響到顎骨的成長。

前齒換牙時期的注意事項

前齒的恆齒在長出之前，會先在小巧的顎骨中成形，由於空間狹小，顎骨中的恆齒會互相重疊在一起。因此前齒剛長出時，齒軸會有些歪斜，牙齒之間留有縫隙，外觀並不是很好看。一旦恆齒伸展至外頭，接受到來自嘴唇與舌頭的壓力，又與接連長出的其他恆齒互相推擠之後，就會逐步形成整齊的齒列。圖2-13當中，齒軸向外擴張，牙齒與牙齒之間還有空隙，但可以預見犬齒長出後，就會變得越來越整齊。

有人稱呼處在這種齒列不整的過渡時期的小孩為「醜小鴨時期」。換言之，將來孩子會成為美麗的天鵝。

不過，倘若齒列過於不整，調整功能無法發揮作用，齒列就無法自然成為整齊的狀態（圖2-14）。近年來，這種因為顎骨發育不良，導致孩童齒列不整的案例增加不少。

圖2-13　現在處在人稱「醜小鴨時期」的狀態，齒軸向外擴張，牙齒與牙齒之間留有空隙。只要換牙順利進行，犬齒長出後就會協助調整齒軸，空隙也會逐漸消失。

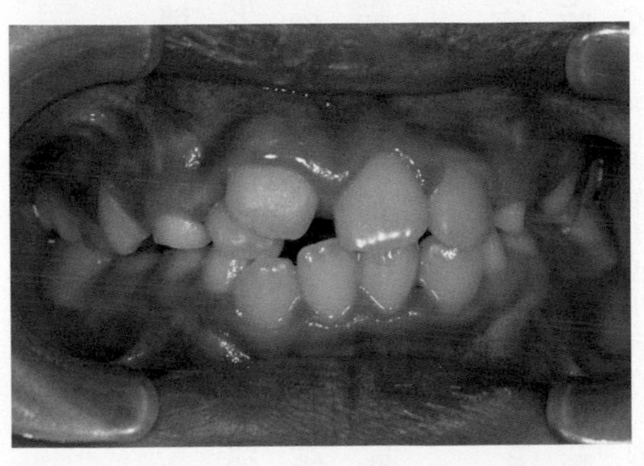

圖2-14　齒列若是過於不整，身體的調整功能就無法發揮作用，導致空隙殘留，齒軸也無法回到原位。

要注意前齒的交叉咬合與倒咬

在前齒換牙的混亂時期當中，稍有不慎，就有可能造成一、兩顆前齒交叉咬合（圖2-15）。只要有一點差錯，這種情形就會產生，而且不會自然而然改善。

在即將變成前齒交叉咬合之前，抑或是變成之後不久，都還能以簡單的處置進行治療，因此在前齒換牙的時期，一定要仔細觀察牙齒的情況，若有任何徵兆，就要盡快找牙醫師商量。

上下牙齒咬合之際，若有一顆特定的牙齒率先接觸到齒列（premature contact，過早咬合接觸），嘴巴在咀嚼時就會下意識地將下顎往前突出，以避開那顆牙齒。造成前齒上下的咬合顛倒，形成一般俗稱「戽斗」的倒咬。這也稱作功能性倒咬（圖2-16）。

另外，也有因上下顎骨大小不均衡而導致戽斗的情況（骨骼性倒咬）。

無論是何種倒咬，早期治療才能達到最大療效，所以請先去找齒顎矯正科醫生商量吧。

上顎突出

所謂上顎突出，是指上顎牙齒比下顎牙齒向外突出許多的狀態，亦即俗稱的「暴牙」。

導致上顎突出的原因不少，例如遺傳，或是因為有咬下唇、吸吮手指的壞習慣。倘若到了前齒換牙之際，吸吮手指等壞習慣還未改掉，往後也比較容易引發問題，因此除了嚴加注意之外，也有可能必須進行矯正。

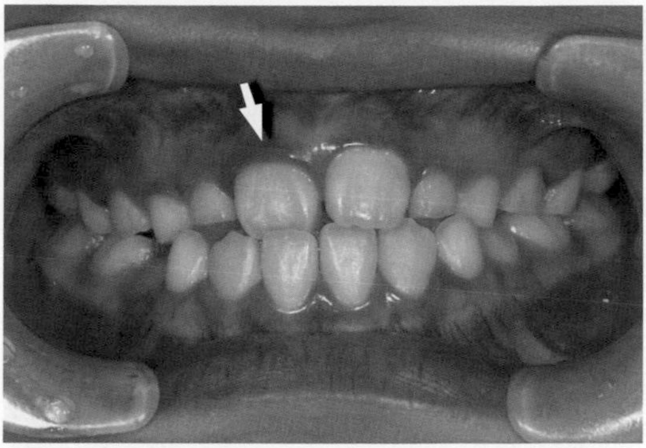

圖2-15　前齒的交叉咬合
明明是非常整齊的齒列，卻只有右上第一顆牙（箭頭所示）的咬合與其他牙齒相反。

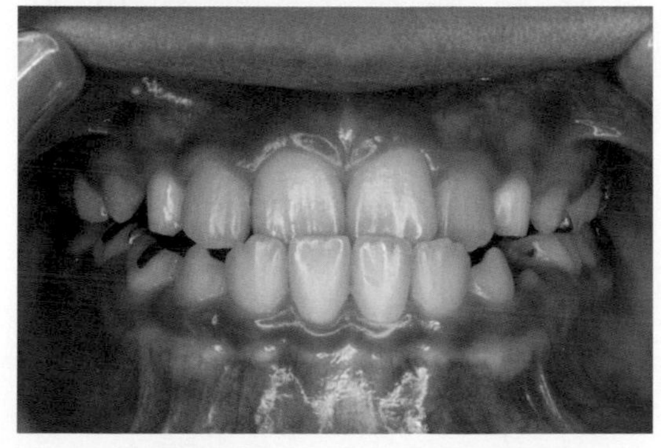

圖2-16　功能性倒咬
上下顎咬合時，咀嚼動作僅能在不安定的情況下進行，導致下顎須向前突出後才能進行咀嚼動作。

如果是壞習慣導致上顎突出，那麼須在恆齒的前齒開始換牙之際，也就是小學一、二年級開始進行治療。如果是骨性上顎突出，可等到恆齒列長齊後，但若是下顎被推擠至後方，引發下顎或頭部疼痛等症狀時，就必須進行矯正治療，盡快讓下顎往前拉出。

要注意開咬

開咬是指後牙咀嚼時，上下前齒無法咬合的狀態。

至於原因，有舌頭大小異常、口腔不良習慣以及吸吮手指等等，倘若到了成長期仍未將這些壞習慣戒除，不僅會影響齒列，還會影響基底齒槽骨的成形（圖2-17）。一旦發現有開咬問題，一定要儘早接受治療。

前齒擁擠

此時期是恆齒與乳齒並存的混合齒列，當顎骨的大小未能達到齒幅需要的寬度時，前齒恆齒就會變成牙列擁擠，形成前後凹凸不平的狀態（圖2-18）。

擁擠牙列的矯正治療方法分為兩種，一種是拔牙後，利用拔除的空間將齒列排齊；另一種則是不拔牙，利用牙弓的擴大以調整牙齒的排列。

非拔牙的矯正治療，都是在小學高年級起至國中時期開始。而拔牙的矯正治療，則是在恆齒列已長齊，青春期的成長也告一段落的時候進行；男孩會在國三至高一，女孩則會等到國二左右。

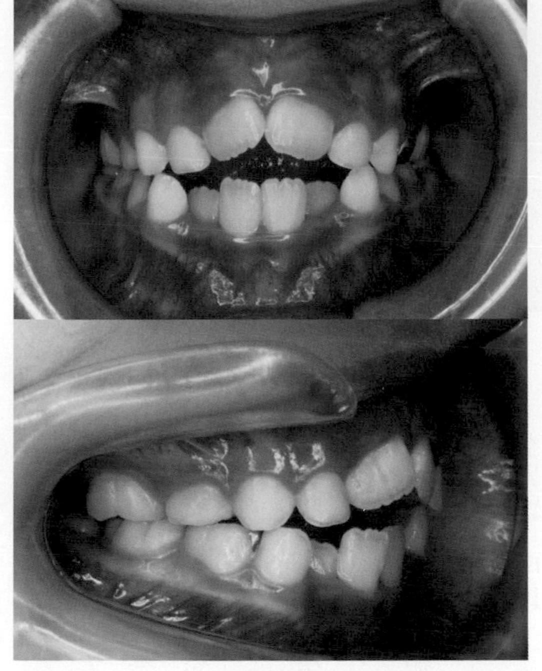

圖2-17　因吸吮手指導致的開咬。成長期仍未戒除此壞習慣的話，不僅齒列，也會影響到齒槽骨的成形。

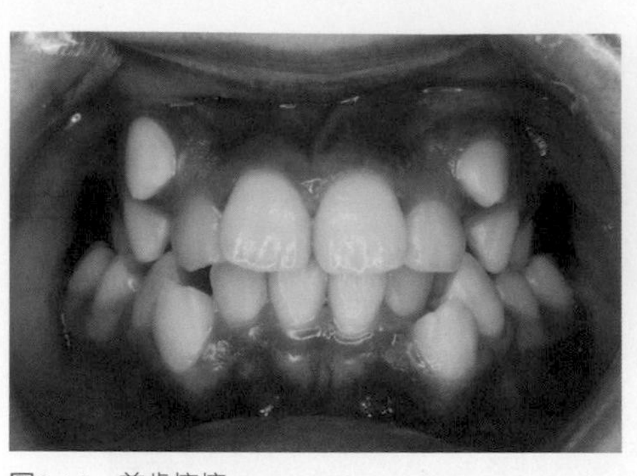

圖2-18　前齒擁擠。

當前齒中央還留有縫隙時

有時上顎的左右正中門齒之間會留有空隙，儘管年紀漸長卻遲遲沒有合起。這種情況有可能是空隙下方的骨頭中，夾著一顆偶然間形成的多餘牙齒，即所謂的「阻生正中多生齒」。

阻生齒的發生機率為二至三％，當中尤以前齒的阻生齒發生機率最高，在牙科領域裡並不是罕見的例子。

但是一旦有顆阻生正中多生齒，就會妨礙到前齒的正常萌發，若放任不管直到恆齒完全長出，齒間的縫隙就會永久殘留，所以一定要儘早拔除。

圖2-19是正中門齒間因阻生齒而出現空隙，齒列也變得不太整齊。圖2-20則是前圖的X光片。圈起的虛線就是阻生正中多生齒，可以看到它被夾在左右齒根之間。圖2-21是拔除後的阻生正中多生齒。

上唇繫帶肥厚與前齒的空隙

上顎的前齒空隙之所以遲遲無法併攏，還有另一個原因，即是位於上唇內側，稱作上唇繫帶的韌帶過於肥厚。

此情況為上唇內側的唇繫帶延伸生長至正中門齒之間，妨礙到正中門齒的空隙併攏（圖2-22）。上唇繫帶若是過於肥厚，不僅會形成牙間空隙，刷牙時牙刷也容易因接觸到唇繫帶，導致難以順利清潔門牙。

解決方式即是切除上唇繫帶，這是非常簡單的外科手術，所以請儘早找醫師諮詢。圖2-23是切除上唇繫帶後，進行矯正治療，齒列恢復正常的照片。

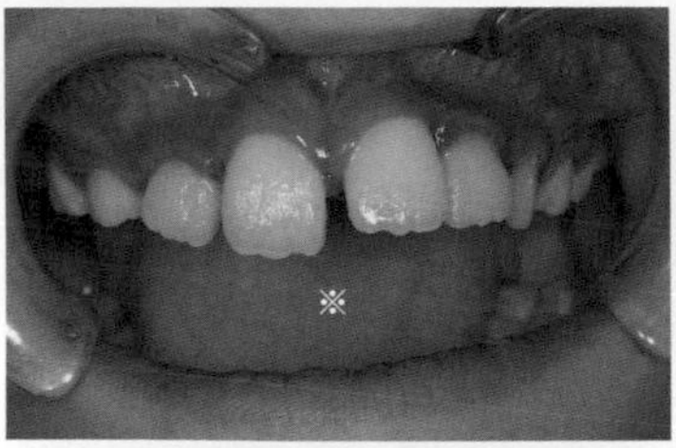

圖2-19　由於左右正中門齒的齒根間有顆阻生齒（※），導致出現空隙，齒列也不整齊。

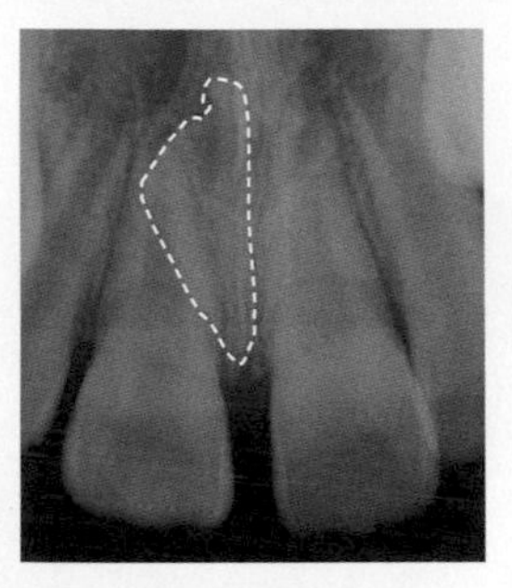

圖2-20　白色虛線就是阻生正中多生齒。其生長時上下顛倒也是常見的情況。它夾在兩顆正中門齒的齒根之間，妨礙空隙併攏。

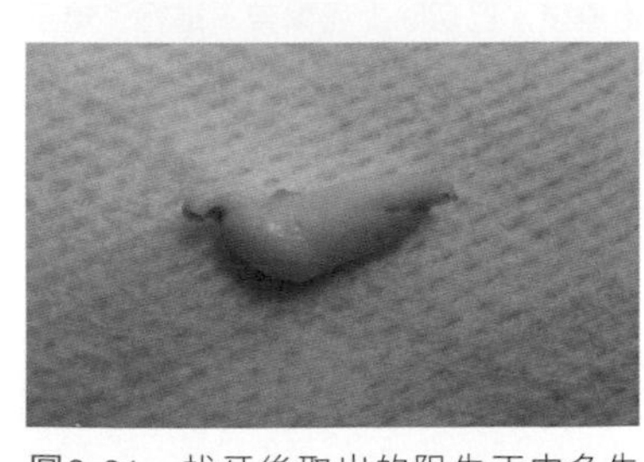

圖2-21　拔牙後取出的阻生正中多生齒，有著極小規模的牙齒構造。這是在牙齒發育過程中，不經意形成的多餘牙齒。

齒列．咬合不正要及早諮詢

小學低年級時期，顎骨正在急速發育，為了讓牙齒長得均勻漂亮，也為了遠離不良習慣，一旦發現不正常的咬合，千萬別放任不管，一定要儘早向牙科醫師諮詢。

而且此時期恆齒尚未完全長齊，依據牙齒發生的各種情況，處理方式也是各不相同，有時必須立刻進行治療，有時只要好好照顧小朋友，並觀察牙齒的生長情形即可。

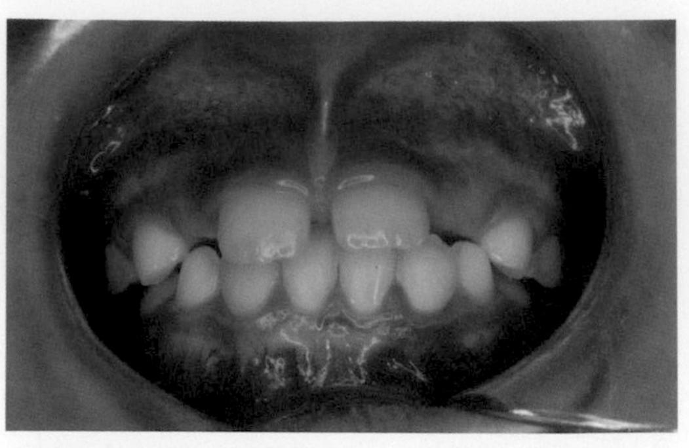

圖2-22　肥厚的上唇繫帶
上唇繫帶延伸至上顎正中門齒之間，導致兩齒之間出現巨大空隙。

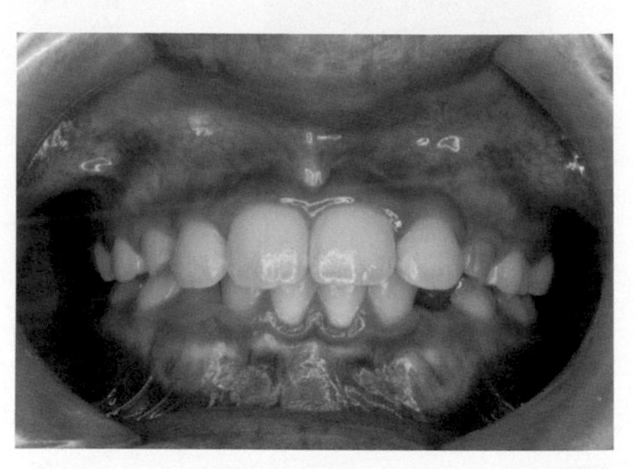

圖2-23　圖2-22治療後。已切除上唇繫帶，進行了矯正治療。前齒不再有縫隙，排列得相當整齊。

小學生時期的齲齒——混合齒列期的齲齒

孩子就讀小學之後，前齒開始換牙，六歲齒也跟著長出，會有一段乳齒和恆齒並存的「混合齒列」時期。此時期，小巧的顎骨中會長出恆齒，乳齒時期形成的縫隙會被關閉。因此牙齒與牙齒的接觸面之間，稱為「鄰接面齲齒」的蛀牙情形會開始增加（圖2-24）。

鄰接面齲齒的特徵就是難以察覺，經常都是蛀牙的部分凹陷之後才發現。因此若要及早發現鄰接面齲齒，定期的牙齒檢查是不可或缺的。

直到換牙為恆齒之前，第一乳臼齒可以用到小學中年級，第二乳臼齒則是可以用到小學高年級，皆是非常重要的牙齒。而後方的六歲齒則是要使用一輩子的恆齒，千萬要小心別蛀牙，且一旦發現蛀牙就要立刻進行治療。

若是如圖2-25般放任乳齒的齲齒不管，後方的六歲齒就會慢慢往前推擠，使得預定自乳齒下方長出的恆齒（小臼齒或犬齒）生長空間不足，齒列會因此變得不整齊。確保將來恆齒長出的空間，以便牙齒能夠順利替換為恆齒列，也是乳齒身負的重大職責之一，乳齒可說是天然的「空間維持器」。

小朋友的刷牙——短橫刷法

小學生刷牙時，可用短橫刷法。至於拿牙刷的方式，以掌心牢牢握住握柄的「握手式握法」最佳（請參照第21章「刷牙」的「牙刷的握法」）。

這個方式對於小學生來說或許有些難度。首先讓牙刷的刷毛垂直抵在牙面上，稍微施

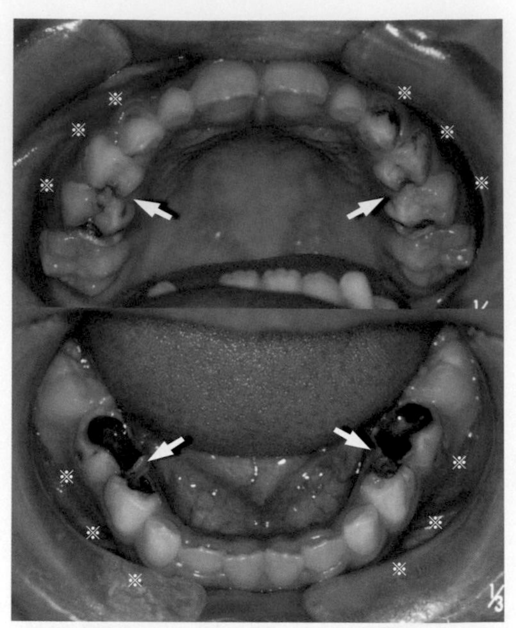

圖2-24　殘留於恆齒之間的乳齒（※）都有很嚴重的蛀牙。箭頭所示是鄰接面齲齒。

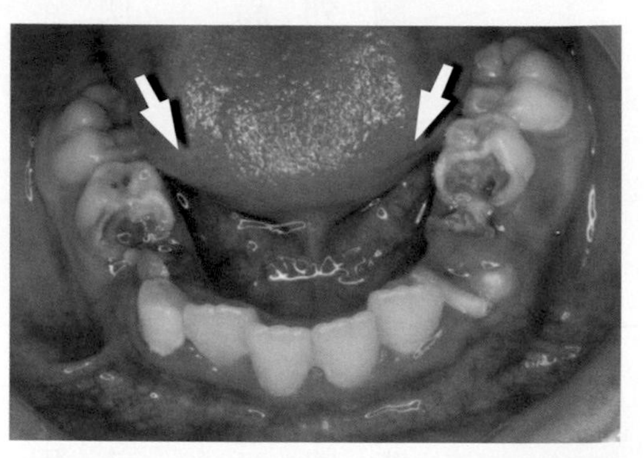

圖2-25　假使放任乳齒的齲齒不管，後方的六歲齒就會往前推擠（箭頭所示），使得乳齒下方的恆齒生長空間不足。

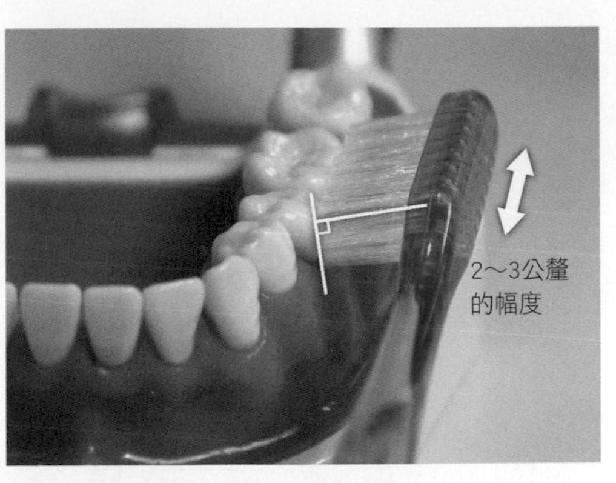

圖2-26　短橫刷法
讓牙刷與牙面垂直，再以2～3公釐左右的幅度來回刷洗。

加壓力，同時也讓刷毛輕輕接觸牙齦。保持這個狀態後，輕輕地反覆來回刷洗牙齒，刷動時僅移動二至三公釐的距離即可。此時如果來回動作過大，會變成「橫刷」，傷害到牙齦。大多數人還不習慣這個刷法時，往往都會變成大力橫刷牙齒。請試著想像自己是跳夏威夷草裙舞的舞者，如同讓腳底貼著地面擺動腰肢的動作般，輕輕振動牙刷。牙刷的刷毛不能離開同一顆牙齒的牙面，來回移動二至三公釐的距離，反覆輕刷牙齒（圖2-26）。至於牙刷難以深入的前齒內側（舌側、顎側），請縱向立起牙刷，輕輕地一顆顆清洗。

習慣短橫刷法後，就能輕易地將平坦牙面、牙縫、齒頸部（牙齒與牙齦的交界處）的牙垢清除乾淨。牙刷刷毛若是過軟，會降低清除牙垢的效果，因此建議選用硬度「普通」的牙刷。小至幼童、學生，大至齒列健全的成人，都很適合短橫刷法。

顏色較黃的恆齒

恆齒長出後，或許有的人會感到納悶。因為恆齒和乳齒比起來，顏色偏黃。有些爸爸、媽媽可能會有點擔心，但是請放心，本來恆齒看起來就會比乳齒稍顯黃一點。

這是因為象牙質的顏色透了出來，所以看起來偏黃。乳齒時期，覆住象牙質的琺瑯質相當白晰且不透明，因此看不見，但恆齒的琺瑯質結晶構造比乳齒來得完善穩固，透光度相當良好，所以可以清楚看見其中象牙質的顏色。以審美角度來看，白晰的牙齒似乎漂亮又健康，但以牙質而言，白色的乳齒其實比較脆弱。

恆齒的象牙質隨著年紀增長也會逐漸礦化，通常到了老年期，顏色會變得更黃。

未使用牙膏所形成的染色

如果未使用牙膏，牙齒就會逐漸染上茶杯中茶垢般的褐色。仔細一看，可以發現牙齒表面覆上了一層色斑。這種情形在醫學上並沒有問題，自身不介意的話，放置不管也沒有關係。

但是，現今這個時代即便是小孩，也十分注重美觀，因此若是在意的話，偶爾擠些少量的牙膏在牙刷上再刷牙吧。這樣一個小動作，就能馬上去除色斑。若無法順利去除，也可以尋求牙醫師的協助。

使用牙膏時，建議選用添加溫和石鹼成分，而非添加化學合成起泡劑的牙膏。

經常咀嚼有助於提升腦部血液循環

人在咀嚼時，頭腦會逐漸變得清醒。反之，咀嚼的次數較少時，則會變得有氣無力，也會開始恍惚出神。這是因為顎骨內側有著名為靜脈叢和靜脈竇的血管，顎骨的運動會促進血液循環，使血液能夠順利供給至腦部。咀嚼次數若是減少，循環當然也會不好。

不僅血液循環，咀嚼的動作還能夠直接刺激腦部。以老鼠進行的實驗當中，也證明了咬合較為良好的那一組，學習能力較高。

在快速發育的小學生時期，尤其要讓孩子們多做咀嚼運動以增強腦部的活性化，提升他們的學習能力。

仔細咀嚼後再吞嚥——軟食化與咀嚼次數的減少

隨著時代演變以及世代交替，人類咀嚼的次數逐漸減少。每餐咀嚼的次數隨時間正在逐次減少，日本彌生時代為四千次，江戶時代為一千五百次，第二次世界大戰後是一千四百次，現在則是六百次。讓人擔心的是，現代人當中，有些可能每餐只咀嚼了三百次。

咀嚼次數如此大幅度的減少，絕大因素來自於食物的軟化。截至目前為止，營養學探討的重點都在於該攝取多少食品中含括的營養素，或是該如何有效率地攝取必要的營養，很少思考食物原料的形狀與硬度。另外，富足充裕的社會也縱容大眾不吃堅硬的食品，追求柔軟又美味的食物。

但是，若只食用不會造成牙齒負擔的營養素，無法擁有強健的身體，會如同不運動的人般虛弱。所以一定要經常咀嚼有韌性的堅硬食物，如此才能夠培育出既健康又穩固的「好牙」。

運動・姿勢的重要性

先前已經說過，在成長期間經常運動的話，能促進全身發育，並鍛練出結實健康的身體。相同的道理，顎骨也是要藉由經常咀嚼，才能打造出一個可以咀嚼任何食物的強壯顎骨。

不過，人只有吃飯的時候才會施力於牙齒及顎骨上嗎？實際上並非如此。當我們不經意地移動身體時，上下顎在一天之中會重複咬合無數次。尤其誠如「緊咬牙關」這個形容詞，當我們拿起重物，或是拉扯東西時，也會以相當大的力量咬緊上下牙齒。如上所述，除了進食之外，我們還可以在運動或肉體勞動時，透過運動身體給予顎骨強烈的刺激。

在筆者的上一個世代，交通設備極為不足，光是每天上下學就得走上好幾公里的路。幫忙做的家事和田裡的工作，都是非常吃力的辛苦活，常常要搬運現今我們難以想像的笨重物品。到了筆者這個世代時，不再被強迫做家事或田裡的工作，一般家庭普遍都擁有汽車，公共交通網絡也已相當發達，無需步行長遠距離去另一個地方。不過，當時的孩童不會成天窩在家中，經常出外玩得滿身大汗。但是到了下一個世代，電視遊戲器等娛樂活動開始普及，就連玩樂，也變得幾乎不再需要運動到身體。

如同以上所述，隨著世代交替，人們加諸於成長時期肉體上的負荷愈來愈少，當然，施加於顎骨上的力量也減少，但是為了使顎骨能夠健全成長，一定要活動到全身的肌肉。現在已經無法回復至以往的生活型態，也不是說以前的生活比較好，只是，一思及現今這種隨著肉體上的負荷減少，身體及顎骨也跟著同步退化的情況，筆者便認為有必要讓大眾重新體會成長發育時期的運動的重要性。

成長發育時期不僅要運動，姿勢也非常重要。如果老是動也不動，以不良的姿勢側坐在椅子、沙發或床上，身體就無法均勻地成長。身體的肌肉與骨頭密不可分，只要某一部分的身體轉動，其他部分也會跟著拉動。顎骨也一樣，只要身體一動，顎骨就會改變位置往前後左右各個方向移動。

這種情形無論何種世代的人皆相同，尤其恆齒開始換牙的成長期，一定要特別注意，吃飯時要坐姿端正，嘴巴左右兩邊都要均等地多次咀嚼。此為以往至今，長輩就諄諄教誨的叮嚀，但對於保持良好的咬合也同樣非常重要。

日本有許多重視姿態的技藝，例如茶道、武術等等。若自小時候起就讓孩子在那樣的環境下長大，或許對他的均衡發展也是項不錯的選擇。

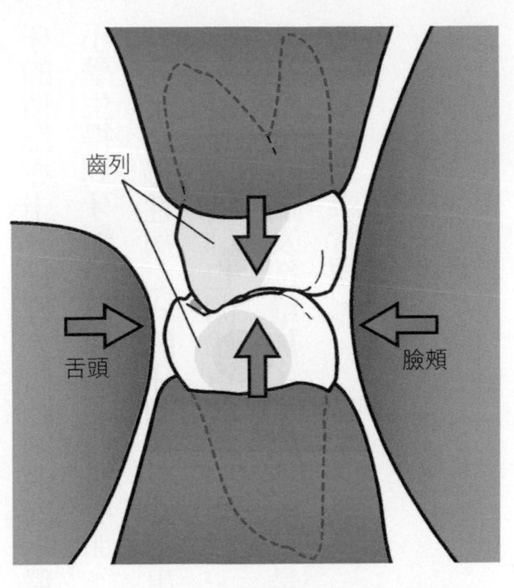

圖2-27　臉頰及舌頭等壓力會對齒列造成影響。

牙齒排列是依臉頰、嘴唇及舌頭的位置而定

或許有很多人以為生長於顎骨上的牙齒，如同打入水泥地的鋼筋般不動如山，但其實牙齒是會移動的，而且還受到嘴唇、臉頰及舌頭力量的強大影響（圖2-27）。

即便是平時經常重複的表情，例如咬舌頭的習慣、時常將嘴巴抿成一直線，或是常常張著嘴巴，都會使舌頭與臉頰的壓力產生變化，進而影響到齒列。

在齒列發育期間，如果總是張著嘴巴，不僅會養成非牙科領域上也經常出現的口呼吸案例，還會導致齒列變成狹窄的V字形（請參照第83、84頁）。所以要記得閉住嘴巴，以鼻子呼吸。

小學生得到牙齦炎的比率不斷增加

這一點在第7章「齲齒」中也會談論到，不過近年來幼童的齲齒已大幅減少。另外，刷牙的情況亦十分良好，口腔內的衛生環境也逐漸改善。但另一方面，縱然衛生狀態變好了，小學生得到牙齦炎的比率卻慢慢增加。

生活慢性病之一的牙周病已有罹患年齡層逐漸下降的趨勢，近年來竟然還出現小學生患者，許多牙醫師也開始重視這個問題。醫師們擔心的是，衛生狀況明明十分良好，容易得到牙齦炎的小朋友卻增加了。因此不僅是牙齒的衛生狀態，包括飲食等生活習慣，都應提醒小朋友做好健康管理。

如何勸導不聽話的孩子——參加牙齒研習營吧

有時孩子不一定會乖乖聽父母的話，總愛反其道而行。尤其是食物的喜好、含有糖分的點心、飯後刷牙等等，愈是日常生活瑣事，小朋友愈是不理會父母的勸導。但若過於嚴格管理孩子的行為，又會破壞親子之間的關係與家庭的和樂氣氛，也擾亂孩子的自律心，得不償失。

此時就要走出家庭之外，和小朋友一起參加各式各樣宣導牙齒與健康重要性的研習會，想必會有不錯的效果。在丸橋全人牙科的「好牙研習會」上，經常有爸爸媽媽帶著年幼的小朋友前來參加，即便是以成人為對象的演講，小孩也會規規矩矩地學習到許多知識，將新知帶回家。

教導孩子時，父母不該站在與孩子對立的立場，而是要與他們一起學習，這才是快樂地建立一口「好牙」的秘訣。

乳臼齒換牙為小臼齒

小學中年級左右，第一乳臼齒會脫落，長出第一小臼齒（圖2-28）。接著，高年級時，第二乳臼齒脫落，長出第二小臼齒。

這兩顆乳臼齒都有著牢牢向下紮根的三支牙根，因此自下方長出的恆齒位置一旦有所偏移，就會留下未被吸收的牙根，然後在乳齒無法完全脫落的情況下，恆齒會從旁邊冒出頭來（圖2-29）。

一旦出現此種情況，必須儘早至牙科診所拔除乳齒。

要小心球狀結節（中心咬頭）！

乳臼齒脫落後長出的小臼齒咬合面上，有時會出現稱為「球狀結節（中心咬頭）」的角狀突起。

上下牙齒咬合在一起時，球狀結節可能會折斷或磨損，但就像火山的噴火口般，牙髓（神經）也會往上生長至球狀結節的尖角部分，因此結節斷裂後，牙髓會露出（牙髓暴

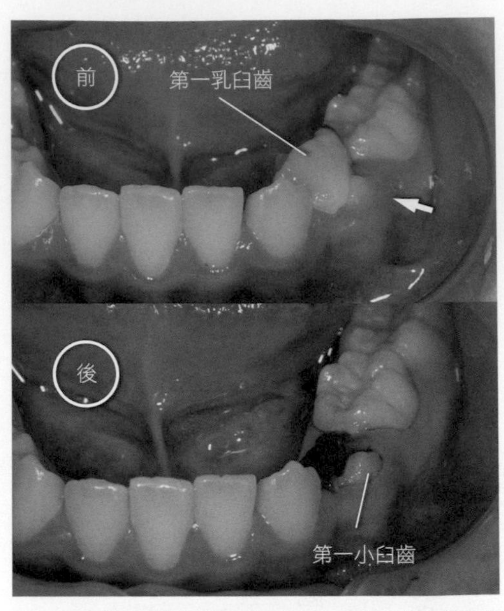

圖2-28　第一乳臼齒換牙為第一小臼齒。若是換牙順利，可以從乳齒脫落的地方看到恆齒的牙冠（箭頭是第一小臼齒）。

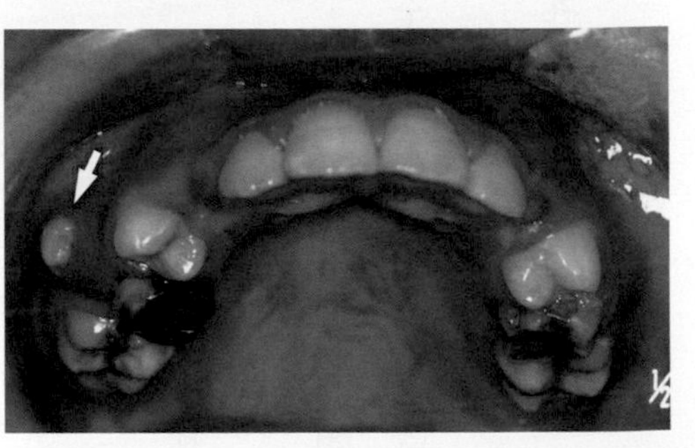
圖2-29　第二乳臼齒無法脫落完全，導致第二小臼齒自頰側長了出來（箭頭所示）。此時必須拔去乳齒才行。

露），引發細菌感染。結果導致牙髓炎、根尖感染，必須進行根管治療（牙齒神經的治療）。

圖2-30是有球狀結節的小臼齒。裡頭的第二小臼齒已經因球狀結節而引發細菌感染，從X光片中可看出根尖部出現了大範圍的病灶（圖2-31）。到了這種地步時，就必須進行根管治療，削除掉大部分的牙齒。基本上最好的方法是加強預防，避免球狀結節引發細菌感染。

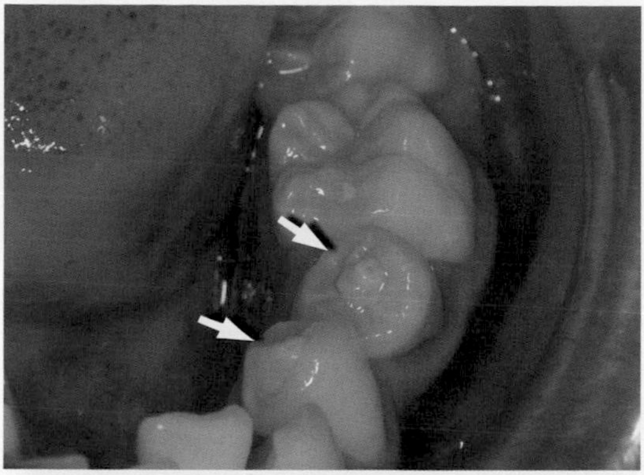

圖2-30　在小臼齒的咬合面上有個突起狀的球狀結節（箭頭所示）。第二小臼齒球狀結節中的牙髓已遭到細菌感染。

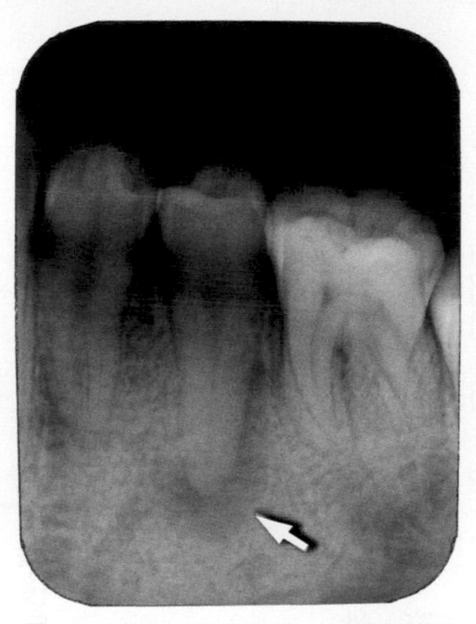

圖2-31　圖2-30的X光片。自球狀結節開始感染的細菌貫穿了牙髓，甚至擴散到根尖部。箭頭所示黑色之處為大範圍的病灶。

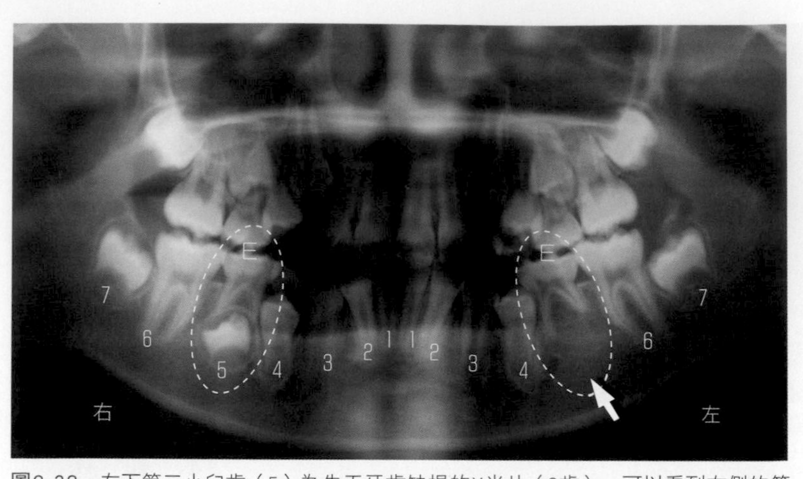

圖2-32　左下第二小臼齒（5）為先天牙齒缺損的X光片（8歲）。可以看到右側的第二小臼齒已經冒出頭來，但左側什麼也沒有（箭頭所示）。

為此，必須定期慢慢地削磨球狀結節，誘導牙齒生出二次象牙質。然後不斷重複這些動作，防止球狀結節折損，直至最後突起尖角完全消失。

先天牙齒缺損之際

有些人的部分恆齒有先天性的殘缺。發現頻率較高的是上顎的側門齒、第二小臼齒，和下顎正中門齒（圖2-32）。

一般來說，即使有先天性缺損，只要沒有嚴重的大問題，都會先觀察至恆齒長齊的時期。假如天生就沒有小臼齒，乳齒會留在原處，沒有問題的話，就會繼續使用這顆乳齒（若乳齒下方沒有即將長出的恆齒，牙根不會被吸收，因此不會脫落，可以繼續使用）。

如果後來乳齒脫落形成缺口，或是乳齒有咬合上的問題，就得進行矯正治療及補綴，為了將來的咬合，也可能會考慮人工植牙。

一旦發現「先天牙齒缺損」，關於將來會有什麼問題？該先觀察牙齒生長的情形嗎？還是該積極進行治療？等等具體的詳細情況，也可以事先向牙醫師諮詢。

第3章

國中・高中時期
（13～18歲左右）

第二大臼齒萌發後，恆齒齒列宣告完成

第二大臼齒會於十一至十三歲左右萌發。和其他牙齒一樣，這顆牙齒的萌發速度也因人而異，同時因為大多是在十二歲左右長出，又稱為「十二歲齒」（圖3-1）。

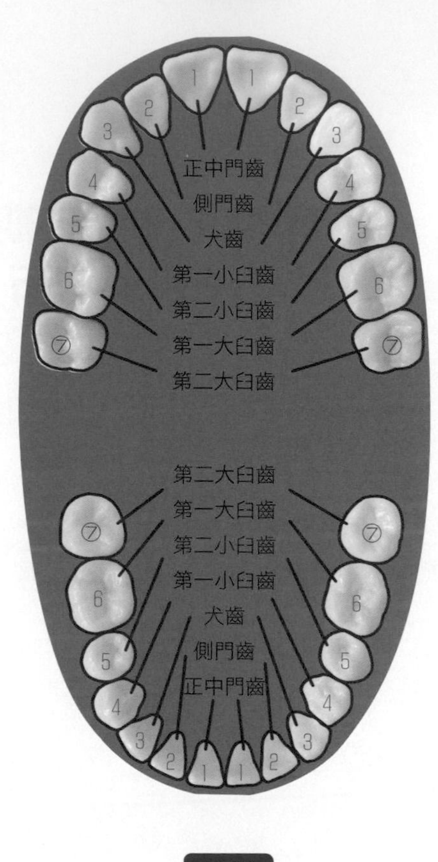

圖3-1　第二大臼齒於12歲左右長出，恆齒齒列幾近完成。

此時顎骨仍會繼續成長，原本更後方的第三顆大臼齒（智齒）也會萌發，但現代人的顎骨退化，不須用到智齒，因此實際上等第二大臼齒長出之後，恆齒齒列就算是完成了。

必須注意第二大臼齒的齲齒

和六歲齒（第一大臼齒）一樣，第二大臼齒剛萌發時狀態相當不穩定，也是最容易產生蛀牙的時期。而且第二大臼齒位在口腔最深處，也就是最難以刷牙的部位，此外，萌發途中有可能被牙肉覆蓋，或是臼齒咬合面的溝槽過深，一旦食用含有過多糖分的食物，轉眼間就會形成齲齒。

圖3-2是尚在萌發途中的第二大臼齒。齒垢堆積在牙齦與牙齒的交界處顯而易見。圖3-3則是萌發後不久就形成蛀牙的第二大臼齒。牙齒側面像是肚臍眼般的坑洞中和咬合面的溝槽裡，都可以發現到蛀牙。在牙冠僅露出三分之一時，就有大範圍的齲齒。

和六歲齒一樣，刷牙時必須注意牙肉縫隙，而且一定要仔細清洗（請參照第49頁「六歲齒的刷牙方式」）。

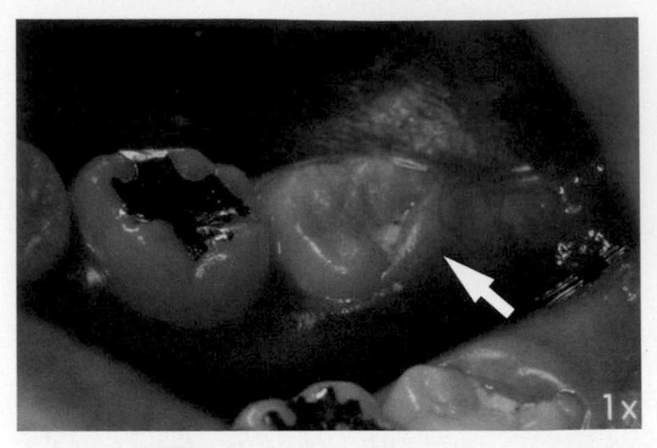

圖3-2　尚在萌發階段的第二大臼齒。有大半的牙齦（牙肉）覆蓋在牙齒上，齒溝中堆積著牙菌斑（齒垢）（箭頭所示）。

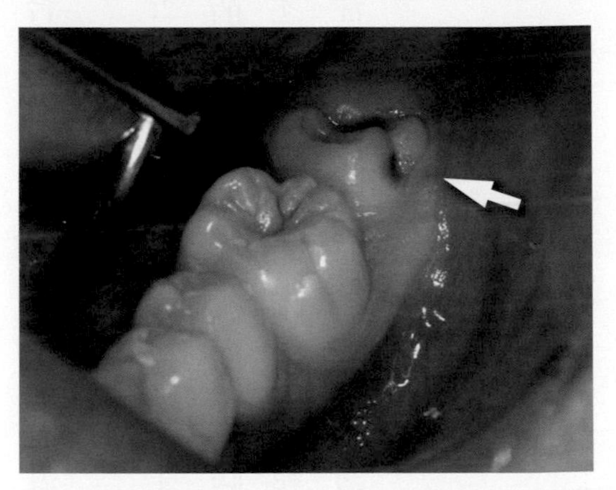

圖3-3　萌發後不久就產生蛀牙的第二大臼齒。由於只露出三分之一左右的牙冠，相當難清理（箭頭所示）。

依退化程度區分的四種齒列

從完成的恆齒齒列形狀，可看出顎骨的退化程度。

圖3-4是不丹人的U字型齒列。向兩邊擴張的U字形，可說是最理想的齒列種類。日本繩文時代的人們多是這種齒列，但現代的日本人之中，已幾乎看不到了。

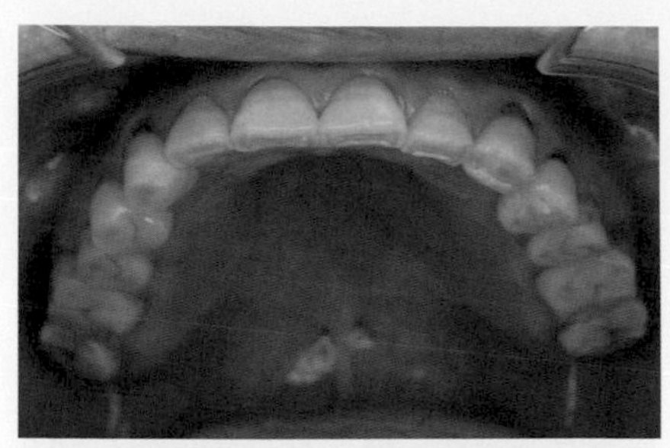

圖3-4　U字型齒列
不丹人的齒列。是幾乎消失在現代人當中的理想齒列。咬合穩定，平衡感功能也十分良好。

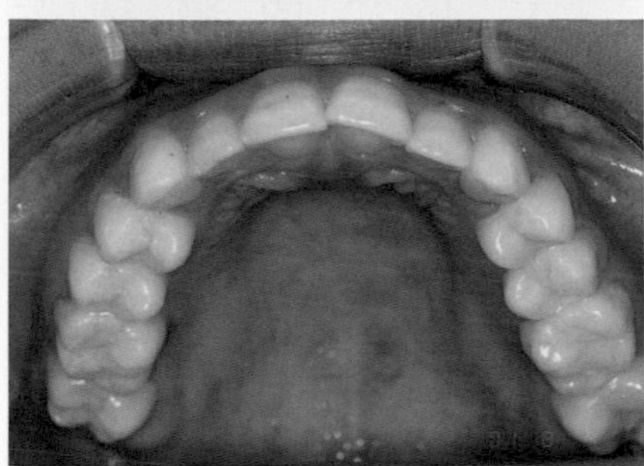

圖3-5　P（拋物線）型齒列
現代人該努力達成的齒列。曲線柔和的拋物線型齒列沒有奇怪的稜角，齒列也十分整齊。

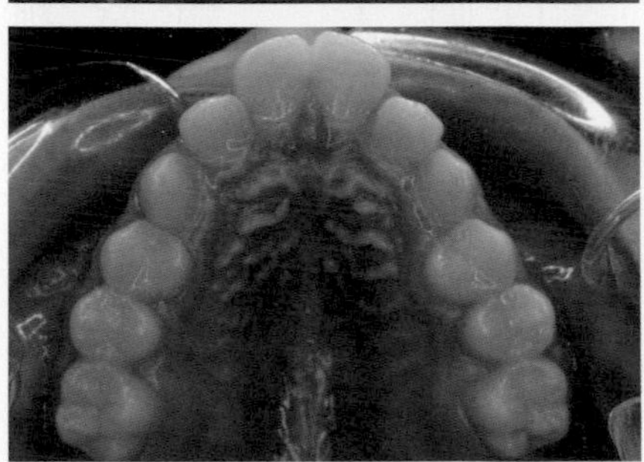

圖3-6　V字型齒列
齒列的前齒部分往前凸出，臼齒間的寬幅變窄，有退化的傾向。齒列間的接觸相當不扎實也不穩定，愈來愈多人因咬合不良而感到身體不適。

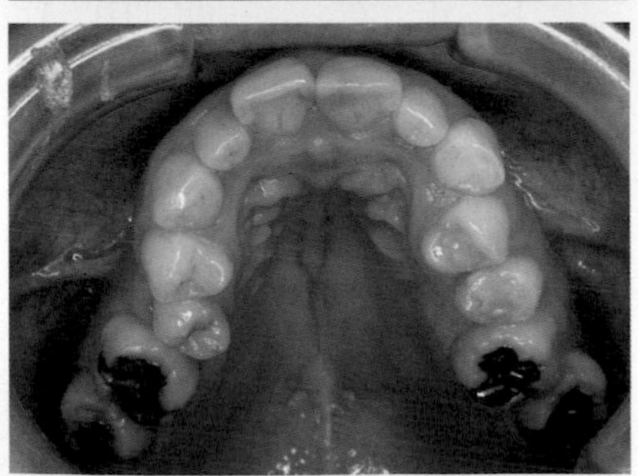

圖3-7　G（吉他）型齒列
齒列像吉他般中途往內側凹陷。小臼齒和大臼齒都傾斜倒場，咬合非常不穩定，可以說是一種退化傾向十分顯著的齒列。擁有這種齒列的人，大多同時存在咬合不良與身體不適的問題。

圖3-5是呈拋物線（源於parabola，又稱P字型）的齒列。雖比U字形稍微狹窄一些，面積也較小，但沒有稜角，齒列的排列也相當整齊。既能確實地運用咬合力，也不會對調節身體均衡的能力構成障礙，而且鮮少因顳顎關節症候群等牙齒疾病而感到身體不適。但是近年來擁有P字型齒列的人也急遽減少。

圖3-6是前端較為尖銳的V字型齒列，大約從五十年前起，擁有此一齒列的人口開始增加。由於面積狹小，上下齒列的接觸不夠結實又不穩定，因咬合不正而感到身體不適的人愈來愈多。除了齒列呈V字形之外，也經常有臼齒的萌發過淺，或是下顎往內側傾斜的情況發生。

圖3-7是齒列的中間部分（小臼齒）往內側凹陷，變成葫蘆或是吉他（Guitar，又稱G型）形狀的G字型齒列。臼齒部分比V字型的齒列還要往內側傾斜，萌出的牙齒也較短淺。此種齒列的咬合非常不穩定，多數人都會出現身體不適的症狀，算是退化情形相當嚴重的型態。年輕人當中擁有這種G型齒列的人也增加了不少。

觀察自己的齒列屬於哪一種類型後，便可以判別自己齒列的發展程度和咬合是否良好。另外也必須注意有退化傾向的齒列，尤其必須特別注意G型齒列。

逐漸出現退化傾向的第二大臼齒

由於顎骨退化，幾乎所有現代人的「智齒」（第三大臼齒）都不再像其他牙齒一樣筆直長出，但最近連第二大臼齒也有退化的跡象，萌發時就已呈現傾斜狀態，而且這種案例與日俱增。

圖3-8、3-9當中，下顎的第二大臼齒往內側傾斜，而上顎的第二大臼齒則反向頰側

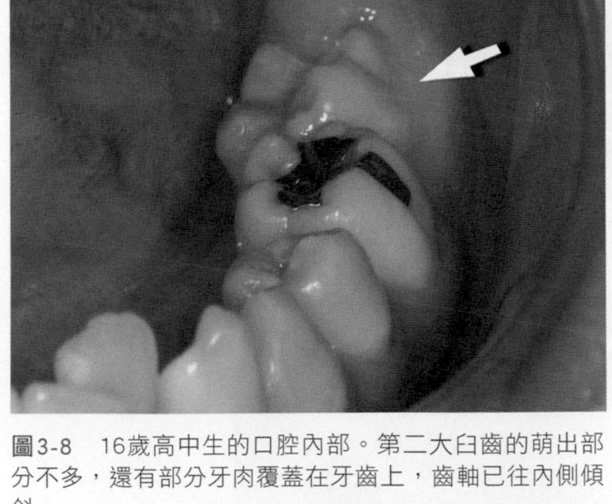

圖3-8　16歲高中生的口腔內部。第二大臼齒的萌出部分不多，還有部分牙肉覆蓋在牙齒上，齒軸已往內側傾斜。

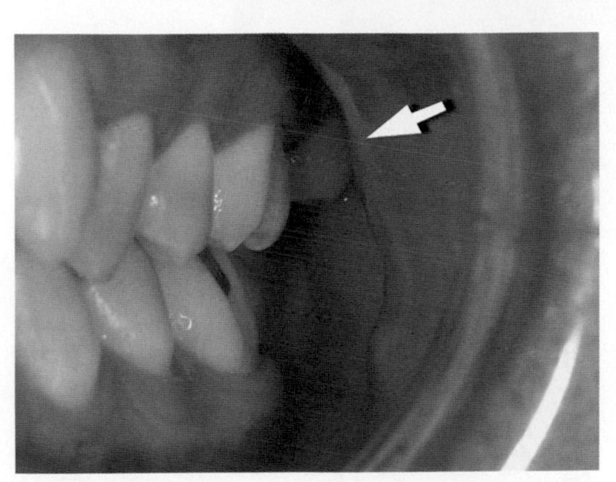

圖3-9　圖3-8的上顎第二大臼齒（箭頭所示）。正好與下顎相反，是往外側傾倒，偏離了原本的位置。

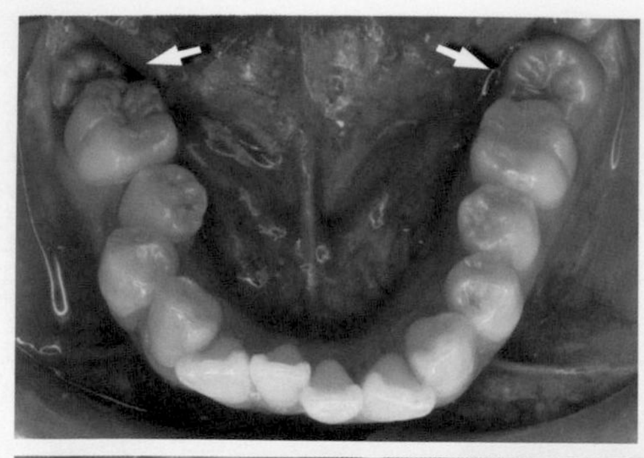

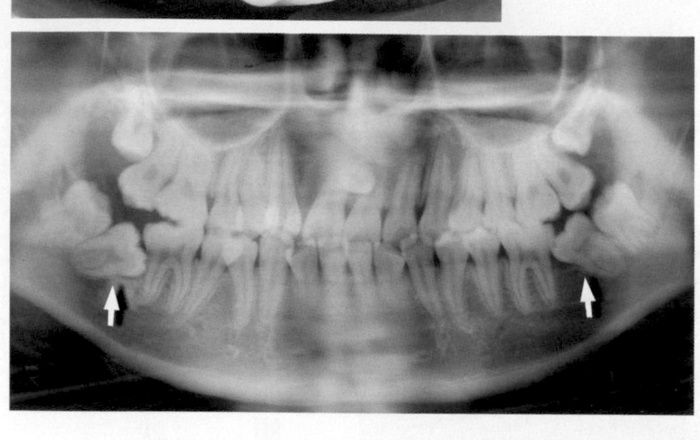

圖3-10　上：兩側的第二大臼齒受前方牙齒影響，往橫向發展（箭頭所示）。
下：同一位患者的X光片。箭頭正指著往橫向傾倒的第二大臼齒，更後方的智齒則倒向第二大臼齒。

傾斜，形成交錯的現象。

圖3-10是下顎的第二大臼齒倒向前方的第一大臼齒，整個傾斜。查看X光片後，可以清楚看出第二大臼齒已完全往橫向發展，下顎當中更後方的智齒也往旁傾斜，像是推骨牌一樣。

無論是圖3-8、3-9向左右傾斜，還是圖3-10向前傾斜的情況，兩者皆無法自然改善，這種齒列會引發非常嚴重的咬合問題。現在有愈來愈多年輕人長出這樣具有退化傾向的第二大臼齒。

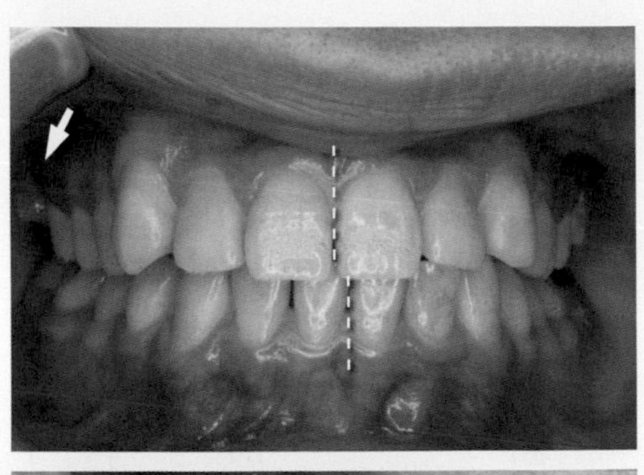

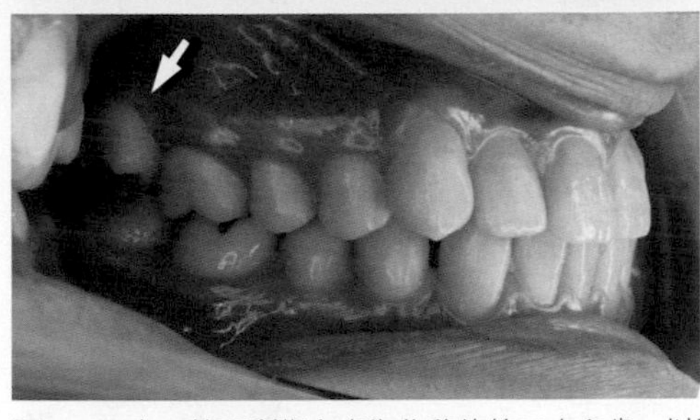

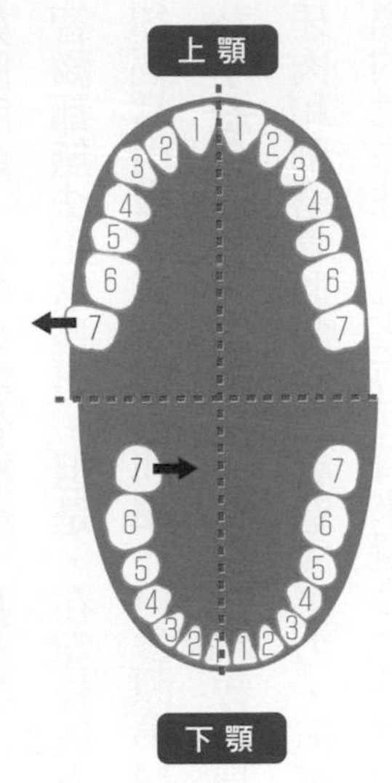

圖3-11　上：箭頭所指之處為位移的第二大臼齒，以及咬合互相錯開的部分（右圖）。整個齒列因此受到影響，產生偏移。
下：從側面可清楚看見臼齒互相錯開的狀態（箭頭所示）。

第二大臼齒的位移導致顳顎關節症候群

第二大臼齒萌發時若是位置歪斜，就會導致上下咬合不正，整個下顎往前後左右偏移，或是扭轉般歪斜，並且引發顳顎關節症候群。

圖3-11是一位患者的口腔內部，其右側的第二大臼齒萌發時呈現傾斜狀態，上下牙齒咬合時互相錯開，因此整個下顎往左側偏移。

自正面看去，齒列乍看之下非常漂亮整齊，但仔細觀察後，可以發現上下齒列的門齒中線並沒有對齊。自右側看去，也會發現上下顎的第二大臼齒各自錯開往左右兩邊傾斜。當下顎如上述例子處在偏移的狀態時，臉部便會變形，身體姿勢不正，因此顳顎關節症候群的病患經常出現肩膀痠痛、頭痛、腰痛等症狀。

第二大臼齒萌發後，國中、高中時期，顎骨仍然會繼續成長，因此一定要在下顎位移、不良的影響持續擴大之前，向牙醫師尋求協助並接受治療。

顎骨中的智齒

此時期被稱作「智齒」的第三大臼齒，會在第二大臼齒後方的骨頭當中穩定地繼續成長（圖3-12）。

如前所述，近年來顎骨縮小，甚至第二大臼齒的生長空間也出現不足的跡象，因此幾乎所有智齒都無法正常長出。但是，在顎骨後方被往前推擠，硬是要自骨頭當中探出頭來的智齒，卻經常引發各式各樣的問題（請參照第14章「智齒的害處」）。

為了避免這些問題產生，有時會在智齒長出之前，先積極地拔掉骨頭當中的智齒。雖然切開牙肉和削磨骨頭會對患者造成壓力，但可以預防齲齒與齒列不整，也可以降低拔牙時神經損傷的危險性，就這方面看來還是有益處的。

因此為了保全齒列或便於進行矯正治療，有時矯正科醫師會建議在早期拔掉智齒。

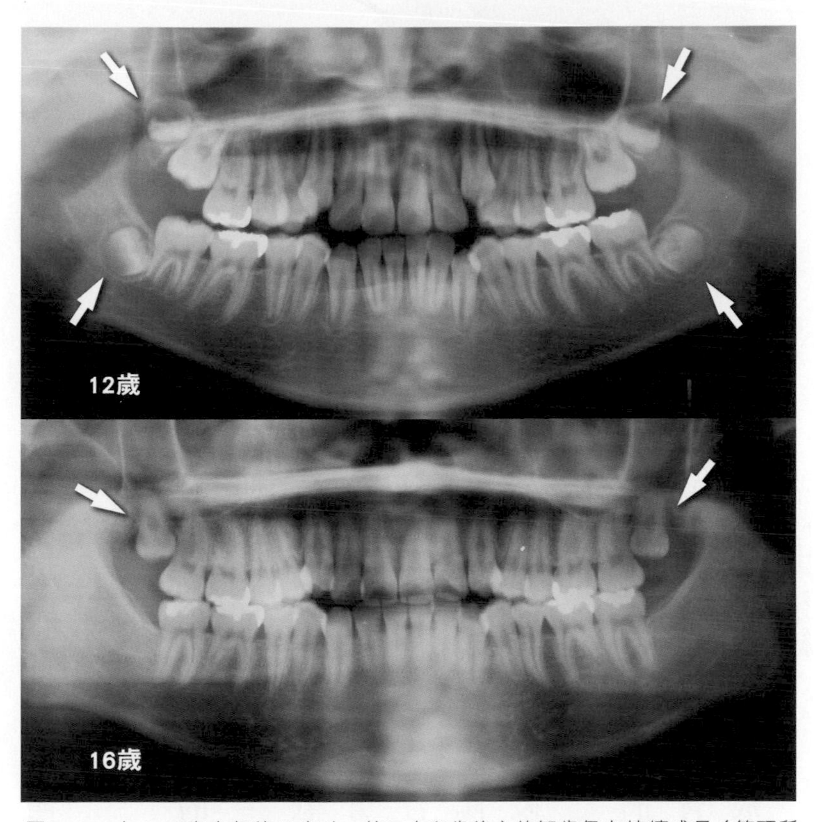

圖3-12　上：12歲少年的X光片。第二大臼齒後方的智齒仍在持續成長（箭頭所示）。下顎智齒有向前傾倒的趨勢，但已在牙根成形前拔除。
下：同一位少年16歲時的X光片。上方智齒（箭頭所示）的牙根已形成，正要往前推進生長。這兩顆智齒也已在早期拔除。

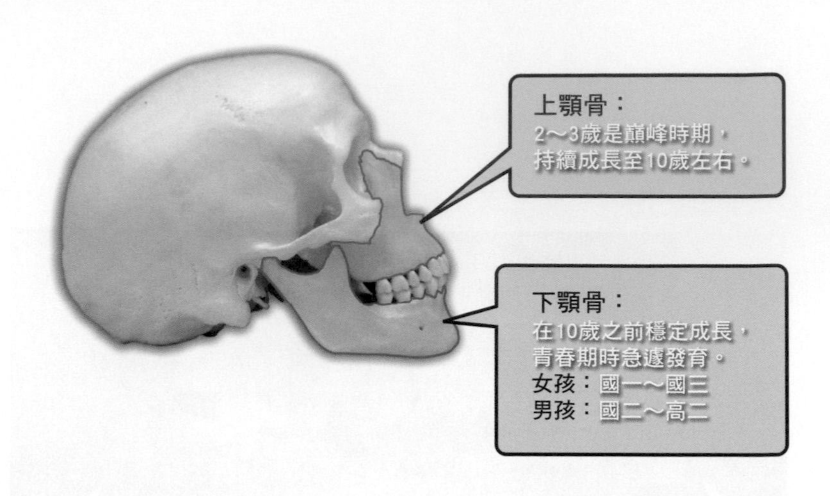

圖3-13　上顎骨較早停止成長，但下顎骨會持續發育，並在青春期階段急速成長。有時咬合也會因此產生改變。

長高與下顎的成長——青春期的發育

下顎骨是否還在發育的一個判定基準，就是觀察身體是否還在長高。青春期階段身高會急遽抽長，而下顎骨也會急速發展。這一點在男孩身上尤其明顯，原本男孩較為圓潤，帶著稚氣的可愛臉龐，在進入青春期後，短時間內就會變為帶著成熟氣息的陽剛輪廓。這即是所謂的青春期的成長，牙齒咬合也有可能在此時期出現變化。

如圖3-13所示，上顎的成長會較早停止，相對之下，下顎骨卻是在青春期快速發育。國一至國三是女孩青春期的成長期，男孩則是國二至高中二年級。

青春期成長導致的倒咬

儘管小學生時期咬合正常，但到了青春期下顎成長時，還是有可能出現齒列倒咬的情況。即便小學生時期已經接受過一次矯正治療也一樣，就像不知道身高最終會長到多高般，下顎最後的大小也是無法事先預測的（圖3-14～圖3-16）。

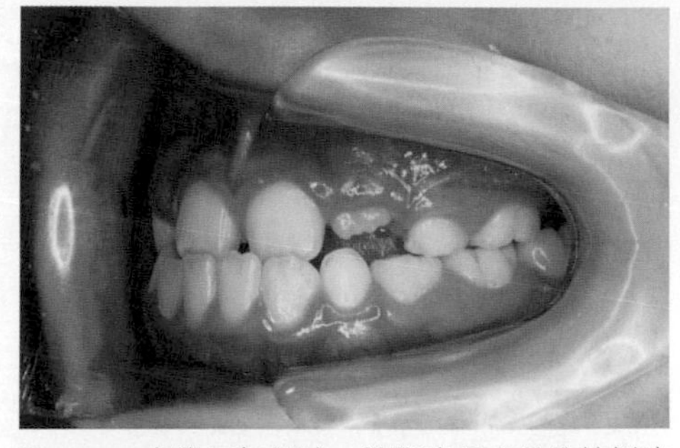

圖3-14　小學二年級時。診斷出具有骨骼性倒咬後，開始矯正治療。

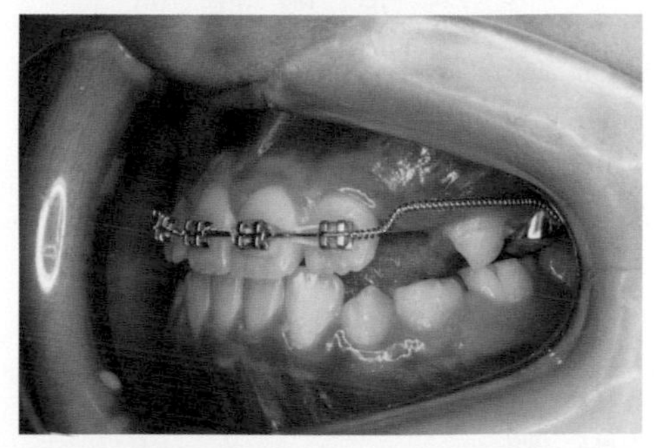

圖3-15　圖3-14的矯正治療幾近結束的階段。前齒的咬合已恢復正常。

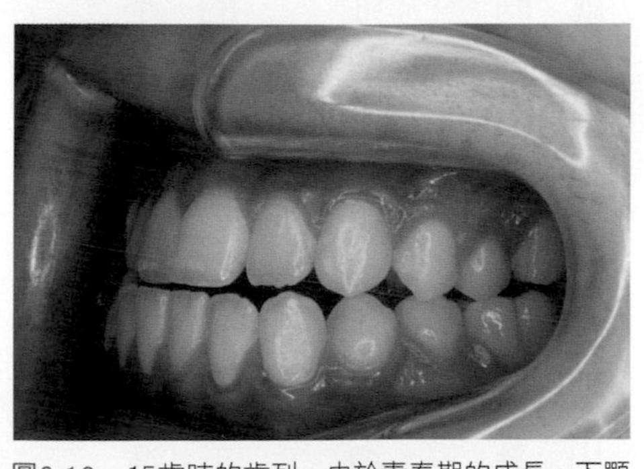

圖3-16　15歲時的齒列。由於青春期的成長，下顎往前伸展，導致咬合上下相反。

注意隱性倒咬！

實際上即使出現倒咬，有時因為當事人在意外表，或由於不好咀嚼而左右移動齒列進行咀嚼後，結果變成無法察覺的隱性倒咬。而調整下顎左右兩邊的平衡，讓上下顎的門齒正中線互相對齊後，就能發現隱性倒咬。

當其中一邊下顎持續產生歪斜的咬合且置之不理時，將來可能會對顳顎關節造成負擔，並且引發顳顎關節症候群，所以要儘早做適當的處置。

圖3-17～3-19是隱性倒咬的案例。乍看之下雖是整齊的齒列，但仔細觀察後，會發現上下顎的門齒正中線沒有對齊。若移動上下顎使正中線對齊，就會發現下顎相當往前突出，其實有倒咬的症狀。

第二大臼齒萌發後導致的開咬

齒列受到第二大臼齒萌發的影響，偶爾會出現稱作開咬的咬合不正情形。這是指咬住臼齒時，前齒無法咬合的狀態，一旦發現就必須立刻進行治療。

圖3-20是第二大臼齒萌發所導致的青春期開咬。照片中是一位二十一歲的女性，自高中時起，前齒之間的間隔就愈來愈大，最後變成無法咀嚼。但是仔細觀看後，會發現上顎犬齒留有因咬合而產生的咬耗，表示以前她的前齒是可以咬合的。

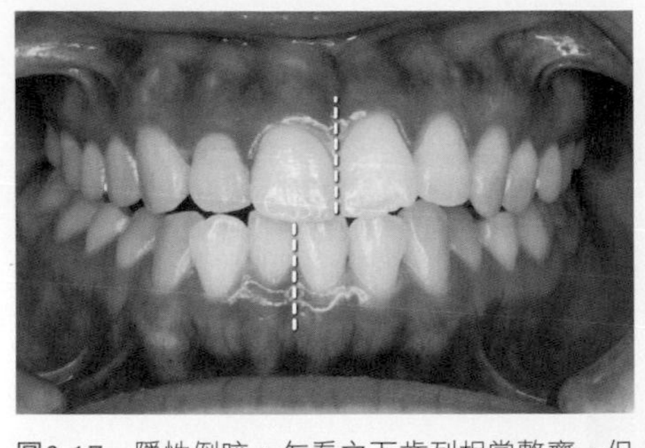

圖3-17　隱性倒咬。乍看之下齒列相當整齊，但仔細觀察其實上下顎門齒正中線（虛線）並未對齊。

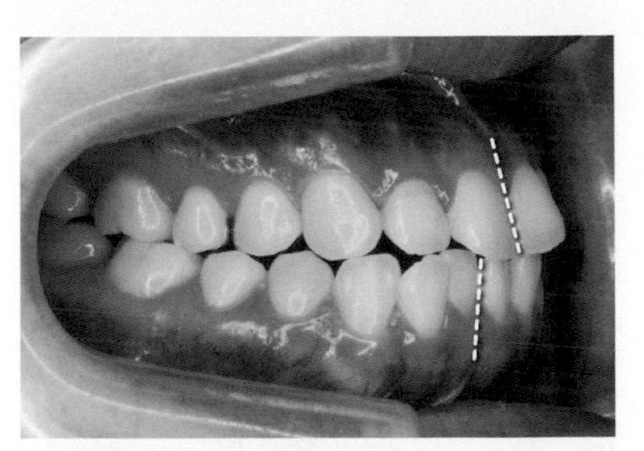

圖3-18　圖3-17的側面狀態。外表看來雖是漂亮的齒列，但正中線沒有對齊。

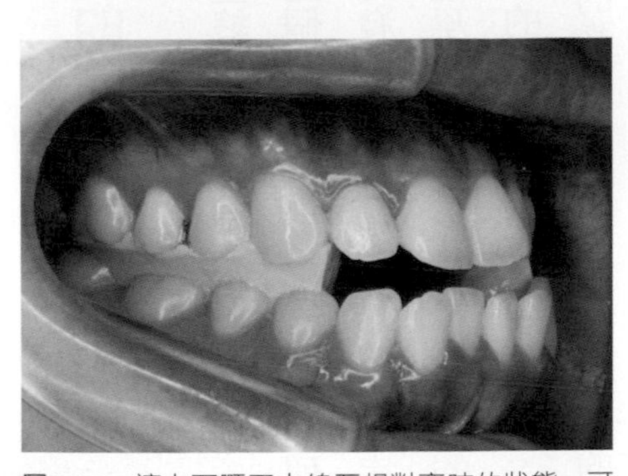

圖3-19　讓上下顎正中線互相對齊時的狀態。可以看出下顎相當往前突出，其實已有倒咬的情況出現。

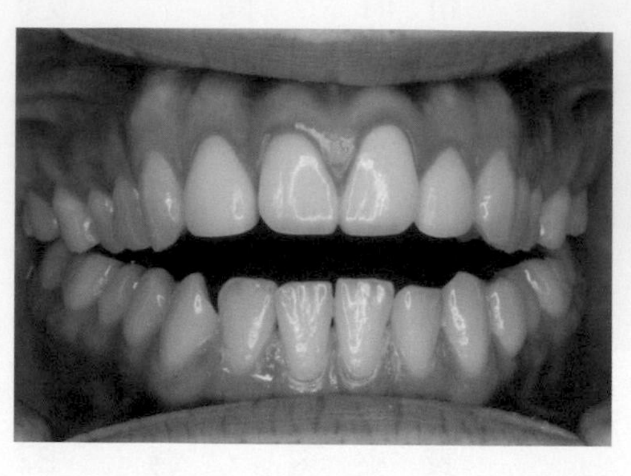

圖3-20　第二大臼齒萌發後導致的開咬。照片中是一位21歲女性的口腔內部，自高中時起，前齒之間的間隔就愈來愈大，最後變成無法咬合。仔細觀察後，上顎犬齒留有咬耗的痕跡，表示以前她的前齒是可以咬合的。

青春期成長的結束與矯正治療

青春期成長一旦終止，顎骨也會停止成長。顎骨大小已固定不變的這個時期，也可說是矯正齒列的絕佳時期（若出現會對發育造成不良影響，或使症狀愈加複雜的問題，要儘早矯正治療）。至於前述的青春期倒咬，則等到下顎的成長結束後再進行治療。

俗稱齒列擁擠的齒列不整，是因為顎骨的寬度小於所有牙齒橫幅加起來的寬度，使牙齒生長空間不足所產生的狀況。等所有恆齒長齊，顎骨也停止成長後，再進行治療，不但效率較高，花費的時間也較少，對於患者和牙醫師而言，都是負擔較輕的時期。

學業與矯正治療

進行矯正治療時，倘若任意中斷治療或放任不管，會對牙齒、顎骨和咬合造成極大的傷害。進行矯正治療時若突然中斷，牙齒的症狀會比原先什麼都不做還要糟糕，釀成難以挽回的後果。因此在開始進行治療前，一定要訂定確實的計畫，千萬不可半途而廢。

尤其是國中、高中時期，必須考慮兼顧課業和社團活動而過於忙碌，或是因為升學必須搬家的可能性。牙齒固然重要，但也有人更加注重升學方面的課業。這時可以先和矯正科醫師商量，詢問是否能等到升學考試結束後再開始治療。

有時也會出現中途不得不換矯正科醫師的情況，但每位醫師的治療方針和治療方法都不盡相同，希望各位盡可能直到最後都找同一位醫師諮詢，如此才能接受最有效率的治療。

點心與齲齒——容易產生蛀牙的時期

國中、高中時期，身體會急速成長，使人食欲旺盛，也經常在社團等活動上消耗體力，因此除了每天三次的正餐之外，點心也成了重要的營養來源。

但是，隨著進食次數增加，口腔內部也會有更多細菌入侵。尤其含有糖分的甜食能迅速簡便的補給能量，許多人拿來當作點心，但是大多數人吃完後都不會馬上刷牙，導致口腔內的蛀牙急遽增加。因此，國中、高中時期可說是比較容易出現齲齒的時期，必須特別注意。

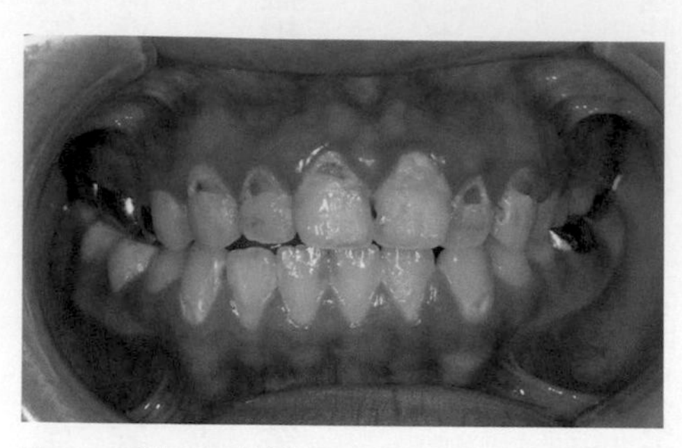

圖3-21 國二女孩的蛀牙。嗜吃甜食又不愛刷牙，不僅前齒，連臼齒也滿是蛀牙。

圖3-21是一位參加體育性社團的國中女生的口腔內部。由於運動消耗掉大量體力，她經常吃冰淇淋等甜食，但是平時並沒有認真刷牙，牙齒上附著密密麻麻的牙菌斑（齒垢），幾乎所有牙齒都有齲蛀的現象。

運動飲料的陷阱

國中、高中生在運動社團揮汗活動時，能輕鬆攝取兩公升左右的水分。此時，基於吸收礦物質有助身體健康的緣由，他們也經常飲用運動飲料，但是各位別忘了，其實運動飲料的含糖量超乎我們的想像。若一百毫升含有六公克的糖，一公升就有六十公克，二公升則有一百二十公克。若將一百二十公克的糖換算為每包三公克的糖包，等於吃下了四十包的糖呢（附帶說明，炭酸飲料和清涼飲料，約一百毫升中含有十公克的糖，含糖量甚至更高）。

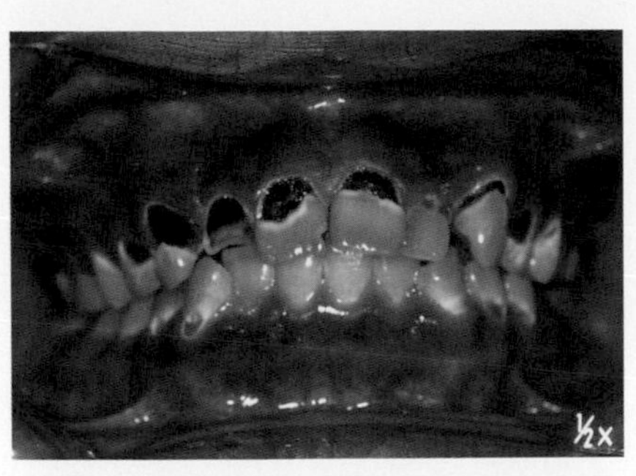

圖3-22　23歲男性的口腔內部。國中時期開始每天喝一公升的運動飲料，牙齒上全是大範圍的深度齲齒。

由於飲料不會像正餐或零食般在口腔中留下殘渣，因此大家飲用後不會刷牙，砂糖因此長時間殘留在口腔內部，促使齲齒大幅增加。另外，若不運動又攝取過多飲料，也有可能罹患俗稱「寶特瓶症候群」的急性糖尿病。

圖3-22是一位年過二十的男性的口腔內部。據悉他自中學起每天都喝一公升的運動飲料，因此口腔內部滿是大範圍的深度齲齒。

盡量避免根管治療

倘若齲齒侵蝕的速度過快，細菌甚至入侵至牙髓，就會引發牙髓炎。一旦演變至此，就必須進行抽除牙神經的根管治療，接受治療的牙齒會變成牙髓死亡的失活齒。

國中、高中時期的恆齒還相當健康，若是活牙齒，牙髓當中新的象牙質會逐漸形成，隨著年紀增長成為堅硬扎實的牙齒。但是一旦神經死去，牙齒的成長就會中斷，並隨著時間流逝變得更加脆弱，而且出現斷裂的危機。

因此在這個容易產生齲齒的時期，一定要特別留意別蛀牙。假使真的出現蛀牙，也請務必在侵蝕至齒髓神經之前接受治療。

第4章

大學生・專科生・社會人士初期（20歲左右）

因生活變化而急速增加的齲齒

很多人在進入大學就讀後，第一次離開父母生活，這種生活上的變化，有時也會引發齲齒和牙齦炎等問題。

也有不少人因為獨自生活的不便，三餐草草解決，或是因為不再有人干涉自己而感到自由自在，生活作息大亂。現實當中，的確也有人在國中時期是個擁有健康牙齒的學生，但進入大學後不久，牙齒間就開始出現大量蛀牙。

到了二十歲這個年紀，不該再由父母開口叮嚀，應該要自己養成守護一口「好牙」的健康觀念。

年輕男性獨自生活時的注意事項——挑食和對齲齒置之不理

其實不只男性，一般年輕人開始獨自生活後，大部分飲食習慣都會變得不正常。原因很多，例如沒有相關知識、不知道怎樣的飲食習慣和營養才能維護身體健康、基於經濟因素三餐草草解決、不會煮飯、生活作息改變後覺得麻煩、好玩的事太多所以三餐隨便帶過、即使飲食不正常也沒有人出面指正等等，各式各樣的理由都有。

年輕時，由於精力旺盛，就算三餐隨便解決，也很難自覺到這其實會危害健康。但是各位必須知道，此時期的不規律生活，確實會威脅到一口「好牙」。

另外，在這個時期，似乎有很多人就算得了蛀牙，也放置不管，直到疼痛難忍。齲齒開始疼痛之際，表示已侵蝕得相當嚴重，有神經的牙齒會引發牙髓炎，沒有神經的牙齒細菌則是會擴散至牙周組織。千萬要記得，齲齒即使不痛也一定要接受治療，若開始疼痛，就表示蛀牙情況已相當嚴重了！

年輕女性獨自生活時的注意事項——以甜食為主的飲食生活和減肥

近年來，男女之間的差異愈來愈少，年輕女性也與男性有相同的傾向。理由與年輕男性相去不遠，但女性多了以「甜食」為主的飲食生活和「減肥」這兩點。在營養學上，這兩件事都會迫使身體進入飢餓狀態。為了擁有健康美麗的身體，優質的營養素是不可或缺的。

以甜食為中心的飲食生活，會產生嚴重破壞性的齲齒。齲齒一旦將牙齒蛀出缺口後，刷牙時就很難清洗到裡頭，砂糖攝取量高的人的齲齒會因此急速惡化。

另外，年輕時身體就營養不良的話，會變成容易引發牙周病的體質，這點也要格外注意。

女性總是喜歡可愛、漂亮、美味的事物，最近的甜食具備了上述所有要素，不斷誘惑女性的味蕾。但是，甜食會導致齲齒和營養不均的飲食生活，不僅口腔內部，也會對整體外貌帶來不良的影響，希望各位將這些事情謹記在心。

建議男性在就職前治療齲齒

縱然有個蛀牙大洞，但置之不理，人就會逐漸習慣這種狀態，非等到牙齒開始疼痛或無法咀嚼食物等，情況相當嚴重時，根本不會想去看牙醫。年輕之際，時間過得很快，不久就是工作、結婚、養育小孩，一次次的錯失治療齲齒的良機。很多人察覺問題時，牙齒已變得脆弱不堪，非得拔牙不可。

所以筆者在此建議，男性從學生時代進入職場之前，先將口腔內部的問題統統解決。由於開始工作後，有時會因為工作時間和工作地點等因素，不方便定期前往醫院。學生時代的齲齒大多還不嚴重，也比較能夠抽出時間進行治療，因此希望各位盡量在此時期接受完整徹底的治療。

建議女性在生產前治療齲齒

關於就職前的治療，女性的狀況也與男性相同，但除此之外，筆者也希望女性在懷孕生子前，或準備懷孕前，事先到牙科進行治療。

懷孕期間雖然並非完全不可能治療牙齒，但是會有諸多限制，例如是否為穩定期，或是能否服用藥物。有時依據牙齒的損害情形，也無法僅施以簡單的處置就能治療完成。

懷孕期間由於孕吐和食用點心的關係，口腔內部經常有細菌入侵，也很難每次都仔細清潔，因此容易引發齲齒、牙齦炎和牙周炎。這樣別說是治療了，甚至可能使牙齒疾病惡化。

緊接著懷孕的是生產過後，每天都忙著照顧新生兒，將自己的事情擺在第二順位而疏於清理口腔，所以也有些人懷孕生產後牙齒損傷得十分嚴重。因此以前有句俚語：「生一個孩子，少一顆牙」。為了避免這種情況發生，女性一定要在生產前治療齲齒。

牙齦炎——牙周病的初期徵兆

進入二十歲左右，有些人會開始出現牙周病的前兆。其中大部分是稱為口腔不潔型的牙周病，因刷牙不夠徹底，牙菌斑（齒垢）和牙結石堆積過多，導致牙齦紅腫出血。

大多數人，都是只要仔細潔牙並徹底清除牙結石後，就能夠立刻回復，但如果平日飲食營養不均，常攝取糖分，或本來就快要染上生活慢性病，就會逐漸變成容易罹患牙周病的體質，並演變成引起全身疾病的牙周病。

二十歲左右的時期，包含肌膚在內，身體的各個部位都會迎向轉變，所以也要好好照顧自己的牙齦。

青年期出現的牙周病——飲食生活型的牙周病

如果從學生時代起就不注重飲食生活，骨頭的鈣化會變得較差，容易形成牙周病。

在第15章「牙周病」中，圖15-24、15-25裡介紹的患者（第255頁），自大學時代起每天都不吃早餐，中午不是外食就是不吃，晚餐也在外頭解決，宵夜則是吃泡麵，而且每天喝兩罐咖啡或清涼飲料。他二十九歲來看診之際，身上已有大小病痛，例如肩膀痠痛，容易腹瀉、經常感冒昏睡不醒、視力退化，血壓也只有95／70㎜Hg。整個人明顯死氣沉沉，呈現虛弱狀態。

牙周組織也到處都有出膿的孔洞（瘻孔／瘻管），牙齒也搖搖晃晃，看似隨時都會掉下來。察看X光片後，還發現他的牙根尖附近的齒槽骨幾乎已腐蝕殆盡。

如果自年輕的成長期或好動期起，就不吃正餐、攝取營養價值不高，亦不均衡的飲食，就會引發牙周組織遭到明顯破壞的重度牙周病。

第三大臼齒「智齒」的萌發

二十歲左右，是「智齒」萌發的時期。「智齒」是齒列的最後一顆牙齒，亦是從門牙數來的第八顆牙，但最近因為顎骨退化的緣故，有些人天生就沒有智齒。

現代人的智齒容易發生許多問題，通常拔除智齒是最佳的治療方法。詳細情況請參照第14章「智齒的害處」。

「拔除智齒」也建議在生產前進行

和治療齲齒相同，筆者建議拔除智齒也盡可能在懷孕生產前。由於刷牙時無法清潔到橫向傾斜阻生的智齒，懷孕期間齲齒的腐蝕速度有可能急速上升。

懷孕期間即便是穩定期，大多數孕婦為了腹中寶寶著想，就算藥量再稀少也會避免使用。另外，儘管醫師表示生產後母乳中含有的藥量相當稀少，對新生兒造成的影響也極低，不會有什麼問題，但有些女性仍然擔心會影響到目前代謝功能尚不完全的新生兒，連哺乳期也避免服藥。因此最糟糕的情況，就是懷孕期至哺乳期間，智齒雖痛，卻無法服用藥物，也無法拔牙，只能拚命忍耐。

為了避免生產或育兒辛苦的同時還要忍受牙痛的折磨，筆者建議女性在生產前先做好規劃，拔除掉「智齒」。

第 5 章

壯年期

任何疾病都有可能發生的時期

拿起本書，預計從此章節讀起的壯年期讀者們，請你們連同第7章「齲齒」、第9章「牙髓炎和根管感染」、第12章「顳顎關節症候群——下顎位移導致的身體不適」、第14章「智齒的害處」和第15章「牙周病」一起閱讀吧。因為正值壯年期的成人，都有可能染上這些牙齒疾病。若是還未出現任何症狀，也請謹慎預防，而已經出現症狀的人，請好好接受治療以防復發。

牙齒的健康狀態會有極大落差的時期

超過三十歲後，每個人口腔內部的健康程度會逐漸形成很大的落差。換言之，以往如何維護一口「好牙」，如何重視牙齒，其努力的結果都會在這個時期具體呈現而出。為此，在這個時期裡較少依年齡層給予建議，大多是根據各人症狀提出建言。

圖5-1是年約四十五歲男性的口腔內部。當中已拔除了好幾顆牙齒，剩餘的沾附著大量牙菌斑（齒垢），同時也有進行中的牙周病。察看X光片，會發現剩餘牙齒的齒槽骨都已遭到腐蝕。雖然還是生龍活虎的年紀，但這樣的牙齒卻很難擁有優質的飲食生活以維持健康。

有些人和這位患者一樣，恆齒齒列長齊後過了約三十年，就已瀕臨齒列崩壞的危機。

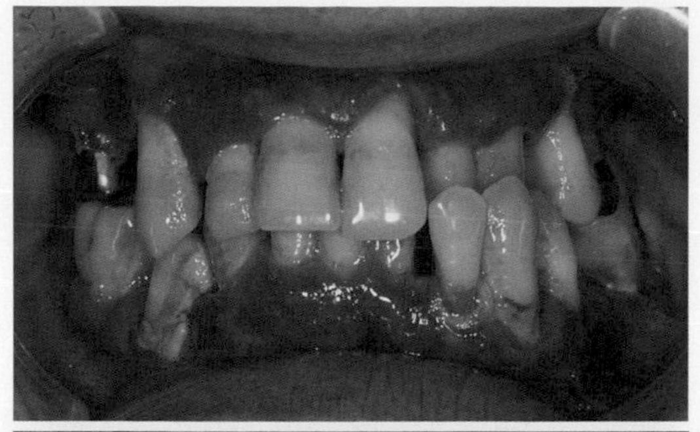

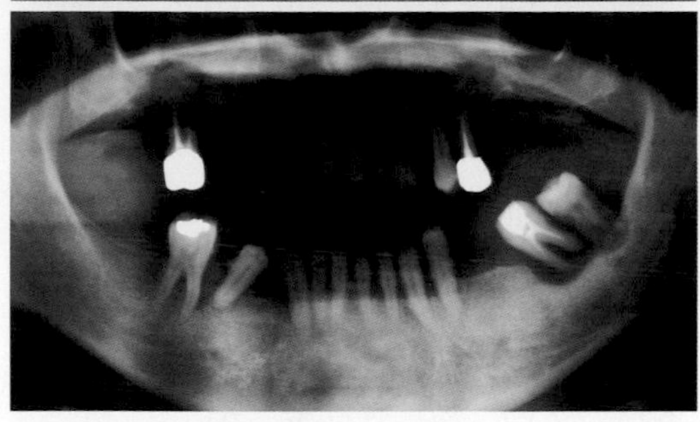

圖5-1　年約45歲的男性口腔內部
齲齒、牙周病、齒列不整、根管治療等病症，使得口腔內部的破壞情形十分嚴重。當中已拔除好幾顆牙齒，剩餘的也因齒槽骨吸收而搖搖欲墜，無法順利地咀嚼食物。牙菌斑和牙結石也堆積不少，清潔情況非常糟糕。恆齒長出後過了30年，牙齒已變成這般惡化的模樣。

一定要早期發現，並即時進行徹底的治療

一旦口腔裡出現問題，一定要馬上治療！這是保健牙齒的最大重點。

舉例來說，牙周病的牙周囊袋愈深，愈容易堆積牙結石且難以清除。齒槽骨若腐蝕，牙齒就會開始動搖，齒槽骨的吸收也會加速進行。倘若拔牙，齒列便只能以剩餘的牙齒支撐咬合力量，因此牙齒愈少，每一顆牙承受的負擔愈大，且更容易形成牙周病。

也就是說，若放任問題不管，那個問題就會急遽惡化。所以早期發現問題，並立刻進行治療，即是守護「好牙」的秘訣之一。

「我當然也很清楚，趕快去找牙醫師做治療比較好，可是……」想必這是很多人的心聲。也有些人因為工作太忙、害怕面對牙醫或不曉得該去哪裡看診等等理由，遲遲無法踏出第一步。但是，治療的難度會隨著放任不管的時間拉長而增加，希望大家都能儘早展開行動。

然後，一定要徹底進行治療到最後。

因為，大多的牙齒疾病都無法自然痊癒。齲齒、齒列不整和咬合問題等，幾乎都需要治療才能復原。即便是深受自然痊癒力莫大影響的牙周病，一旦牙齒上有牙結石堆積，牙周囊袋加深，也一定要清除牙結石和進行牙根整平術（一種刮除受到細菌侵蝕的牙根面，使其恢

復光滑平整，促進牙周組織復原的術式），光靠刷牙和飲食等生活習慣的改善，是無法治癒的。換言之，一旦病狀惡化到某種階段，若不徹底治療就無法解決問題，這是牙齒疾病的特徵。

斬斷蛀牙的負面連鎖效應——防止二次齲蛀

進入壯年期後，不僅會出現新的蛀牙，曾經接受過治療的齲齒也會產生蛀牙，亦即蛀牙的復發會開始增加。再次復發的蛀牙，就稱作「二次齲蛀」。

圖5-2、5-3是二次齲蛀的案例。圖中充填物的邊緣再次形成蛀牙。取出金屬充填物後，只見裡頭是又大又深的蛀牙。

之所以產生蛀牙，一定是有原因的，諸如攝取過多甜食，或刷牙時沒有確實仔細清洗乾淨等等。牙醫師和患者總是以治療為優先考量，不去分析形成蛀牙的原因就直接進行治療，但這樣無法徹底解決根本問題，蛀牙因此再次復發形成二次齲蛀。

另外，充填物的品質好壞也會大大影響到二次齲蛀的發生。倘若充填物與牙齒中有縫隙或落差，刷牙時很難清潔乾淨，便容易殘留齒垢，引發二次齲蛀。因此若不進行精密治療，治療本身也會變作蛀牙的成因，演變為惡性循環。

二次齲蛀多隱藏在充填物底下再次復發，或循著與牙齒的交界往外擴展，侵蝕速度之快令人驚訝。由於是以前曾被蛀蝕的牙齒再次得到蛀牙，因此破壞程度嚴重，有時甚至會蛀掉整顆牙齒。

進行過根管治療（牙齒神經的治療）的牙齒沒有神經，所以感應蛀牙侵蝕的機能（神經受到刺激或疼痛）無法正常運作。也因此常常是到了晚期才發現，較糟的情況，就是蛀牙已經擴展到不得不拔牙的地步。由此可知，如何預防二次齲蛀，也是一生中保健牙齒的一大關

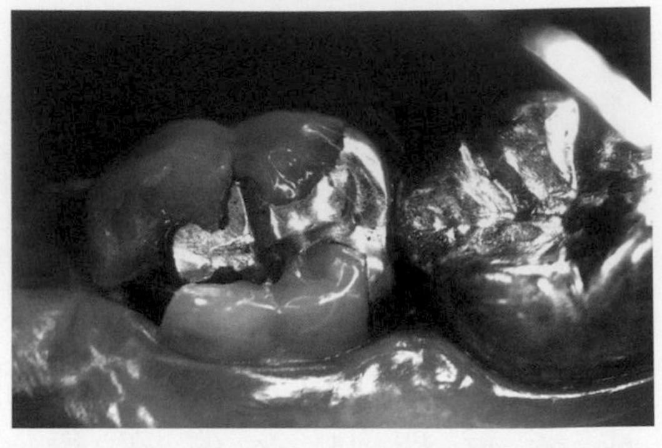

圖5-2　以往接受治療加以填補的地方出現空隙。像這樣曾經接受過治療，蛀牙又再次復發的情形，就稱為「二次齲蛀」。

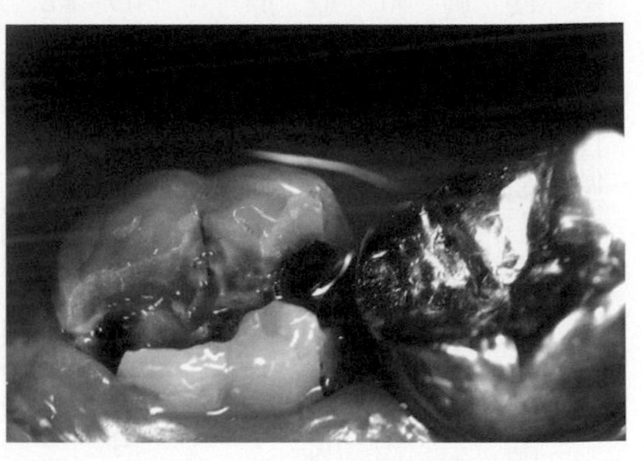

圖5-3　取下金屬後，可以看到底下有個正在進行中又大又深的蛀牙。

鍵。

圖5-4中，前齒裝有金屬和陶瓷構成的陶瓷融合金屬冠的高價白色牙橋，可以看見銜接的地方出現了空隙，二次齲蛀則從那裡開始蔓延。圖5-5是取下牙橋後，失去神經的基底牙齒變為全黑，相當駭人的模樣。由於已失去三顆門牙，齒列幾乎瀕臨潰散。

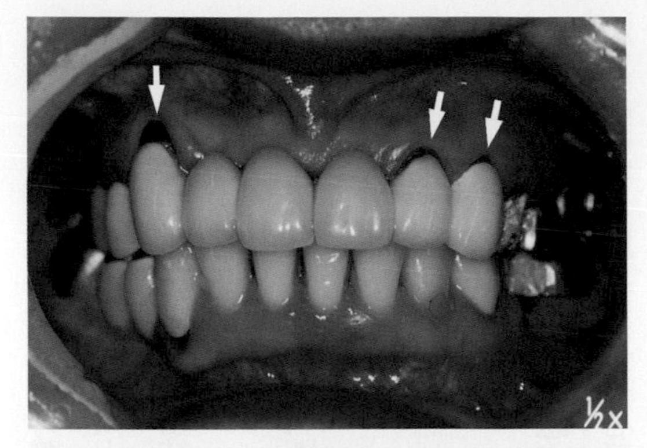

圖5-4　前齒已接上白色牙橋進行治療，但牙齒與牙齦的交界處（箭頭所示）開始出現蛀牙，變成黑色。

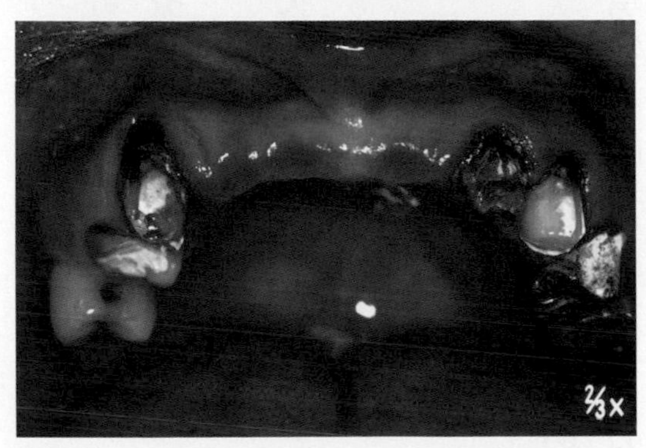

圖5-5　取下牙橋後，只見底下一片漆黑，產生了二次齲蛀。沒有神經的牙齒若是蛀牙復發，並不會出現疼痛等症狀，所以常常很晚才會發現。

以下是預防二次齲蛀的具體重點：

- 一旦得了蛀牙，一定要找出形成蛀牙的原因，並加以改善
- 必須接受適合的優良精密補綴治療
- 定期接受牙齒檢查

請務必注意上述幾點，以斬斷與二次齲蛀之間的負面連鎖效應。

「營養補給品」造成的齲齒和脫鈣現象

到了一定年紀後，有愈來愈多人會為了健康攝取適合自己的健康食品。當中有些會以砂糖添加甜味，所以務必小心齲齒。另外，在吃這些對身體有益的食品時，警覺性會低於平時的三餐和點心，所以通常都誤以為沒有必要刷牙。於是結果變成「我明明沒在吃甜食，卻有好多蛀牙」。有些食品儘管只是微甜，但當中含有的糖分卻超乎我們的想像，所以也請留意一下自己平時常服用的「營養補給品」吧。

除了糖分之外，其他必須注意的還有「醋」。醋對身體極好，很多人常喝醋或是吃醋類食品，但酸一旦在口腔內長時間停留，就會導致牙齒變得脆弱，磨耗顯著進行，而且面積逐漸縮小。圖5-6是食品中的酸性造成的牙齒脫鈣現象（鈣質被酸溶解的現象）。咬合部分明

顯被腐蝕掉不少。儘管這位病患才三十多歲，但酸性腐蝕的情況十分明顯。

喝醋類飲料時，要記得使用吸管，或喝完後立即刷牙，別讓酸液殘留在牙齒上。服用膠囊狀的醋也是一個好方法。

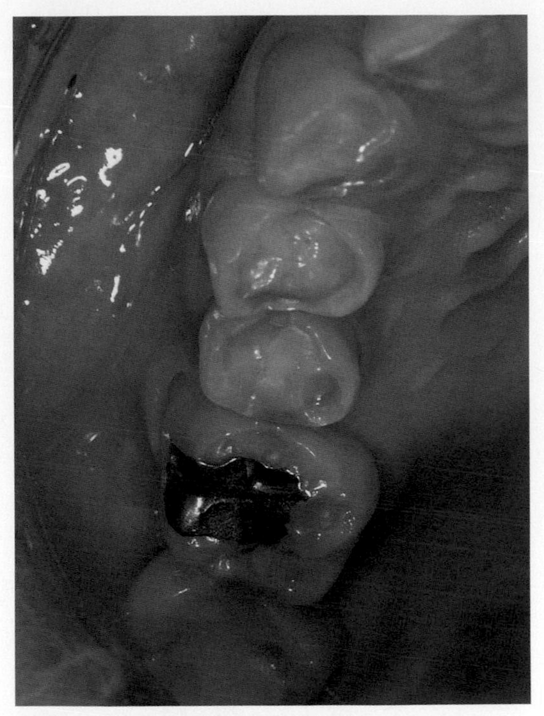

圖5-6　因酸性食品導致的牙齒脫鈣
這位患者非常喜歡吃醋類食品及梅子等酸性食物，也會喝醋類飲料，牙齒的磨耗進行得異常快速，咬合面的琺瑯質幾乎消失不見，露出了底下的象牙質。象牙質又往下凹陷，無法以牙齒中央部位進行咀嚼。

牙周病治療後的齒頸部齲齒

結束牙周病治療的人，必須留意的一點就是曝露在外的齒根部蛀牙（齒頸部齲齒）。當牙齦後退，露出未受到琺瑯質覆蓋的牙根部時，容易由此處形成蛀牙。另外，牙齦後退的齒頸部（牙齒與牙齦的交界處）因形狀複雜難以清潔，容易殘留牙菌斑，也是原因之一。

曾進行過根管治療的患者，即便出現蛀牙也不會有自覺，所以時常出現牙齒被侵蝕得十分嚴重的情況。請別忘了：「治療牙周病之後一定要小心蛀牙！」

注意慢性病

壯年時期，牙齒疾病與慢性病會複雜地交互影響。

患有貧血、低血壓的人，因末梢血液循環不良，導致身體組織的活動力和抵抗力降低，骨質也變得稀疏鬆散。一旦骨質脆弱，不僅容易得到牙周病，拔牙後進行人工植牙治療時，也會大大影響到治療結果的好壞。

患有高血壓、動脈硬化的人血管容易阻塞，和貧血、低血壓的人一樣，牙齦等末梢循環也不好，身體組織的活性也會下降。有些牙醫師指出，縱使骨頭堅硬密實，但如果多是活性小的緻密骨，也容易得到牙周病，進行人工植牙治療時也較容易引發齒槽骨吸收等問題。
患有慢性病時，僅治療口腔內部是很難改善現況的，請務必同時治療慢性病。

睡眠呼吸中止症候群

當人均勻地發出鼾聲時，突然間鼾聲停止了好幾秒，那一瞬間不僅鼾聲，連呼吸也暫時停止的狀況，就稱作睡眠呼吸中止症候群。由於白天時常有強烈的睡意襲來，引發交通意外的危險性相當高，因此這種疾病備受矚目。

睡眠呼吸中止症候群是因為呼吸道受到壓迫所引起。而原因之一為肥胖造成的呼吸道狹窄，以及下顎位置往後退縮所引起的呼吸道狹窄。

清醒的時候由於具有意識，人的下顎並不至於後退到壓迫呼吸道，但仰躺入睡時，下顎會基於重力作用往後退，導致喉嚨壓迫阻塞。人類處於睡眠期間的意識無法阻止這件事發生，於是會壓迫到呼吸道。

治療方法有減肥，或是裝設口腔內固定器（抑鼾器）使下顎不要後退。另外非常重要的一點，就是要確保咬合的部分，也就是讓臼齒部位擁有足夠的咬合高度，才能避免下顎在睡眠中無意識地往後倒退。

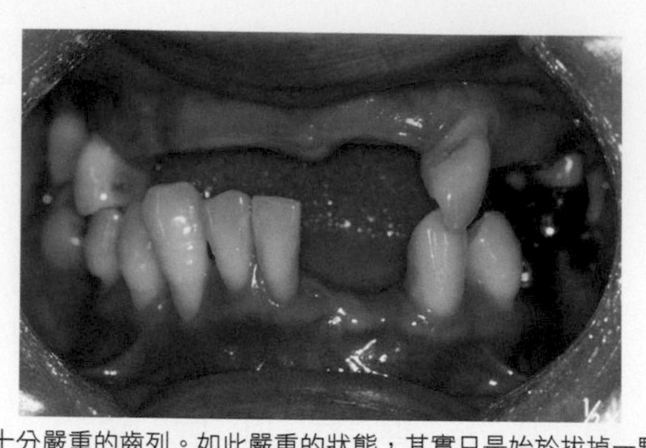

圖5-7　崩毀得十分嚴重的齒列。如此嚴重的狀態，其實只是始於拔掉一顆牙。剩餘的牙齒過度勞動，同時也可見到牙周病正在侵蝕牙齒。

而睡眠呼吸中止症候群也很有可能伴隨著高血壓、缺血性心臟病和腦血管疾病等併發症，或是屬於中樞型的睡眠呼吸中止症，因此一定要請醫師進行徹底的精密檢查。

拔牙是齒列崩毀的前奏

研究指出，只是少了一顆牙齒中最大的第一大臼齒（六歲齒），人類的咀嚼效率就會降低約四十%。當然，也會對周圍的牙齒造成負擔。能夠支撐咬合力量的牙齒愈少，剩餘的牙齒愈容易在不知不覺間太過勞累，因而提高發生種種問題的機率。

隨著進入壯年期，失去寶貴牙齒的人也逐漸增加。如果對拔牙過後的空缺置之不理，不進行治療，就會連鎖的引發新的問題，如圖5-7，成為齒列崩毀的開端。

牙齒原本的作用，是保存一個能與周遭牙齒互相支撐的位置（圖5-8）。因此若是拔牙後置之不理，周圍確保位置的牙齒會失去支撐與平衡，倒向拔牙後騰出的空間。這種情況稱作「傾斜」。

還有，失去對咬的牙齒後，殘留的對側牙齒常常會往拔牙過後的空間伸展變長。這種情況稱作「挺出」。

依齒槽骨和牙齦的狀態，以及咬合的程度，傾斜和挺出的程度和速度都會有所不同，但是以此為開端，齒列會漸漸變得凌亂不整（圖5-9）。

臼齒對咬合來說，有如柱子般肩負著支撐高度的職責。一旦失去臼齒，咬合高度就會降低，增加門齒的負擔。不過，原本門齒在構造上就沒有支撐齒列的功能。如果齒槽骨因牙周病等原因受到破壞，門牙會逐漸往前方傾斜，使得牙齒與牙齒之間出現縫隙，最終變成「暴牙」。

此外，失去臼齒後，下顎會不斷往後推擠，引發顳顎關節症候群此一症狀。

倘若左右兩方只有其中一方牙齒缺損，人常會不自主的以方便咀嚼的那一邊進行咀嚼動作，造成左右失衡。只有一邊齒列出現傾斜和挺出現象的話，左右兩邊的咬合齒列就會出現高低差異，妨礙到平衡的顎骨運動（咬合平面傾斜）。

下顎是由兩個關節（顳顎關節）與頭顱骨連結並使之運作的一塊骨頭（下顎骨），在身體當中也是非常特殊的器官。一旦左右兩邊咬合平面出現差異，當下顎隨意地前後左右移動之際，就會對顳顎關節造成相當大的負擔。

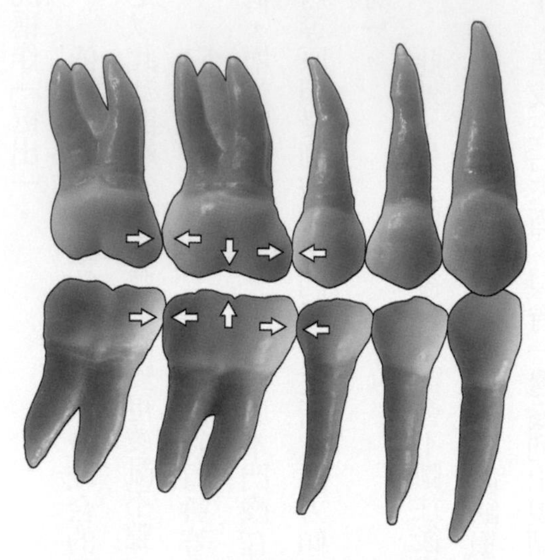

圖5-8　牙齒是在保存一個能與周遭牙齒互相支撐的位置。

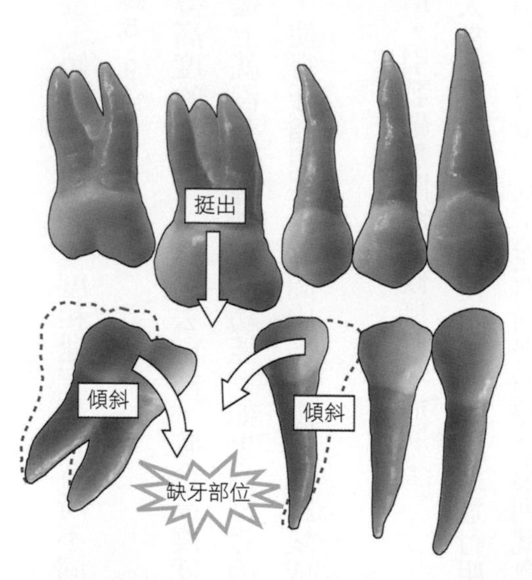

圖5-9　拔牙後若放任不管，兩邊的牙齒會朝空缺處「傾斜」，對側的牙齒則會「挺出」變長。傾斜與挺出現象若十分顯著，齒列就會變得不整，往後也會大幅倒塌。

而長時間都用同一邊咀嚼，或用有挺出和傾斜現象的凹凸不平牙齒咀嚼，各個牙齒的咬合負擔也都會極度不均。若在特定的牙齒上施加異常強大的咬合力量，齒槽骨較弱的牙齒會產生牙周病。縱使牙齒健康強壯，也會出現顎位歪斜等問題，最後引發負面的連鎖效應。而這些負面效應又會逐漸錯綜複雜地相互影響，混亂到不知哪個是因哪個是果，同時迅速演變成齒列崩毀。

牙齒的缺損愈多，齒列的歪斜愈嚴重，造成許多牙齒疾病加速惡化，因此置之不理的時間愈久，愈難治療。

為了避免這種齒列崩毀的連鎖效應發生，拔牙後千萬別放任不管，一定要盡速治療。

口臭

進入人稱中年的時期，不少人開始出現口臭的煩惱。由於多半無法自己察覺，因此第一次被家人或男女朋友告知有口臭的那一瞬間，完全沒有心理準備，會受到非常強烈的打擊。一旦開始在意之後，就會常常侷促不安，心想「我現在有口臭嗎？」，但其實口臭的原因不光是口腔清潔有無確實做好，口腔生理學上的反應也是個難以細說的因素，因此必須將問題一個個依序解決才行。

原因是口腔內的細菌

先不論大蒜等具有刺激性氣味的食物所引起的口臭，大部分口臭的原因，都是口腔內的細菌在分解食物殘渣時所產生的揮發性硫黃化合物。據說棲息於口中的細菌僅二十分鐘就會以倍數增加，即使飯後刷牙也會在二至三個小時後，增殖到會引發問題的數量。人只要活著，就不得不與細菌共存，而抑止細菌的數量，使人不會產生口臭等問題，正是所謂的口臭預防法。

齲齒與牙周病對策

若不好好刷牙導致牙菌斑大量殘留，當然細菌數量就會大幅增加。再加上細菌全都聚集在齲齒的凹洞，以及牙周病所形成的牙周囊袋裡。病症愈是嚴重，就愈會形成容易堆積牙菌斑的環境，因此為了避免惡性循環，一定要仔細確實地刷牙，並且治療齲齒及牙周病。

口乾舌燥（乾口症）引起的口臭

口腔內的細菌棲息數量會因唾液的循環而抑制在一定的範圍內，但如果唾液量減少，細菌就會增加，其代謝物腐敗後則形成口臭。

唾液透過循環，具有洗淨口腔內部的作用。好比河川裡的水不斷流動時，就不會腐敗發臭，但一旦停滯就腐壞。此外，唾液的成分當中也含有能夠抑止細菌繁殖的殺菌作用。唾液量充沛足夠的話，其本身也能溶解散發異味的物質，控制住導致口臭的「臭氣物質的氣化」。如同上述，唾液具備了許多預防口臭的功能，因此唾液若是減少，口腔內部乾燥，就會引發口臭的問題。另外，唾液減少也會促使齲齒和牙周病惡化，產生惡性循環。

口呼吸引發的乾口症

以嘴巴呼吸會使口腔內部乾燥，導致出現口臭問題。口腔內部的黏膜不夠濕潤時，會破壞口腔構造，也會讓人感到不舒服。

咀嚼不足引起的乾口症

咀嚼次數若是過少，就無法刺激唾液腺，唾液的分泌量會減少。經常吃軟性食物而不咀嚼的話，也有可能引發乾口症。另外，唾液腺會在用餐時分泌大量唾液。但是，日常生活中若因為減肥或作息混亂而不吃正餐，會使得唾液分泌量下降。為了使唾液腺分泌足夠的唾液，一定要養成良好的規律習慣按時吃三餐，並且經常咀嚼堅硬的食物。

其他原因

還有許多其他的因素會影響唾液分泌。唾液的分泌是由自律神經進行調整，若因壓力或生活作息不正常而造成自律神經功能低下，也會影響分泌量。乾口症還有其他引發誘因，諸如過度攝取咖啡因、酒精和尼古丁，或服用具有副作用，會阻礙副交感神經運作的藥劑，而老化也會造成唾液腺本身的機能降低，這些問題都會造成乾口症。

舌苔對策

也許各位曾經聽過這句話：「為了預防口臭，也刷刷自己的舌頭吧」。這是因為在口腔構造上，食物殘渣和口腔內細胞的碎片容易如同苔蘚般殘留在舌頭上（舌苔），成為細菌製造腐臭物質的場所。人體若因消化不良和胃酸過多等症狀而免疫力低下時，細菌量更是會驟增，使得舌苔變白且變厚。

為了預防口臭，有些牙醫師會教導患者如何用牙刷清理舌苔；但另一方面，過度刺激反而會傷害到舌頭，導致出現異味，因此也有牙醫師建議患者從生活作息方面進行改善，例如在日常對話和吃東西時多動舌頭，藉由舌頭運動避免舌苔殘留。

實際上，以牙刷這種物理上的壓力或添加界面活性劑的牙膏刺激舌頭黏膜，有可能引發味覺異常，以及口腔乾燥或對異味敏感等問題。另外，過於在意自己的口臭而緊張得不敢與旁人說話，也會使唾液減少分泌或滯留不動，反而更容易產生口臭。因此不如開心吃飯，開心聊天，讓舌頭多多運動，進而刺激唾液分泌，防止舌苔出現，這才是高效率的預防方法。

別忘了無臭根本是個空想

愈注重自己服裝儀容和身體清潔的認真人士，在聽到別人說自己有口臭時，受到的打擊愈是強烈。尤其是中年女性，她們會因為女兒或家人的一句話，開始感到惶惶不安。由於無法判定自己有無口臭，因此一旦在意起來便會沒完沒了，縱使身邊的人說「沒有」，也會變得疑神疑鬼，心想「一定是他們不敢告訴我」。而還有些人會因為他人的一些小動作，就非常煩惱是不是因為自己的口臭。

形成口臭的原因必須一個個依序解決才行，但在此之前有個大前提，就是了解人只要活著到處行動，就一定會產生某些異味，所以別抱持「正常＝無臭」的空想，冷靜下來不要焦急，慢慢解決問題吧。

六十歲後為牙齒做個總檢查吧！

牙齒的整體檢查無論何時進行都可以，但想必有很多人是抱著「不痛就不用去……」的想法，對於定期檢查牙齒也是能拖就拖。但是，筆者希望大家在進入六十歲的時候，都能徹底進行牙齒整體檢查和必要的治療。也許各位至今為了工作或家庭而忙得抽不出空閒，總是不斷重複暫時性的治療，整個口腔內部恐怕因此殘留了許多矛盾點和問題點。

人過了七十歲，即使牙齒出現問題，也會因為體力和其他疾病（如循環系統、腦血管疾病和骨質疏鬆症等），不堪時常往返牙科診所的辛勞，於是又跟之前的緊急處理一樣，只接受暫時性的治療，現在這種病例與日俱增。

每個人的健康情況都有所不同，但作為一個基準，筆者希望大家都能在六十歲左右，也就是體力尚顯充沛，同時也有足夠時間接受治療的時期，盡可能接受整體檢查和徹底治療，為將來快樂充實的人生做好萬全準備。

第 6 章

老年期

不輸給年輕人的健康牙齒

關於幾歲之後稱得上是老年人，社會上已有一定程度的區分，但若論及健康問題，每個人在壯年期以後都有所不同，也因為至今已走過這麼一大段人生，差異當然會拉大。尤其某些身體功能，雖然會因老化而有不同程度的機能衰退，但有些老年人並沒有因此出現生活慢性病的問題，平日依然生龍活虎，牙齒與牙周組織甚至比近來的年輕人健康，牙齒與骨頭也出乎人意料之外的強健。

因此，是否進入老年期，有時不能僅以年齡作為判斷基準。希望各位也能同時翻閱壯年期和成人時期可能發生的牙齒疾病，一同閱讀。

假牙不合的時候

在使用全口假牙或局部假牙的人當中，有些患者因為「沒有遇到好牙醫」，於是跑了好幾間診所，請醫師重新做了好幾副假牙。但如果重新訂做後仍然無法解決問題，就不該再魯莽地尋找新的牙醫師，而是要確認自己的假牙究竟哪裡出了問題。

假牙不合的原因五花八門，殘餘牙齒的數量和位置、鉤環的形狀、咬合的問題、假牙的厚度，或下顎基底的形狀等等，都會導致戴假牙時感到不適。如果是顎骨的形狀和咬合，那麼無論做幾副新假牙，都會不斷重複出現同樣的結果。

別因為覺得戴起來不適合就馬上尋找新的牙醫師，應該要和製作那副假牙的醫師一同探究問題並加以解決，這才是理想的做法。由於假牙不是既定成品，而是為個人特別訂做的，所以必須實際戴上使用並進食，再反覆做一定程度的「調整」，才能打造出一副最適合自己的假牙。

有時也會依據情況不同，得出或許患者不適合配戴假牙的結論。這時就必須考慮採用人工植牙等其他治療方法。

骨瘤

牙齒尚在的時候，明明沒有任何問題，但拔了好幾顆牙打算製作假牙時，顎骨內側的「骨瘤」卻變成阻礙，使假牙無法順利完成（圖6-1）。

骨瘤會出現在上顎的口蓋部分，以及下顎的內側區塊，大小因人而異，有時會大到令人驚訝。骨瘤成因為過大的咬合力影響到骨頭，使得部分顎骨過度發育形成突出，且三十歲以後會愈變愈大。它絕不是惡性腫瘤，所以不必擔心，但製作假牙時會碰撞到突起的骨瘤，變

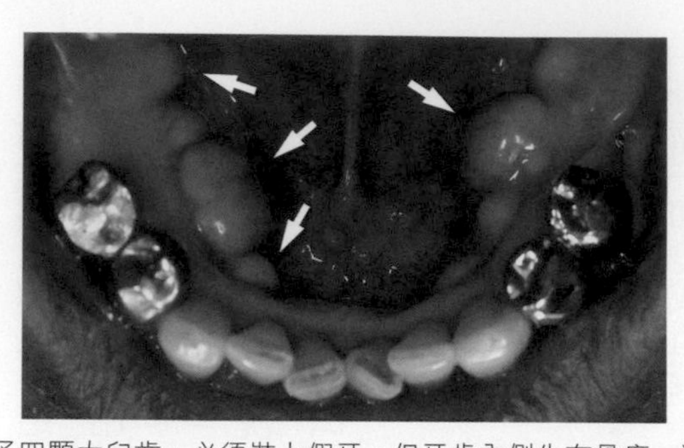

圖6-1　下顎少了四顆大臼齒，必須裝上假牙，但牙齒內側生有骨瘤。這種情況無法製作假牙，只能考慮切除骨瘤或人工植牙。

得相當麻煩。

除了假牙之外，若骨瘤也對發音、咀嚼及清潔造成嚴重的問題，就得進行外科手術去除。

製作假牙時所需的構造有基底床、鉤環和支撐桿（請參照第18章「拔牙後的治療——活動假牙．牙橋．植牙」），所以這時骨瘤會形成阻礙。若不想削除骨瘤，就必須考慮不需切除骨瘤的植牙治療方法。

唾液的減少與各式各樣的問題

關於唾液的減少，已在「壯年期」此篇章的口臭部分（請參照第122頁「口乾舌燥（乾口症）引起的口臭」）談論過，但過了七十歲之後，唾液的分泌量會因為年齡增長而有減少的趨勢。根據報告指出，有十六％的男性與二五％的女性出現唾液減少的現象。

唾液的分泌量減少後，不僅容易產生口臭，還會輕易衍生出齲齒和牙周病等問題。而當分泌量顯著低下時，不但難以吞嚥食物，也會出現假牙無法固定等各種狀況。

除了老化因素，唾液的分泌量還會受到全身性疾病的影響而減少。例如甲狀腺疾病、女性荷爾蒙減少、糖尿病、肝硬化、貧血、癌症的放射線治療，或服用具有副作用會抑止唾液分泌量的各種藥物等等，原因可說牽連甚廣。尤其高齡者常用的藥物，多具有「口渴」的副作用。這種藥物又不能輕易中斷，因此要因應問題的嚴重程度與醫師商量，並採取應變措施才行。

MRI與人工植牙

接受核磁共振造影（MRI）檢查時，醫師可能會問「你有植牙嗎？」，或是告訴你「請先向牙醫師確認能否照MRI」。MRI是一種利用核磁共振原理的檢查方式，因此會擔心具有磁性的金屬和磁石是否會帶來不好的影響。

總結說來，即便裝有人工植牙，還是可以接受MRI檢查。最近用於人工植牙的鈦是不會對磁石產生反應的金屬，從金屬方面看來，與其他治療時戴上的金屬牙冠也沒有任何區別。為了使接受齲齒治療的患者能夠安心地接受MRI檢查，即便是有人工植牙的人也不成問題。但如果是使用植牙上部裝有磁石的假牙，請記得在接受ＭＲＩ檢查前，先和牙醫師商量。另外，若是日後有進行人工植牙的打算，只要事先確認今後有無接受ＭＲＩ檢查的可能性，並且擬定應對方法，就沒問題了。

順帶一提，接受ＭＲＩ檢查時，不僅人工植牙，金屬冠金屬周邊的影像也可能出現雜訊，但在進行腦部檢查時，並不會構成太大的問題。倘若會妨礙到畫面的讀取，就必須先和主治醫師、檢查技師和牙醫師商量後再做處理。

骨質疏鬆症與牙科治療

服用治療骨質疏鬆症的雙磷酸鹽類藥物時，雖然病例不多，但也有可能引發「顎骨壞死」此一重大問題，因此必須特別注意。所謂的顎骨壞死，是指顎骨細胞和組織呈現凋亡的狀態，而且口腔內的細菌也會馬上使感染加速進行。

一旦發生顎骨壞死，牙齦下的骨頭將曝露在空氣中。有時也會毫無症狀，但若被細菌感染，就會出現「牙齦總是疼痛治不好」、「下顎腫脹」、「下唇發麻」、「牙齒搖晃即將脫落」等病症。現今此藥物引發的骨頭壞死似乎僅限於顎骨部位，但一旦發病就很難治癒，因此預防工作至關重要。

在牙科治療當中，拔牙等侵入性手術會產生顎骨壞死的可能性較高，但無論是齲齒、根管治療、智齒、牙周病，炎症，都有可能蔓延至顎骨。因此服用這種藥物期間，一定要仔細確認有無必要治療牙齒。

另外，雙磷酸鹽類藥物除了骨質疏鬆症以外，也用於癌症治療，而且注射藥比起口服藥更容易引發骨骼壞死。為此，正在進行癌症治療的患者也必須多加留意。

各式各樣的疾病和牙科治療——高血壓．心臟病．腦中風．糖尿病

到了一定的高齡後，有愈來愈多人為了全身性的疾病而服藥，因此無法治療牙齒。或許有人認為牙科治療十分簡單，但由於它攸關精神方面的壓力和外科上的處理，所以特別是患有心臟血管疾病或已在服用藥物的患者，一定要在治療之前提出，才能放心地接受治療。

若患有全身性疾病如高血壓、心肌梗塞、狹心症病史、心臟瓣膜疾病、先天性心臟疾病、肝病或腎病、糖尿病等等，或本身裝有心臟起搏器、有過敏症，都務必事先知會牙醫師。為了治療的安心，也可以告訴牙醫師自身正在服用的藥物。

即便是健康的人，接受牙齒治療時也會感到有壓力，進而身體出現不適，倘若同時還有

其他身體上的疾病，更要特別小心。另外，人在空腹或疲勞時，健康容易出現警訊，因此為了安心地接受治療，建議各位一定要先做好萬全準備。

第7章

齲齒

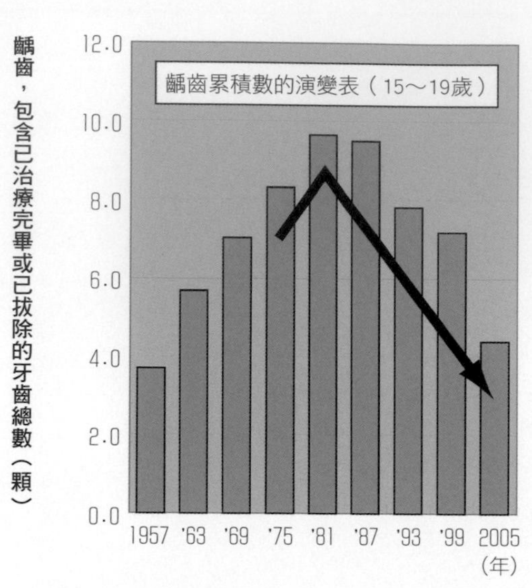

圖7-1　15～19歲期間得過齲齒的數量，1981年為最高點，之後開始急遽下降。

齲齒是什麼？

只要口腔內部感到疼痛，幾乎所有人都會直覺認定：「我蛀牙了！」。而一論及牙齒疾病，大家率先想到的也是「蛀牙」，其可說是非常普遍的病症。

根據統計，二十五歲前約有九十%，四十五歲時約有一百%的日本人有蛀牙，或有治療蛀牙的經驗。由此可知，未受到蛀牙侵蝕的人屈指可數。

近年來，全世界得到齲齒的人口比率有減少的趨勢。圖7-1是十五歲至十九歲期間曾得過齲齒的牙齒數量（包括已治療完畢或已拔除的牙齒）。透過圖表，我們可以發現一九八一年是高峰期，之後開始下降，現在已降低至五十年前的水準。

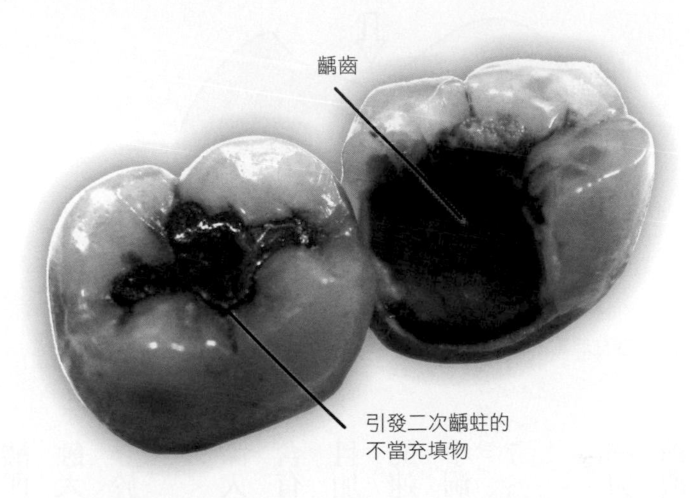

圖7-2 齲齒的破壞力不容小覷，很快就會破壞整顆牙齒。而且若是疏於清潔，還會不斷復發。

但是，這種趨勢是出現在年輕一輩身上，中年以後的齲齒數值依然偏高，蛀牙仍是導致拔牙或引起其他牙齒疾病的最主要原因之一。

形成齲齒的主要原因

齲齒是怎麼形成的？

齲齒的成因，是口腔內細菌分解了食物中所含的糖分後製造出的酸。這些酸會腐蝕牙齒，最後形成蛀牙（圖7-2）。而且細菌還會產生名為葡聚醣，如同漿糊般黏稠的物質，加上酸之後，就會殘留在牙齒表面且難以清除，然後持續侵蝕牙齒。

大家都知道牙齒非常堅硬，表面琺瑯質的硬度在自然界當中僅次於鑽石。但

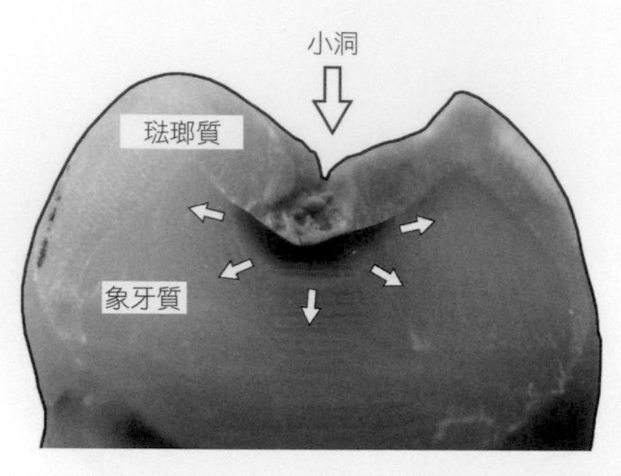

圖7-3　在琺瑯質上即便只是一個小洞，到達象牙質後就會急速擴大。

是，構成如此堅硬牙齒的鈣質卻禁不起酸的侵蝕，一遇到酸即被溶解。鈣質被酸腐蝕的現象稱為脫鈣，就像酸雨腐蝕大理石建造的帕德嫩神廟般。大約二千五百年前起就聳立於地表的壯闊建築物也不敵酸的摧殘，牙齒亦同。

若對齲齒置之不理，琺瑯質上形成的缺口終有天會深入侵蝕到象牙質。象牙質與結晶般的琺瑯質不同，富含有機成分，眾多細菌一旦在此盤踞，就會破壞有機成分且加快侵蝕的動作，轉眼間擴散開來。蛀牙侵蝕象牙質的速度遠比堅硬的琺瑯質快，因此即便一開始只是一個小洞，也會在內部迅速擴展成大洞，此為齲齒的特徵（圖7-3）。

在日本牙科界中，有張知名的圖表顯示出齲齒罹患率與砂糖消費量的關係（圖7-4）。其顯示出日本的砂糖消費量和齲齒罹患者比率的起伏變化，由此可知砂糖的消費量與罹患者比率是呈正比一同成長。一九四二年（昭和十七年）起受戰爭影響，砂糖的消費量急速減少，所以

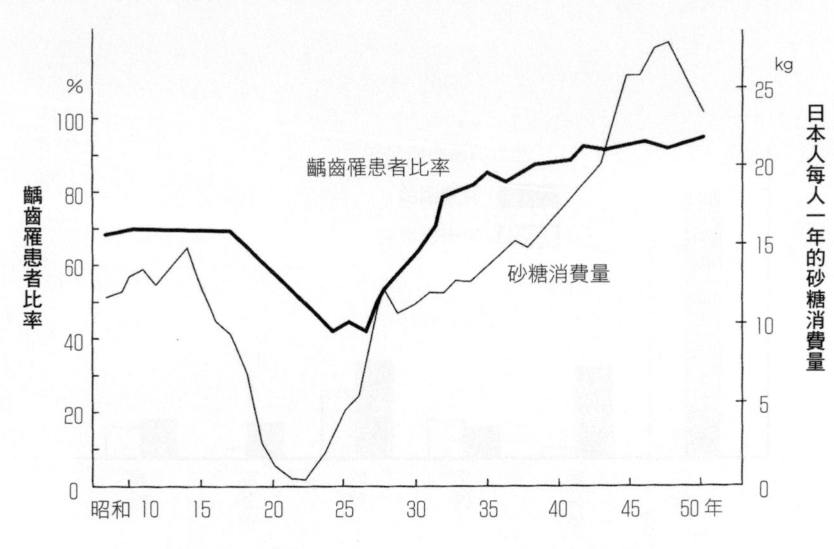

圖7-4　砂糖消費量和齲齒罹患者比率
砂糖匱乏的戰爭時期，齲齒罹患率也減少許多，兩條折線非常一致地同步下降。

這個時期的齲齒罹患率也急速降低。透過此表，也可知形成齲齒的主要原因正是砂糖。

儘管影響力各有不同，但葡萄糖、果糖（水果富含的糖分）和乳糖（牛奶等乳類含有的糖分）等砂糖以外的糖分，也是形成蛀牙的原因，務必特別留意（圖7-5）。

各種蛀牙程度的病症與治療

蛀牙的進行程度分為C_1、C_2、C_3、C_4。最近甚至還分出CO這個階段。筆者在此想仔細說明一下每個階段和其治療的方法。

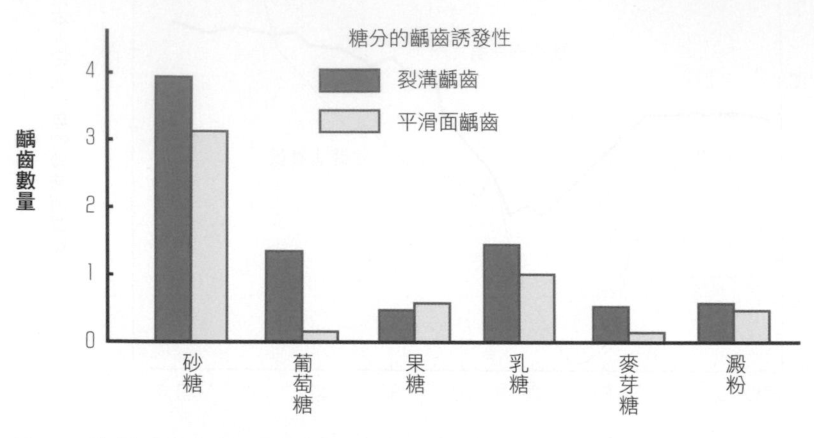

圖7-5　裂溝齲齒是發生在後牙咬合面齒溝上的蛀牙，平滑面齲齒則是發生在後牙平坦面上的蛀牙。砂糖以外的糖分也是造成蛀牙的原因。（以Guggenheim研究為藍本的修改版圖表）

CO

CO的「C」，是caries（蛀牙）的第一個字母。O並不是「零」，而是英文字母的「O」，取自於observation（觀察）此單字的第一個字母。換言之，即是「還未變成齲齒，但已出現警訊，必須特別留意的牙齒」。

那麼，所謂CO，具體而言究竟是何種狀態呢？

CO指的是牙齒表面因脫鈣而變成白濁色的現象，但尚未有向下凹陷，或蛀出缺口的情形發生（圖7-6）。如同前面所述，「脫鈣」是指牙齒表面的鈣質被酸溶解，如果牙齒表面只是變為白濁色，只要進行徹底的預防工作，

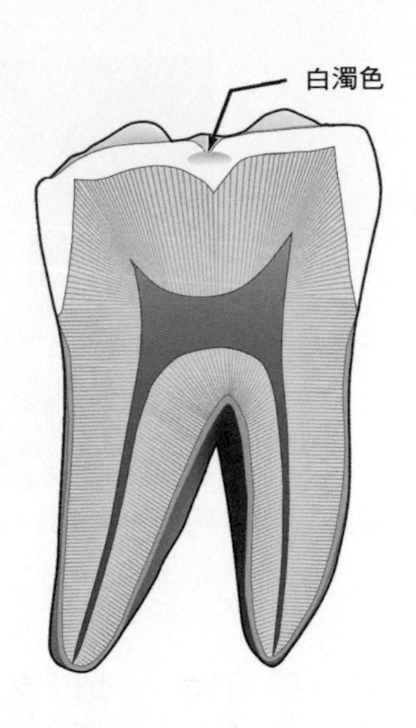

圖7-6　CO的齲齒
僅琺瑯質表面出現白濁色澤，實質上沒有任何缺損。

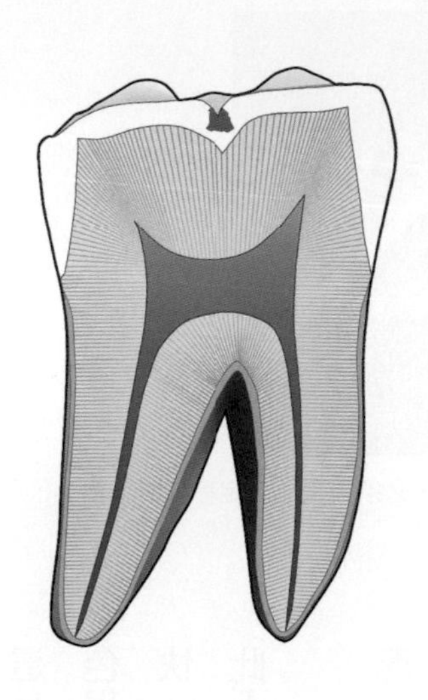

圖7-7　C_1的齲齒
蛀牙還停留在琺瑯質的階段。

就能引發脫鈣的反向作用，也就是齲齒不會再往下繼續侵蝕，牙齒會慢慢恢復健康。這種現象稱作「重新鈣化」。

由於牙齒的本質在此階段有回復的可能，因此只要沒有什麼特別的問題，CO可以不進行任何治療，僅「觀察追蹤」牙齒的情形即可。

C_1

C_1是指齲齒尚停留在堅硬琺瑯質上的階段（圖7-7）。儘管琺瑯質遭到溶解，但程度非常輕微，乍看之下表面僅呈現白濁色。C_1階段還未有任何症狀，牙齒不會感到酸澀或疼痛。

有時在C_1階段也有牙齒變黑的情

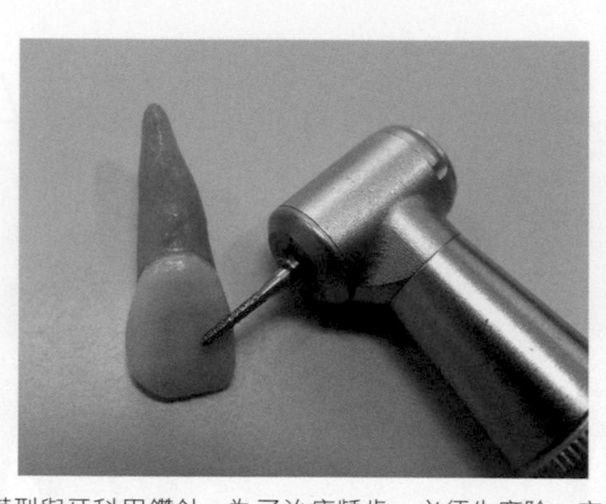

圖7-8　牙齒模型與牙科用鑽針。為了治療齲齒，必須先磨除一定程度的牙齒。

況發生。大多數患者見到牙齒變黑都會十分驚慌，但這是因為輕度齲齒的侵蝕速度較緩慢，而伴隨產生的變色現象，所以牙齒才會看起來黑黑的。反之，侵蝕速度快，變色沒多久就蔓延開來的齲齒外觀仍呈現白色，因此不能僅依色澤就判定蛀牙的程度。

齲齒範圍僅限於琺瑯質的C_1蛀牙，只要好好做清潔，生活作息正常，就不會持續擴大。因此幾乎所有C_1階段的蛀牙都不需治療，僅觀察即可。出現此階段的齲齒時，除非是位於門牙，會有美觀上的問題，或判定不久後齲齒擴大的可能性極高，否則基本上甚至不施予充填治療（請參照第148頁）。

近來即便是C_1階段，進行充填治療的患者還是增加了不少，但各位務必了解，為了補上充填物，至少要在牙齒上鑽出鑽針針頭大小的洞口（圖7-8），因此得犧牲某部分健康的牙齒。而且一旦進行充填，蛀牙復發的可能性也會提高，所以筆者建議別做非必要的充填治療。

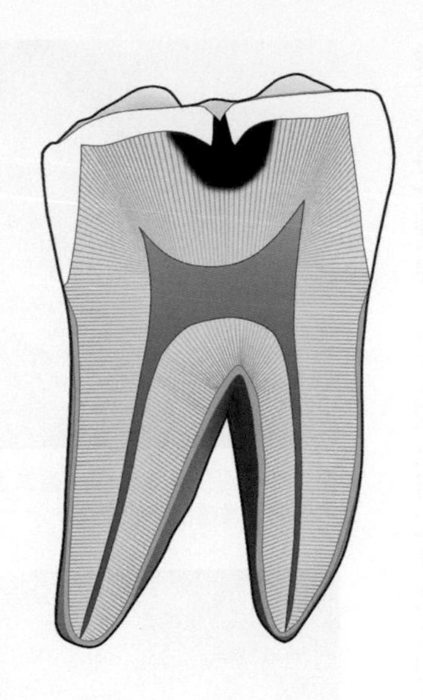

圖7-9　C_2的齲齒
蛀牙已擴展至象牙質。

C_2

蛀牙更深入，自琺瑯質擴展至象牙質的階段，就稱為C_2（圖7-9）。如果只是剛從C_1進展到C_2，還不會有疼痛的症狀產生，因此有時很難與C_1做區別。但一進展到C_2階段後，蛀牙的侵蝕速度一定會急速加快並蔓延開來，所以務必定期檢查以免毫無所覺，並在發現後加以治療。

C_2階段時，儘管琺瑯質的缺口部分不大，但蛀牙一旦入侵到柔軟的象牙質，轉眼間就會急遽侵蝕，缺口變大。齲齒外觀還呈現白色時，我們無法分辨，但若齲齒伴隨著牙齒變色的現象，就能見到琺瑯質內部隱隱透出黑色。磨除琺瑯質的部分後，大多會發現遠比外觀缺口大好幾倍的蛀牙早已在裡頭蔓延開來（圖7-10、7-11）。

進展到C_2階段的蛀牙，隨著愈來愈往深處擴大，在食用冰冷或甜的食物時，會出現牙齒酸痛的症狀。這個階段若出現此症狀，即表示蛀牙已侵蝕到靠近牙髓（神經）的地方，但治療時還是希望盡可能保留牙髓，因此會先磨除齲齒，再進行充填或覆蓋上金屬冠。

蛀牙若是繼續惡化，接下來不僅冰冷的食物，食用熱食牙齒也會酸痛。到了這個階段，若不施以特殊的防護治療，就很難再保護牙髓，而且會提高日後「拔髓」（抽取牙齒神經的

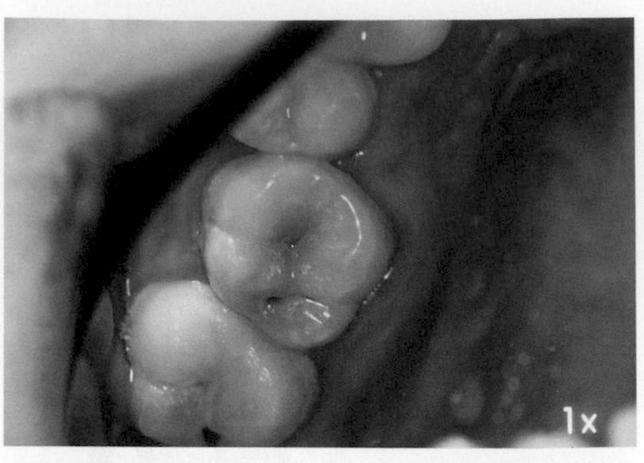

圖7-10　可以在咬合面的齒溝上發現輕微的蛀牙。蛀牙附近的牙齒透出些微黑色。

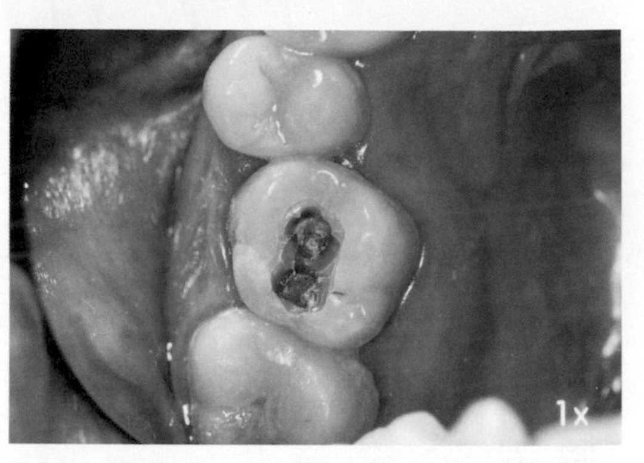

圖7-11　察看內部，發現裡頭蛀牙的大洞遠比外表缺口還要大。

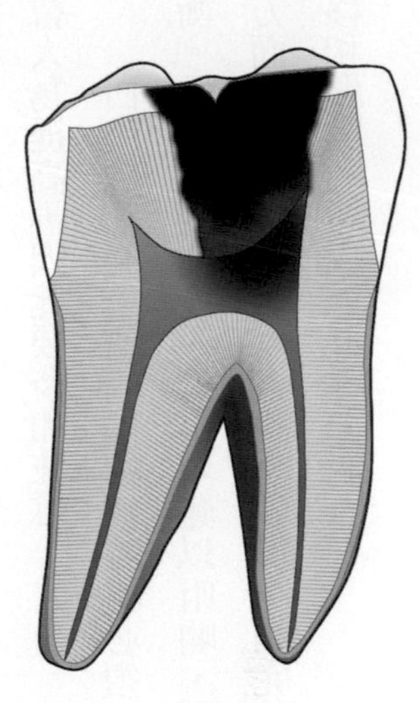

圖7-12　C_3的齲齒
蛀牙已達到神經，引發牙髓炎。

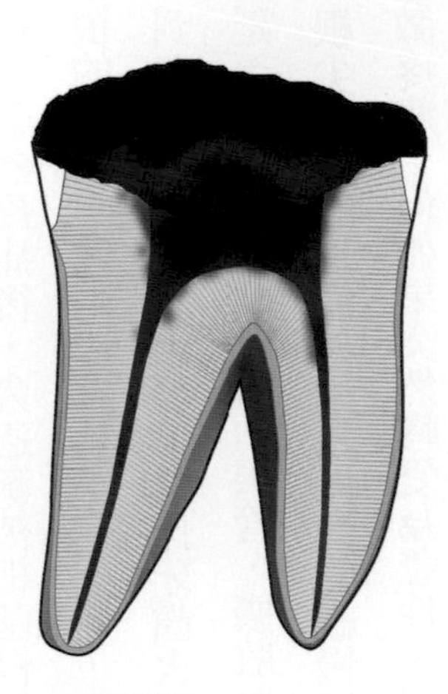

圖7-13　C_4的齲齒
牙冠部分已消失，只殘留牙根。

治療）的可能性（關於拔髓，請參照第172頁「牙髓炎的治療」）。

C_3

C_2的蛀牙繼續惡化後，會入侵至牙髓。這樣一來，牙髓就會引發細菌感染，導致發炎牙齒開始泛疼（圖7-12）。剛開始只是輕微疼痛，後來會逐漸變為陣陣抽痛的劇痛。這樣的狀態就是C_3。到了這個階段，必須進行根管治療（牙齒神經的治療）。詳細情形請參照根管治療的章節（第10章）。

C_4

C_3的狀態放任不管的話，基本上

牙髓經過劇烈疼痛後，會逐漸被細菌侵蝕而死亡。同時牙冠的齒質也會完全崩毀，形成只殘留牙根的狀態，此階段就稱為C_4（圖7-13）。

到了這個階段，由於可稱作牙齒火災警報器的牙髓已死，因此牙齒再也不會感到酸痛。但蔓延至牙髓的細菌會藉由根管，擴散至顎骨內部，慢慢地在牙根尖端生成病灶。

根尖部位的炎症如果是慢性的緩慢進行，就幾乎不會有疼痛的症狀發生，即便有，也只是輕微疼痛。但如果突然轉變為急性，就會伴隨劇痛，牙齦流膿，下顎與臉頰腫起。

在C_4的狀態下，不僅牙冠的蛀牙，細菌也會在根管內繁殖，因此治療方法多為完全除去齲齒，並施以根管治療。倘若齲齒的侵蝕情形過於嚴重，根尖病灶相當大，拔牙的可能性也會大為提高，因此要多加注意。

口腔內部裝上新的補綴物時，必須進行精細的咬合調整，才能讓下顎整體的咬合保持平衡。裝上補綴物後，若出現難以咀嚼、頭痛、肩膀痠痛或頸部痠痛的不適症狀，應該是咬合方面有問題。倘若咬合調整做得不夠完善，也有可能在日後出現牙周病、牙根斷裂、下顎偏移和顳顎關節症候群等毛病。

第 8 章

齲齒的治療

磨除腐蝕的牙質——去除軟化象牙質

基本上，治療齲齒的第一個步驟，就是完全磨除受到細菌侵蝕，因而變得柔軟脆弱的齒質（軟化象牙質）。

有時患者會再三懇求「請不要磨掉太多牙齒」，但所謂的治療是要在牙齒上補上充填物或覆蓋物，因此不徹底清除遭細菌侵蝕的蛀牙，就跟沒有完全切除病灶即結束外科手術一樣，萬萬不可。

最近隨著牙科材料的進步，將牙齒磨除量壓至最低的微創（minimal intervention）的推崇聲浪水漲船高，但處理軟化象牙質時仍不能輕忽，還是得小心注意才行。

充填治療

縱然清除了蛀牙，但仍有一定程度健康且堅硬的牙齒還殘留在蛀洞周圍時，就會補上銀汞合金（俗稱「銀粉」）和樹脂等牙科材料以進行治療，這就稱作「補綴充填」。

充填的治療方法是用於蛀牙的侵蝕還算輕度的場合，但牙齒的缺損若太大，或處在咬合力集中的地方，就不適合用這個方法。

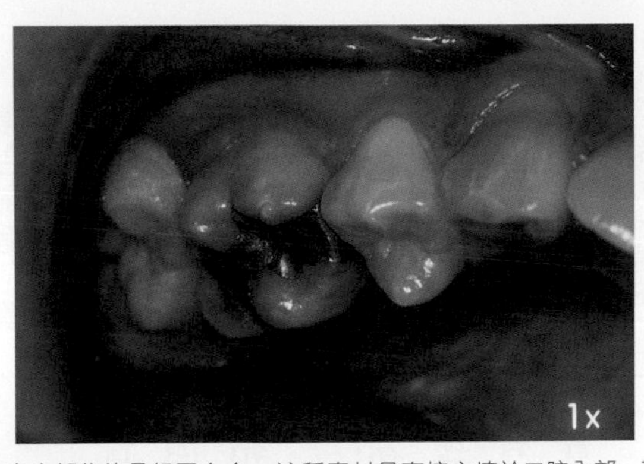

圖8-1　充填於牙齒中央部位的是銀汞合金。這種素材是直接充填於口腔內部，難以與複雜的窩洞形狀完全吻合，時間經過愈久，愈容易變質。

銀汞合金充填

銀汞合金是混合了水銀、銀和錫等粉末之後製成的合金。優點是價格低廉，又能直接充填於牙齒上，不需花費太多時間，因此在以往是牙醫師經常使用的材料。

但是，由於此治療方法是直接將充填物補於牙齒上進行治療，難以完全封閉偌大的蛀牙和複雜的窩洞（磨除蛀牙後的凹洞），也無法正確地重現咬合面（圖8-1）。而且隨著充填時間愈久，銀汞合金也愈容易變質，導致充填物與牙齒之間出現縫隙，結果蛀牙再度復發。

另外，銀汞合金也有容易引起過敏反應的缺點，因此最近的使用頻率降低了許多。再加上現今不再生產牙科用的銀汞合金，採用此方式進行充填治療的患者也愈來愈少。但以往至今有相當多人曾經接受銀汞合金的充填治療，因此有必要多加注意管理或重新治療。

另外，一旦出現銀汞合金的過敏反應，就必須取出所有的銀汞合金。

複合樹脂充填

樹脂是指類似塑膠的合成樹脂。由於樹脂的強度不夠，容易磨耗，因此作為牙科用充填物時，會混合玻璃粉以增加強度，這就稱為複合樹脂。

複合樹脂一開始如同黏土般柔軟，但照到紫外線等光線後，就會逐漸硬化，是非常方便使用的材料之一。

複合樹脂配合牙齒的色調備有各種顏色（圖8-2），經常用於門牙的齲齒治療（圖8-3、8-4）。而且治療時也只要一次就能充填完畢，對於牙醫師和患者都非常方便。但是，正因為方便，常見到有人連後牙的咬合部位也使用複合樹脂充填，無論強度提升多少，複合樹脂在長期咀嚼下都會產生嚴重磨耗，導致咬合失衡，所以複合樹脂的充填治療不適用於咬合部分（圖8-5）。

嵌體治療

當齲齒蛀出的缺口過於複雜，無法在口中直接進行充填治療時，就會取齒型製作模型，再將依模型製作的修復物裝至牙齒上。當蛀牙缺損較小，健康牙齒還殘留不少時，會如圖8-6般進行嵌體治療。

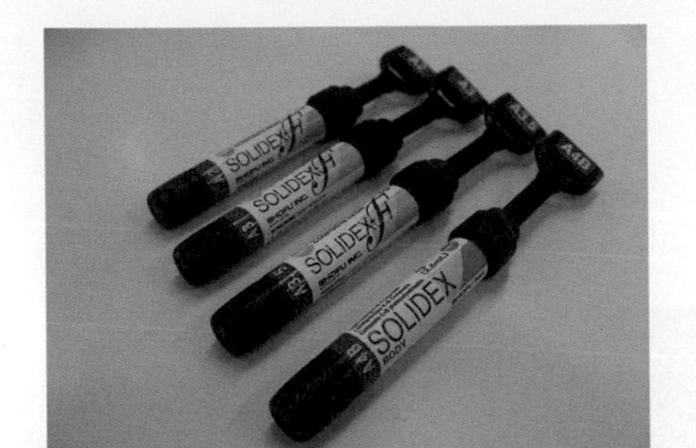

圖8-2　複合樹脂配合牙齒的色澤，製作了多款顏色。

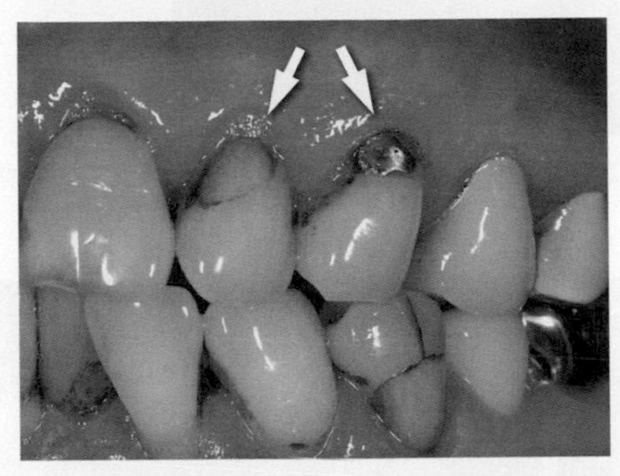

圖8-3　牙根部位的齲齒。以複合樹脂進行治療（箭頭所示）。

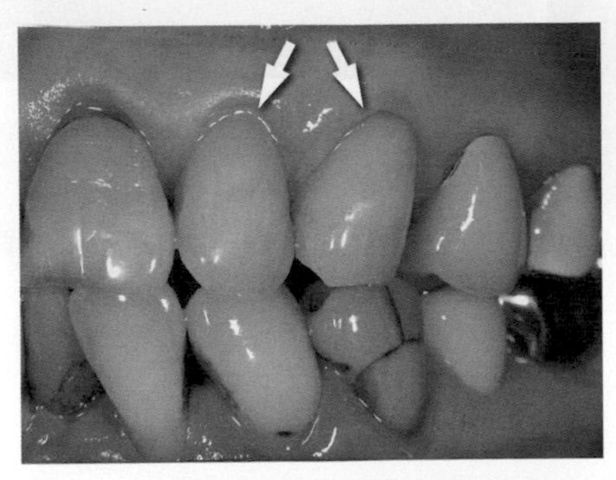

圖8-4　充填複合樹脂後的模樣（箭頭所示）。

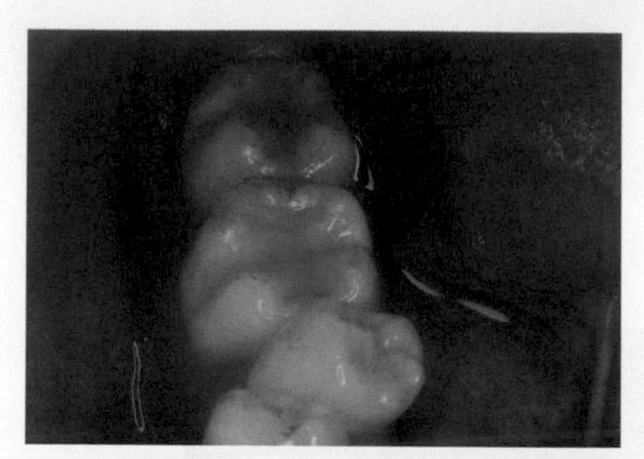

圖8-5　充填於臼齒咬合面的複合樹脂。樹脂遭到磨耗，僅能用牙齒周圍的地方進行咀嚼。

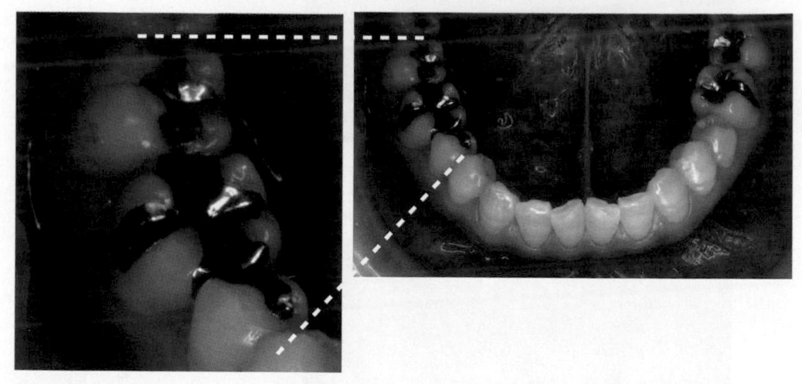

圖8-6　嵌體治療病例。用於治療難以充填，形狀複雜的齲齒。照片中是金屬做成的金屬嵌體。

嵌體治療的順序，首先是完全磨除蛀牙。然後計算殘餘牙齒的硬度、修復材料的強度，以及確認嵌體是否會容易脫落，之後才製作出窩洞。接著取窩洞的齒型製作石膏模型，日後以黏結劑將依模型做好的嵌體裝入窩洞。

嵌體的材料有金屬、陶瓷和複合陶瓷樹脂等，各自又稱為金屬嵌體、陶瓷嵌體、陶瓷複合樹脂嵌體等（圖8-7）。

牙冠治療

當牙齒被破壞得過於嚴重，無法以嵌體的局部修復方式治療時，便會以覆住整顆牙齒的形式進行修補。由於是在蛀牙的牙齒上覆蓋如同「頭冠」的修復物，因此被稱為「牙冠」（圖8-8）。

牙齒具有上下咬合、粉碎食物的咀嚼功能，聽說這時施加在牙齒上的力量與體重幾乎相當。牙齒的破壞力如此巨大，若勉強施行嵌體治療，修復物有可能掉落或損壞，有時甚至造成原本牙齒的斷裂或折損。一旦修復物掉落或損壞，就必須再次進行治療，若置之不理，則會導致齲齒和咬合崩壞。即使牙齒斷裂，如果只是牙冠缺了一小角倒無妨，但如果是如同竹子般從中斷折的話，就不得不拔牙了。

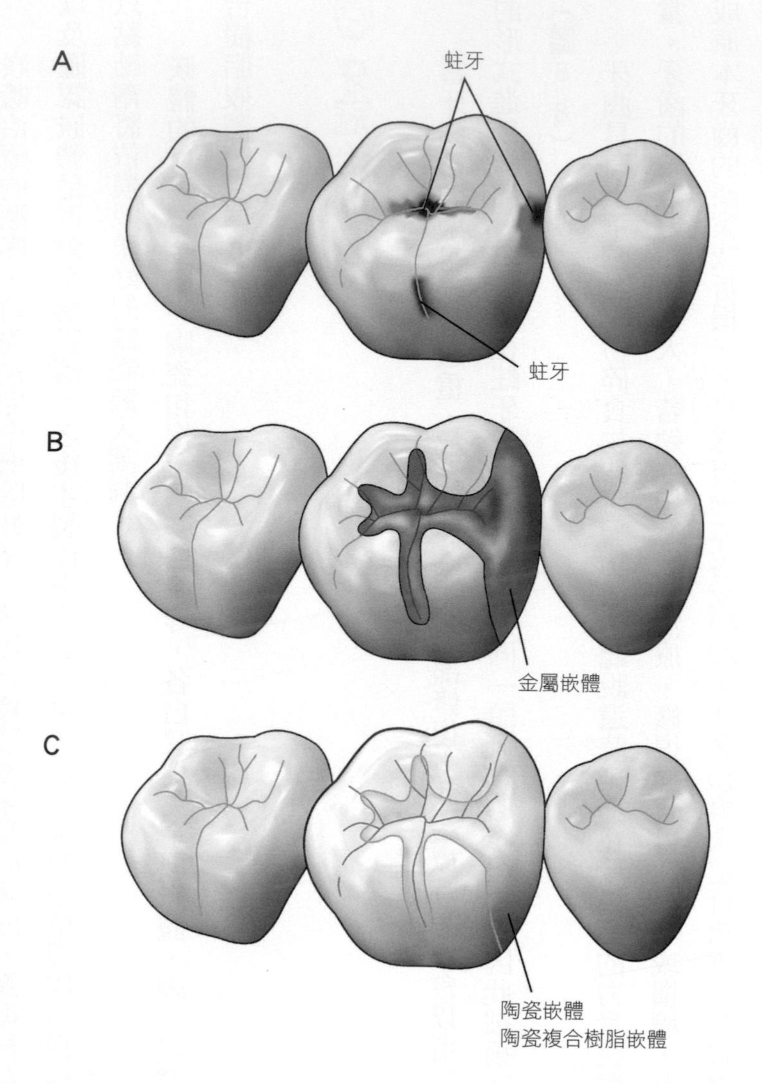

圖8-7　嵌體治療
A：臼齒咬合面的齒溝，與旁邊牙齒的鄰接面，是容易出現蛀牙的區塊。
B：基本上，臼齒部分的蛀牙都是施以嵌體治療。以樹脂充填的話，會有硬度方面的問題。圖中是金屬製的金屬嵌體。
C：如果因為美觀無法接受金屬嵌體，其他還有陶瓷和陶瓷複合樹脂的嵌體。

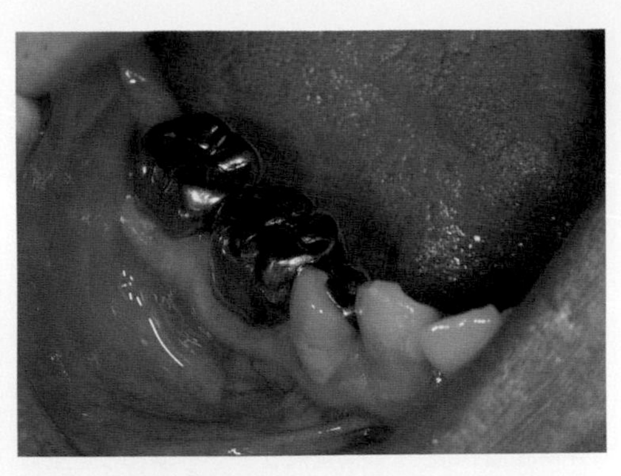

圖8-8　牙冠治療
上方圖片中是以金屬製成的金屬冠。

先前在軟化象牙質的項目就已敘述過，患者通常都會要求醫師盡量不要磨除太多牙齒，因此有時為了說服患者真是傷透腦筋。身為牙醫師，當然也不想磨除過多的牙齒，但如果治療時不考慮牙齒強度，就像耐震強度不足的公寓般，一旦出事，即有危及性命之憂。因此蛀牙範圍極大時，無論如何都必須進行牙冠治療。

牙冠的材料包含金屬、陶瓷，另外也有為了活用每一項材料的優點，而加以組合製成的陶瓷融合金屬冠和硬質樹脂鑲面鑄造冠等。最近還出現了以高科技製成、兼具美觀和充足硬度的全瓷冠。各種牙冠的特徵與優缺點會在圖8-9中為各位介紹。

圖8-10則是牙冠治療的流程。先磨除蛀牙，然後切削成適當的形狀，取出齒型以便製作模型。之後再將依石膏模型做成的牙冠放入口中試戴，最後，利用黏結劑使其與牙齒結合。

	美觀性	後牙的咬合	價格	特徵
全瓷冠	◎ 因為不使用金屬，牙冠較易呈現出美麗又具透明感的色澤。美觀性極佳。	△ 由於陶材過硬，咬合方面會有問題。用於大臼齒時需謹慎注意。	△ 由於是使用最新技術的高科技牙冠，價格最為昂貴。	與其他牙冠不同，因未使用金屬，不僅美觀，也不需擔心出現過敏反應。
陶瓷融合金屬冠	○ 身為皓齒代表，長年為人所用的牙冠。因內部為金屬，透明感和色澤的重現度都亞於全瓷冠。	△ 同全瓷冠。	△ 價格較全瓷冠低，但比硬質樹脂鑲面鑄造冠和金屬冠高。	為了門牙的美觀，補綴時建議至少選用此種牙冠。乍看之下潔白無比，但內部鑲有金屬以增加強度。
硬質樹脂鑲面鑄造冠	△ 咬合部位考慮到強度，無法做成白色。樹脂的透明度又遜於陶材，美觀度劣於上列兩種牙冠。	○ 與陶材相比，金屬是較適於咬合的材料。金的含量愈多，與生體的密合性愈好。	○ 根據金屬部位的等級，價格會有所不同。在日本，前牙部分有些也可使用健康保險給付。	此種牙冠較不美觀，但因可以選擇適於咬合的金屬，因此少有咬合方面的問題。
金屬冠	× 由於整體皆以金屬製成，外觀並不漂亮。	○ 同硬質樹脂鑲面鑄造冠。	○ 根據金屬的等級價格會有所變動。在日本，低等級的賤金屬牙冠可使用健康保險給付。	僅以金屬製成，構造簡單又穩固。依據選用的金屬不同，性能也會大為改變，因此要慎選等級。

註：價格方面是參照日本市面上的大致定價。自費的牙冠價格則是各家醫院和診所自行設定，另外，由於日本健康保險給付制度與台灣不同，因此上述內容僅供參考，台灣健康保險之使用條例請參考中華民國健康保險條例。

圖8-9　各種牙冠的特徵

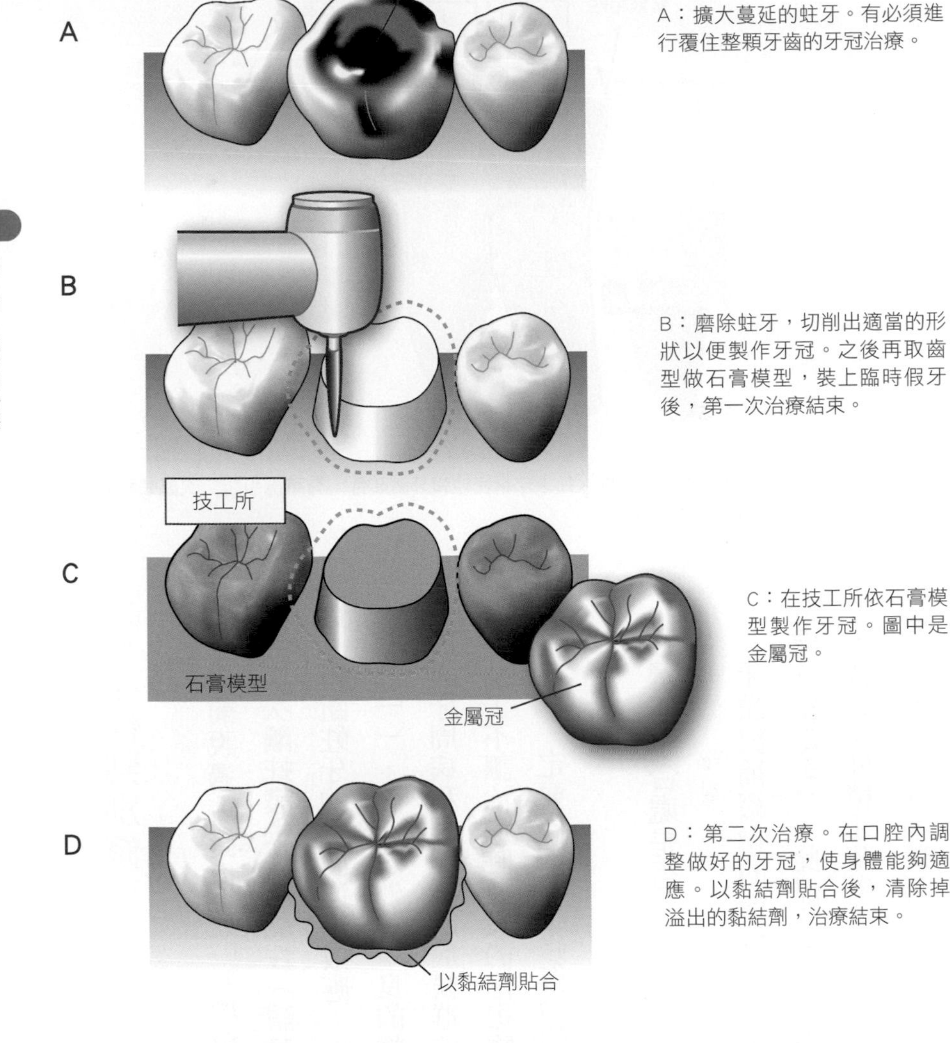

圖8-10　牙冠治療的流程

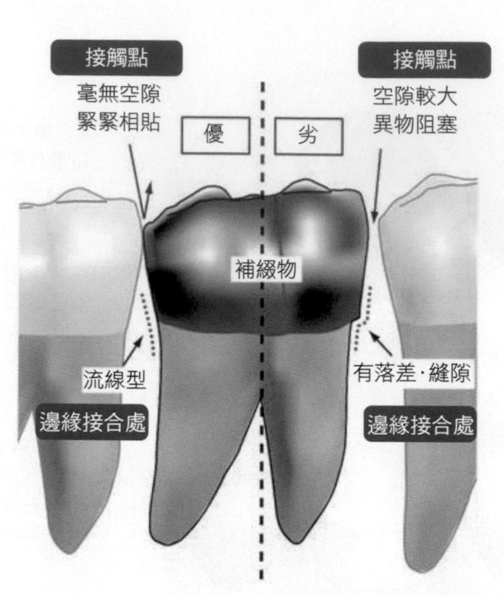

圖8-11　修復物的接觸點和邊緣接合處。如果未精密地與牙齒貼合，有可能引起二次齲蛀和牙周病。

如何判別修復物的優劣

先前說過，修復物的好壞會大大影響到二次齲蛀發生的可能性（請參照第111頁「斬斷蛀牙的負面連鎖效應——防止二次齲蛀」），除此之外，不良的修復物也是形成牙周病和顳顎關節症候群的原因之一。為了不讓治療時裝設的修復物招來新的疾病，一定要仔細確認修復物的情況。

邊緣接合處是否契合？

牙齒與補綴物的銜接處稱為邊緣接合處（margin），此部分若出現空隙或落差，就容易堆積牙菌斑（齒垢）。有時無論怎麼刷牙，牙菌斑仍會殘留，如此一來當然會出現齲齒和牙周病（圖8-11）。

與鄰齒接觸良好嗎？

補綴物與相鄰牙齒的接觸部位稱為接觸點。這個接觸點若未緊緊相貼（空隙較大），就容易阻塞食物，形成齲齒和牙周病。

食物阻塞於牙齒與牙齒之間的現象稱作食物嵌塞（food impaction），經常出現食物嵌塞的話，就要特別留意了。倘若牙齒與牙齒之間常常卡著食物，那個地方的齒槽骨便會吸收，導致牙周病產生（請參照第248頁「食物嵌塞」的項目和圖15-16、15-17）。

咬合是否協調？

裝上新的補綴物時，必須進行精細的咬合調整，讓整個顎骨的咬合能夠協調。裝設補綴物後，若出現難以咀嚼、頭痛、肩膀痠痛或頸部痠痛等不適症狀，便是咬合有問題。除此之外，咬合調整得不夠完善時，也會引發牙周病、牙根斷裂、顳顎關節症候群等症狀。

第 9 章

牙髓炎和根管感染

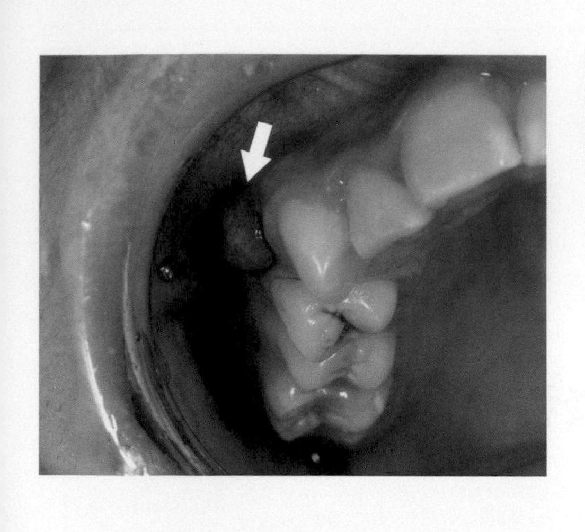

圖9-1　由於神經腐敗，自牙根處產生的膿貫通骨頭，堆積在牙齦下方，導致牙齦腫起（箭頭所示）。這種情況必須進行根管治療。

牙科治療的幕後主角——根管治療

許多牙科治療項目在一般民眾之間的知名度正逐漸攀升，諸如齲齒、牙周病、矯正、人工植牙和美白牙科，但論及「根管治療」的名稱和重要性，大多數人似乎不常耳聞，也尚未了解其重要性。牙髓（神經）的治療稱為「根管治療」，這項重要的手術在牙科治療中是基本中的基本，甚至可以說是「主角」的重要處置。

蛀牙到達牙髓後，會藉由劇烈的疼痛告訴你現在發生了「緊急事態」。但是神經組織一旦壞死，大多時候的疼痛等症狀也會消退，牙齒不再出現警訊。因此人們常常就此撇下不管，任由神經腐敗，或不理會尚未治療完全的問題點。持續忽視的話，終有一天膿會堆積在骨頭當中，情況嚴重時，牙齦會腫起，最後不得不拔牙（圖9-1）。

由於根管治療是治療肉眼無法直接看見的地方，因此非常需要精準又高超的技術。但另一方面，卻又存在著許多問題點，例如很難獲得患者的肯定，在日本經濟方面的評價也不高。不過，正因為如此，根管治療是一項能夠反映出牙醫師技術與醫德的治療。

需要根管治療的病例大致分為兩種，一種是牙齒神經受傷（牙髓炎），另一種是根管內部遭受細菌感染（根管感染）。

牙髓炎

蛀牙一旦擴大，首先碰到水這類冰涼的東西時，牙齒會感到刺痛。若不治療並放置不管，漸漸地，食用溫熱類的食物也會覺得疼痛。當蛀牙不斷侵蝕，牙髓便會發炎出現疼痛症狀，這就是所謂的牙髓炎（圖9-2）。

牙髓是由血管、神經和其他各式各樣的細胞構成，但由於疼痛的程度相當劇烈，因此從以前到現在一般都總括稱其為「神經」。牙髓周圍由琺瑯質和象牙質等硬組織所包圍，僅透過位於牙根尖端，名為根尖孔的小洞與外界連結。因此牙髓十分脆弱又缺乏再生能力，這可說是牙髓的最大特色。

牙髓炎症狀尚輕時，可透過適當的治療鎮住發炎情形。但蛀牙若不斷侵蝕，引發牙髓細

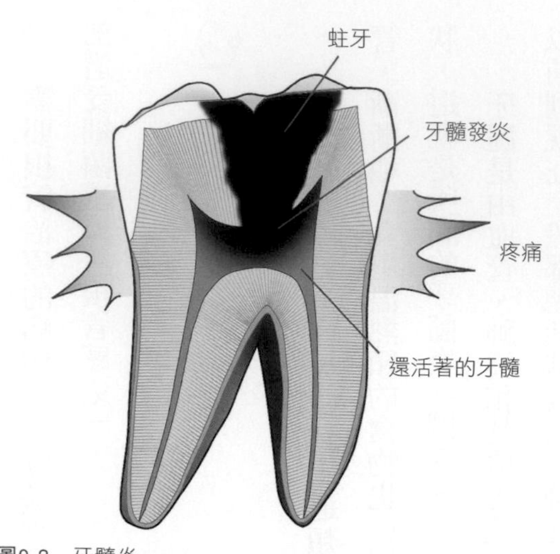

圖9-2　牙髓炎
蛀牙到達神經後引起發炎。這時神經還活著，並伴隨劇烈疼痛。

菌感染，炎症擴大，牙髓就再也無法回復，終有一天會壞死。炎症擴大時，會伴隨劇烈的疼痛，有時嚴重至陣陣抽痛。到了這個階段，即便是討厭看醫生的人也會無法忍耐，趕緊直奔牙醫診所。

牙根好痛！好大的腫包！——根尖牙周炎

牙髓炎持續惡化後，終有一天牙髓會壞死，根管因細菌的破壞而腐敗。

諷刺的是，牙齒在牙髓還活著的時候，會讓人痛得死去活來，但因細菌的侵蝕而完全壞死後，痛苦也如同假象般消失得無影無蹤。

痛覺是保護身體的重大防禦系統之一。若將蛀牙比喻為火災，牙髓的疼痛就相當於火災警報器。火勢一旦蔓延燒毀了警報器，警笛般的吵雜警鈴聲也會戛然而止。問題在於，儘管警報器不再鳴響，亦即沒有了痛覺，並不代表火災已經平息。細菌仍然一點一點地在根管當中擴散開來。

細菌將牙髓破壞殆盡後，會在根管內蔓延擴散，占據每個角落，並透過位於牙根尖端的根尖孔小洞流向體內。牙根外有血管，當中存在著掌管身體免疫機能的白血球，細菌與白血球會在此展開激烈的攻防大戰（圖9-3）。

我們的人體擁有所謂的免疫力，只要身體健康，僅靠吃藥或休養生息，就能驅逐體內的一般細菌，保持身體強健。掌管這個免疫機能的正是白血球。白血球會隨血液的流動在身體中循環，朝受傷或引發感染的地方進攻，向身為外敵的細菌展開總攻擊。以遊戲來想像那幅畫面的話，就像是小精靈（Pac Man）大口大口吃下敵人一樣。

但乘著血液流動的白血球，只能遲緩地在細胞之間移動，卻無法進入壞死後血液停止流動的根管內部。因此若不經由人工處理，無法以自然痊癒的形式將盤據於牙根當中的細菌驅逐。只有少數細菌偶爾會像游擊隊般跑至根尖孔外，這時在外等候的白血球就會將其捉住並消滅。這樣的小型武力衝突永遠不會止息。倘若身體狀況良好，白血球處於完全優勢的狀態，在牙齒根尖部位發生的免疫武力衝突就不會帶來疼痛或紅腫，但在檯面下靜靜展開的這場戰爭，會永遠無止境地持續。

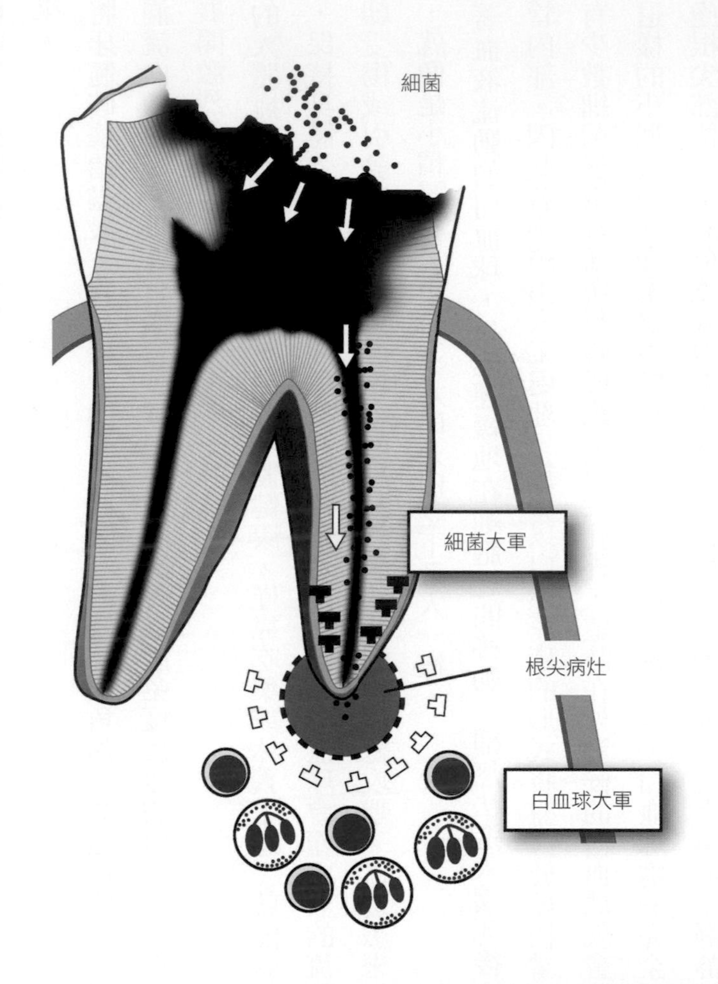

圖9-3　細菌在受到感染的根管中大量繁殖，由牙根尖擴散至顎骨內部，不斷與前來迎擊的免疫細胞展開大戰，並形成病灶。

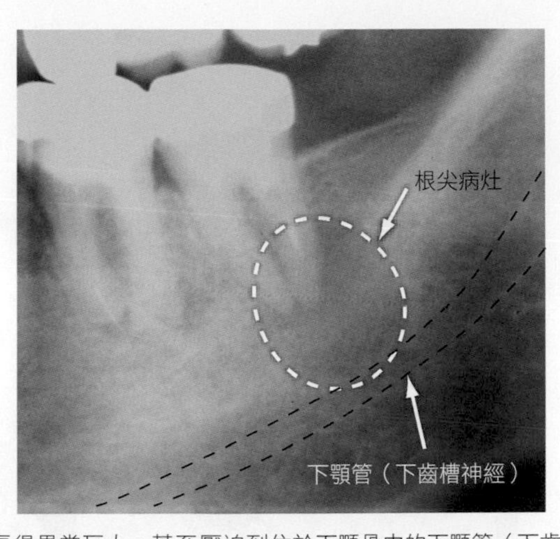

圖9-4　根尖病灶成長得異常巨大，甚至壓迫到位於下顎骨中的下顎管（下齒槽神經）。但患者絲毫沒有疼痛等自覺症狀，這個病灶也是在治療其他牙齒時，拍攝X光片後才偶然發現。

此種沒有疼痛或紅腫等自覺症狀，只是安靜又緩慢進行的發炎，就稱作「慢性炎症」。慢性炎症會在我們毫無所覺的情形下，於體內形成膿或病灶，長期下來逐漸破壞組織。

長達十年、二十年的戰爭

圖9-3的狀態是因蛀牙而空了一個大洞，這種情況即使經過治療，將牙冠部分完整包覆住，但只要腐壞的組織還殘留在根管內部，仍會在根尖形成相同的病灶。想必也有人在看牙醫照了X光片後，才在醫師診斷中得知自己完全未留意的地方已出現了病灶，而這一切都是源自於盤據在根管內部的細菌。

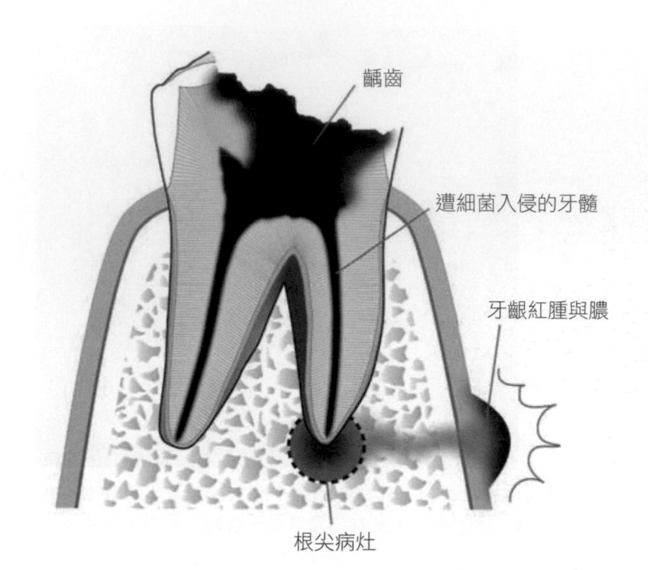

圖9-5　急性炎症爆發後，會出現劇烈疼痛和牙齦紅腫等症狀。堆積於根尖部的膿會逐漸自牙齦中溢出。

由於慢性炎症是在我們毫無自覺的情況下悄悄進行，因此位於根尖部的細菌和免疫細胞互相對抗長達五年、十年，甚至二十年也不稀奇。而且，持續擴散的根尖病灶有時還會大到彷彿能覆蓋住整顆牙齒（圖9-4）。

另外，慢性炎症也會因為身體狀況和施加於牙齒上的各種刺激，忽然轉為急性（急性炎症）。這時，病灶所在的位置會感到劇烈疼痛，並出現紅腫化膿等不適症狀（圖9-5）。肯定有很多人在這個時候急忙趕至牙科診所。藉由清除化膿、注射抗生物質和止痛劑等適當的緊急處置以及調養身體後，雖然能改善不適的症狀，但只要不進行根管治療（牙神經的治療），最後終究還是會回復到剛開始慢性炎症的狀態，並沒有驅除裡頭的細菌，這點請謹記在心。

會引發急性炎症的身體不適，是指感冒、睡眠不足、過度疲勞或精神壓力過大等，導致體力不足。另外，糖尿病等疾病惡化也包括在內。而因為季節交替或梅雨季節生病，引發急性炎症前來看診的患者也不少。

圖9-6中，盤據於牙齒裡的細菌導致牙根處堆積著膿，根尖病灶在X光片中顯示為黑色。圖9-7是外觀相對部位的牙齦。可以看到黏膜紅腫流膿。這就稱為瘻管（fistula）。圖9-8是已經結束根管治療的模樣，直至根尖都已確實充填完畢。很快地瘻管就不會再排出膿，牙齦也會恢復到正常的狀態（圖9-9）。

至此已經說明過慢性、急性炎症和細菌引起的牙根疾病，尤其是根尖病灶，而這些症狀皆統稱為「根尖牙周炎」。

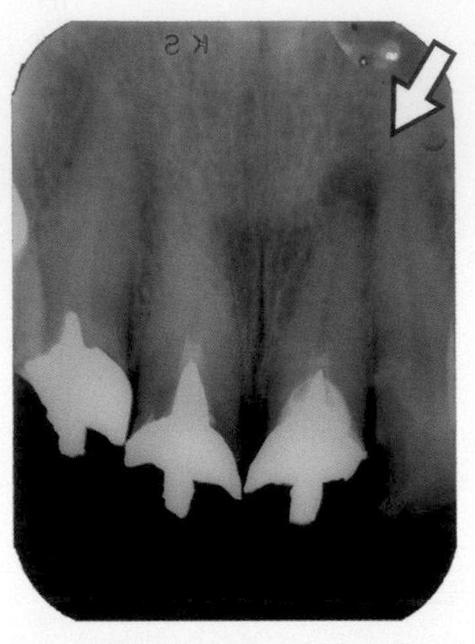

圖9-6　箭頭所示部分為根尖病灶。膿不斷累積，骨頭遭到腐蝕，在X光片中呈現黑色。

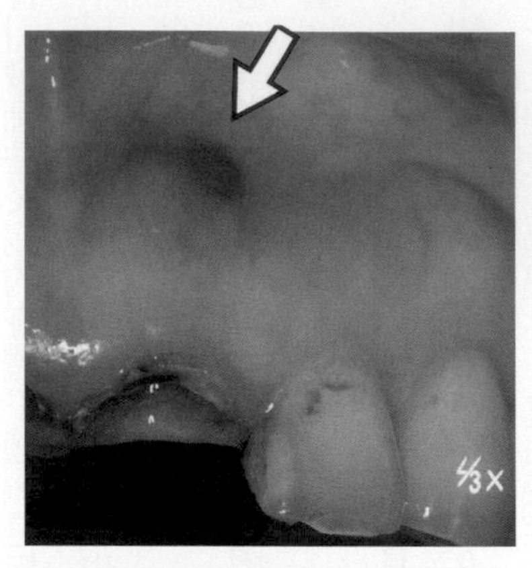

圖9-7　牙根部分的牙齦紅腫流膿。這就稱為瘻管（箭頭所示）。

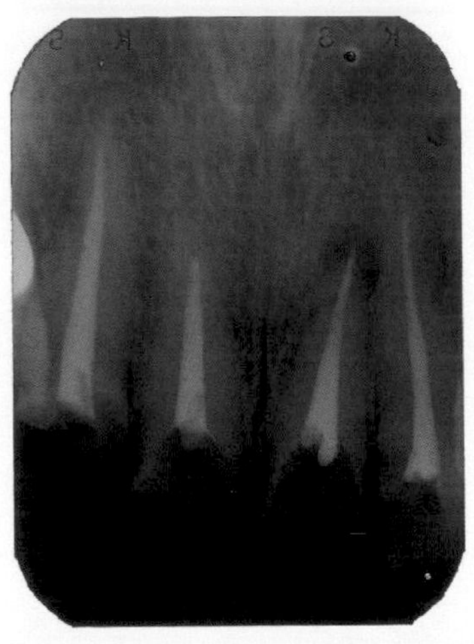

圖9-8　已用根管充填材確實地密封起根管至根尖。

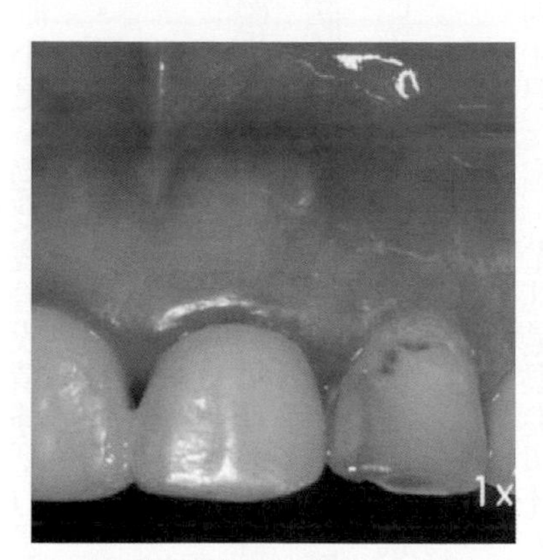

圖9-9　膿不再排出，黏膜也恢復至原本正常的狀態。

第10章

根管治療
——牙神經的治療

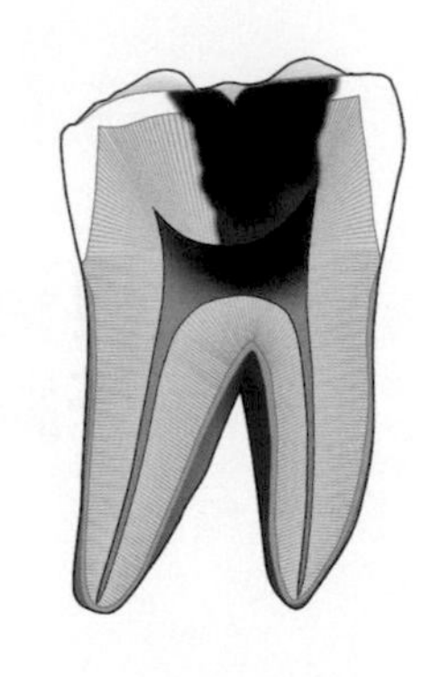

圖10-1　雖得到牙髓炎，但牙齒的神經還活著，因此要麻醉後進行治療。

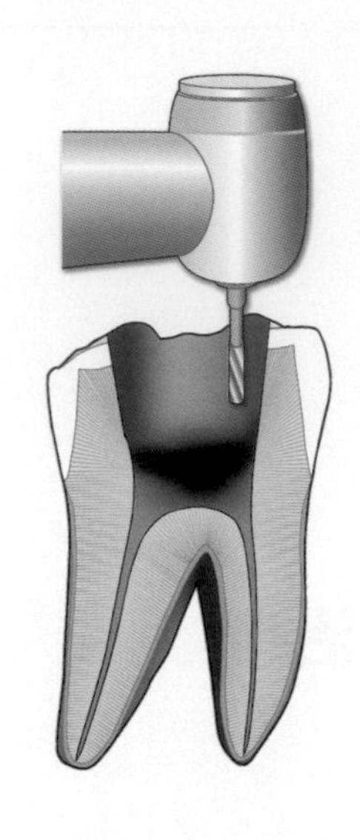

圖10-2　去除遭到細菌侵蝕而變得脆弱不堪的蛀牙部分，同時露出底下的牙髓，以便進行根管治療。

牙髓炎的治療

牙髓炎處在輕度階段時，會進行牙髓的鎮靜治療，而不是根管治療（牙神經的治療）。牙髓回復後，喝水就會刺痛的症狀也會改善。之後再施以一般常見的齲齒治療。

牙髓炎不斷惡化後，疼痛會逐漸加劇，蛀牙的細菌一旦波及至牙髓，就得進行去除牙髓組織，也就是「抽取神經」的手術。這稱作「拔髓」，是根管治療當中的一項治療方法。

以下介紹一般的治療流程。

①施以局部麻醉以防止疼痛(圖10-1)。

②徹底去除蛀牙的區塊，並削除牙髓上方的部分牙齒，以露出牙髓（圖

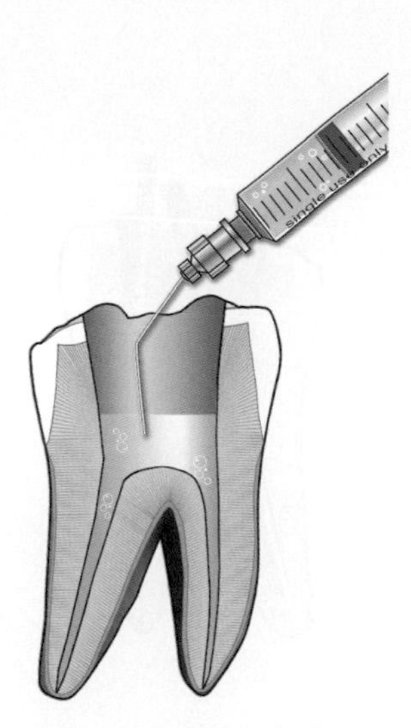

圖10-4　用超音波和藥劑進行洗淨，以免根管內部留下任何髒污。

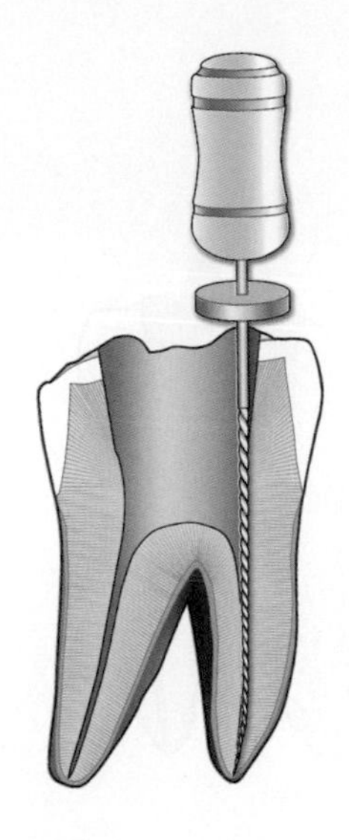
圖10-3　利用名為根管挫針的器具完全清除牙髓，再將根管擴清為漂亮的漏斗狀。

10-2）。

③取出牙髓組織。

④利用器具和X光測量骨頭中牙根的長度，以徹底清除直至牙根尖端的組織。

⑤配合測量完畢的牙根長度，利用名為根管挫針的器具徹底清除根管中的牙髓組織。即便僅有部分牙髓殘留，也會成為腐敗細菌的溫床。接著再將原本彎彎曲曲、形狀複雜的根管擴清成漂亮的漏斗狀，以便進行下個步驟。此動作稱為根管清創擴大，在根管治療當中是最重要的一項作業（圖10-3）。

⑥洗淨根管內部。根管清創擴大結束後，運用超音波、水和藥劑等器具洗

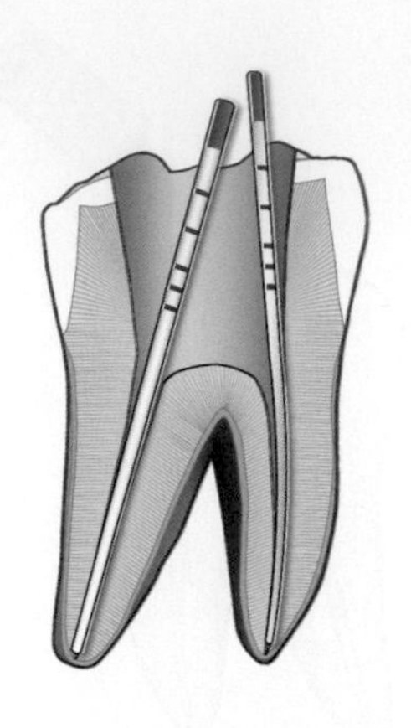

圖10-5　在進行下個步驟之前，必須讓根管內部呈現徹底乾燥的狀態。運用紙做成的紙針吸取纖細根管中的水分。

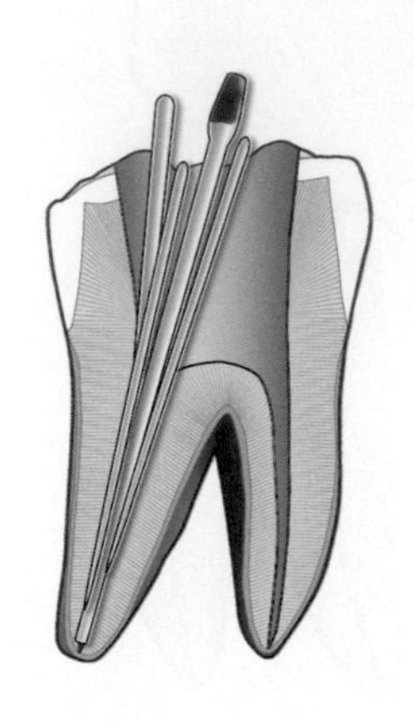

圖10-6　根管治療的最後一個步驟：根管充填。根管充填的方法很多，圖中是馬來膠根管充填法。

淨根管，別讓纖細的根管內部留有任何髒污。一旦污垢殘留，就無法順利進行下個步驟，而且也會成為導致長期預後不良的主要原因（圖10-4）。

⑦使根管內部保持乾燥。根管徹底洗淨後，要讓內部保持乾燥，不僅洗淨液，也要確保根尖孔的滲出液和血液未弄濕根管。首先，用無水酒精吸收掉根管內的水分，再用名為紙針的特殊吸水器材吸起無水酒精，讓內部保持在乾燥狀態。在這個階段，倘若紙針前端殘留血液和滲出液，以致無法保持乾燥，就不能進行下一個步驟（圖10-5）。

⑧用名為馬來膠（Gutta Percha）的材料，密封已去除牙髓，徹底清理乾淨

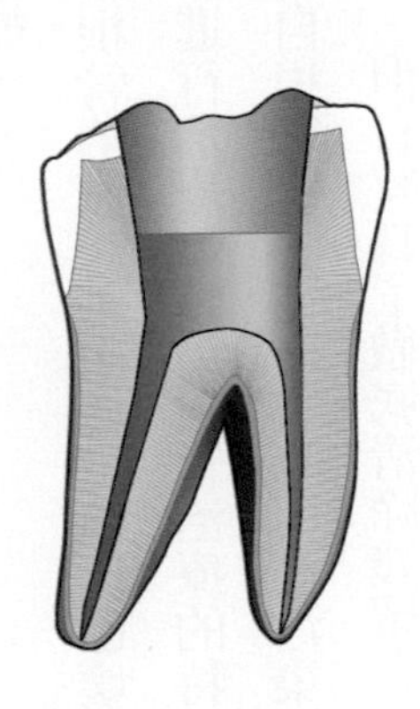

圖10-7　進行最終確認，察看根管充填是否完全緊密後，治療宣告結束。

的根管。此稱為根管充填。這個步驟最重要的是「密封」動作。倘若無法密封，殘留下空洞（死腔），髒污就會囤積於此處，細菌也會大量繁殖（圖10-6）。

⑨最後再透過X光片確認根管充填是否毫無空隙，至此治療結束（圖10-7）。

以上的步驟，有時會因為停下來消毒根管內部，而分數次進行，也有一次全都做完的。完全依牙齒的病狀而變動。

此外，牙根尚未成長完全的脆弱恆齒和乳齒算是例外，儘管牙髓遭到細菌感染，仍然有可能回復健康。

還有，除了蛀牙之外，牙周病和牙

齒斷裂等症狀也有可能引發牙髓炎。

根尖牙周炎的治療

根尖牙周炎也採用和拔髓相同的手術，進行根管治療，但和拔髓不同的是，根尖牙周炎的根管內部已大幅遭到細菌侵蝕。因此，為了與拔髓做區分，這種治療壞死根管的手術稱為「感染根管治療」。

進行感染根管治療時，由於是治療已壞死的牙髓，因此若無特別疼痛，一般不會注射麻醉，而是直接進行治療。感染根管治療的特徵，在於進行根管清創擴大，擴大根管之際，必須小心謹慎地自根管壁上完全去除掉遭污染的象牙質。基本上，主要是以根管挫針這項器具進行削除作業，但有時為了徹底清除殘留在根管上的些微細菌，也會多次使用消毒藥水。

牙齒根尖部形成病灶時，膿和滲出液等排出物會自根管內溢出，因此得頻頻使用藥水消毒，直到液體不再排出，並等到炎症緩和後，再進行根管充填。

沒有問題的話，大多時候只要做完確實的根管充填後，症狀就會消退，組織也會逐漸癒合（圖10-8）。

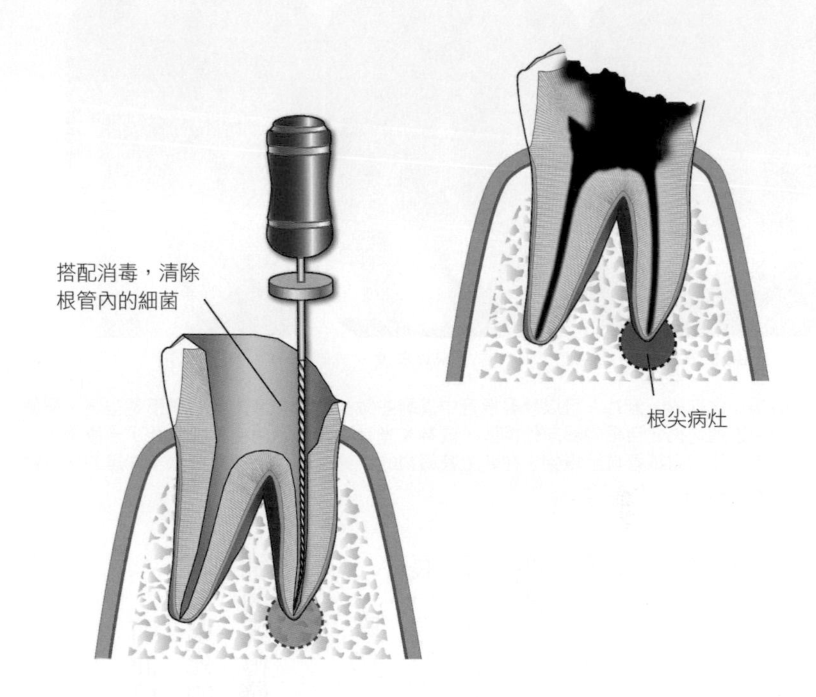

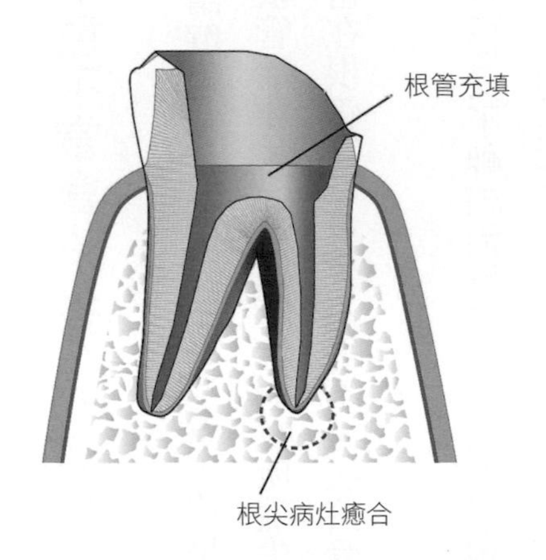

圖10-8　根尖牙周炎的治療方法

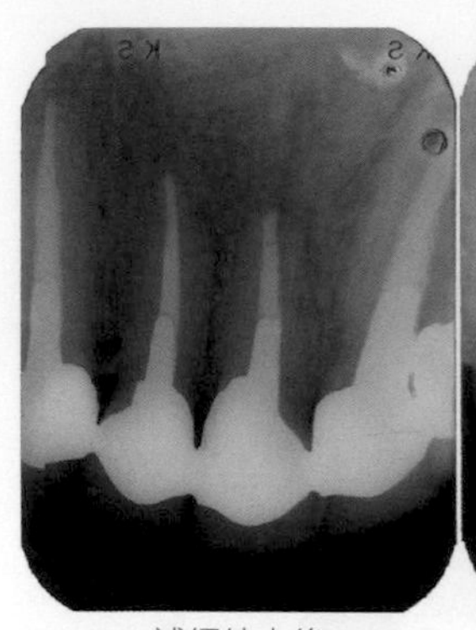

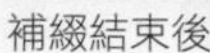

補綴結束後

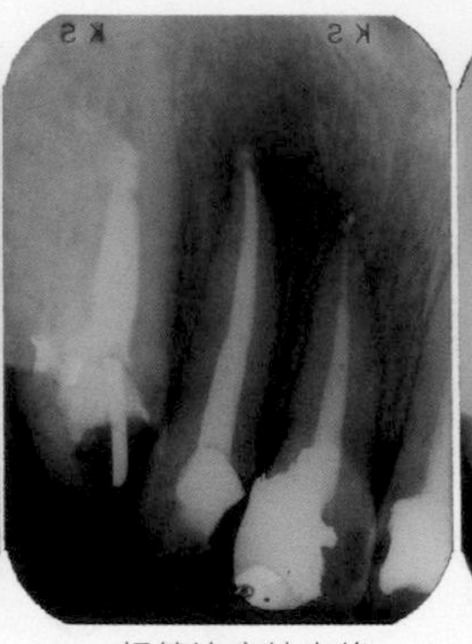

根管治療結束後

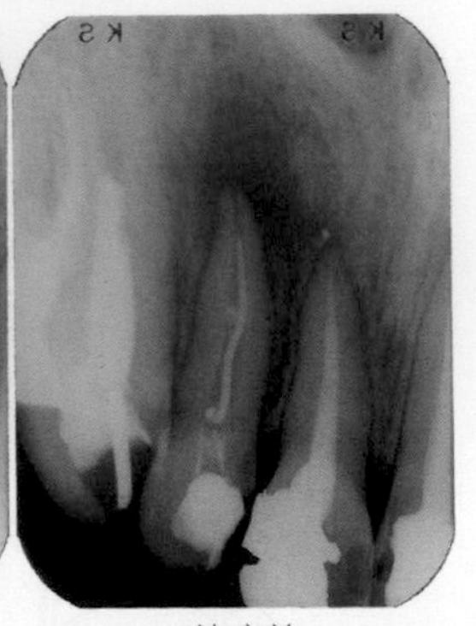

治療前

圖10-9　觀察治療前的X光片，可以發現根管中僅剩些微的根管充填劑，到處都是空洞。細菌在這些空洞中繁殖之後，自根尖部向外擴散，成為X光片中呈現黑色的根尖病灶。治療後，已用根管充填劑徹底密封根管直至根尖。在裝上補綴物的X光片中，可以看到原本漆黑的根尖病灶已徹底消失不見。

根管治療不當會招來新的病症

前面已講解過，無論牙髓還活著，或是牙髓已壞死的根管治療，一旦根管治療有所疏失，細菌就會殘留在根管裡，導致不得不再次接受治療。

圖10-9是接受了神經治療之後，已過了相當長一段時間的牙齒X光片。察看X光片（右），可以發現呈現白色的充填物側邊有黑色的線條，亦即根管，但根管之中僅塞有些許的根管充填劑，並未徹底充填。

黑色部分是未進行治療，放任不管的腐敗神經。根尖部的齒槽骨中顯現出一個漆黑的病灶。

根管治療的原則，就是完全清除已腐敗的組織，或有可能腐敗的組織，並徹底洗淨，最後再以根管充填劑密封起根管內部。

依循這項基本原則再次施行治療後，就是圖10-9中間的X光片所顯現的模樣，可以看到其已密實充填根管。在裝上補綴物後的X光片（左）當中，原本根尖部位大範圍的漆黑病灶，已經像是不曾存在般消失無蹤。

根管治療是一項一般人無法想像，必須以高超技術施以正確治療的方式。當然每個步驟也都得進行確切處理。否則在根管中形成、名為死腔的空洞，就會成為細菌繁殖的絕佳地點，滿溢腐敗的穢物，進而引發根尖病灶。

根管治療的優劣確認要點

為了確認根管治療是否做得完善確實，必須拍攝X光片。

根管當中若是充滿了軟組織，在X光片中顯示為黑色。為了能在X光片上清楚顯現，所以用充填劑去填塞根管會呈現白色。觀察白與黑的分別差異，就能確認根管充填的情況。

良好根管充填的確認要點，有以下幾項：

①顯示為白色的根管充填劑是否有緊密地充填至牙根最尖端（圖10-10）。

②充填後，充填劑的左右兩邊及內部是否殘留有顯示為黑色，稱作死腔的空隙（圖10-11）。

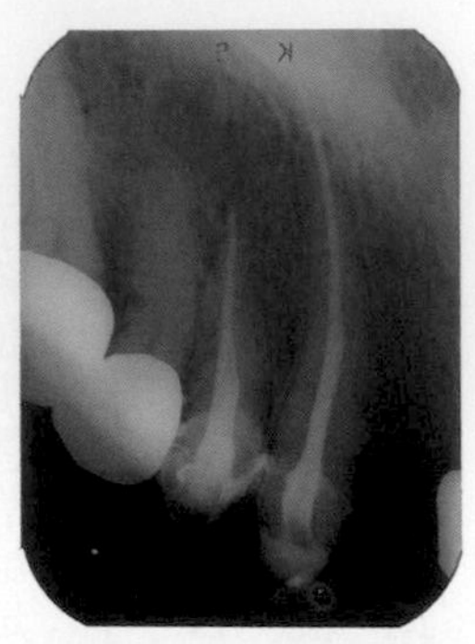

圖10-10　上顎長而彎曲的犬齒。直至牙根尖端都充填了根充劑。

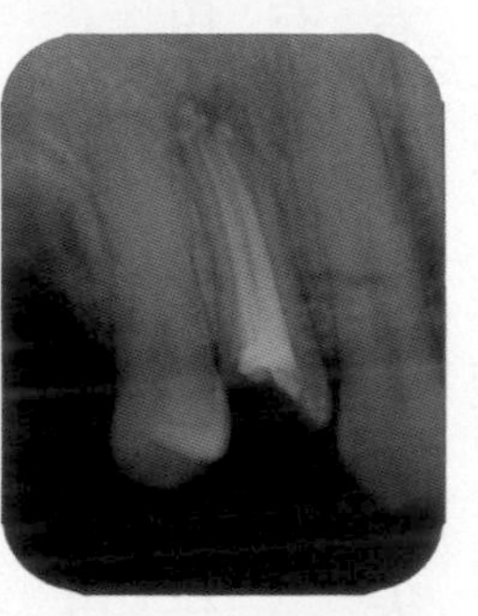

圖10-11　擁有兩支牙根的上顎小臼齒。直至牙根尖端的病灶（黑色部分）已緊密充填。

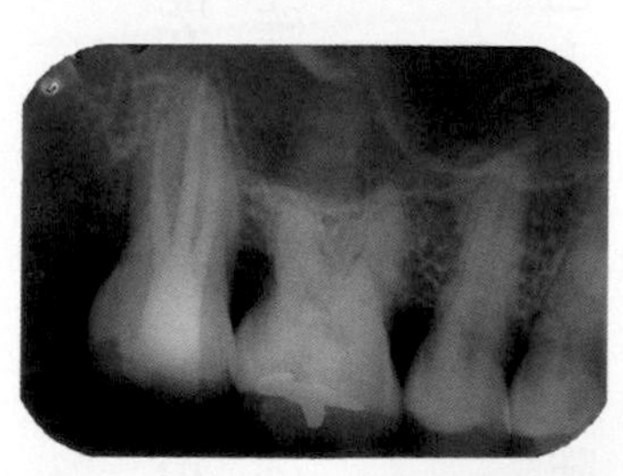

圖10-12　擁有三支牙根的上顎大臼齒（左）。三支牙根直至尖端都已確實地密封填滿。

③入口處寬，愈往末端變得愈細，呈現漂亮且流暢的漏斗狀（圖10-10～圖10-12）。

④所有根管皆已確實充填（圖10-12）。

⑤預後（治療結束數個月後，以X光片進行確認），察看根尖病灶的有無，若原本就有，察看病灶有無消失或縮小。

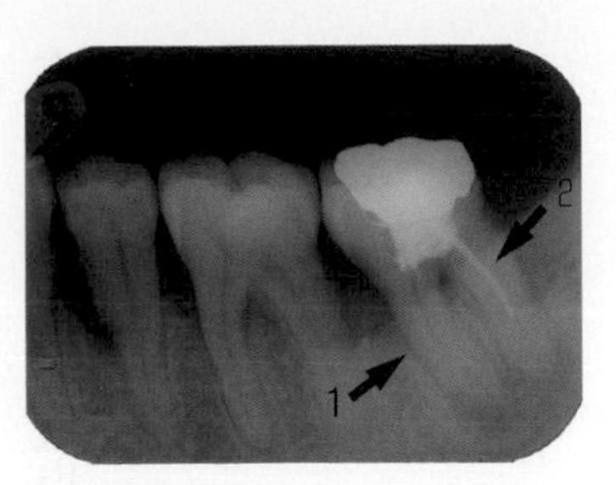

圖10-13　兩支根管中的其中一支完全沒有塞入根充劑（箭頭1），另一邊也是僅塞有2/3左右的根充劑（箭頭2），根尖部分則是慘遭忽略。

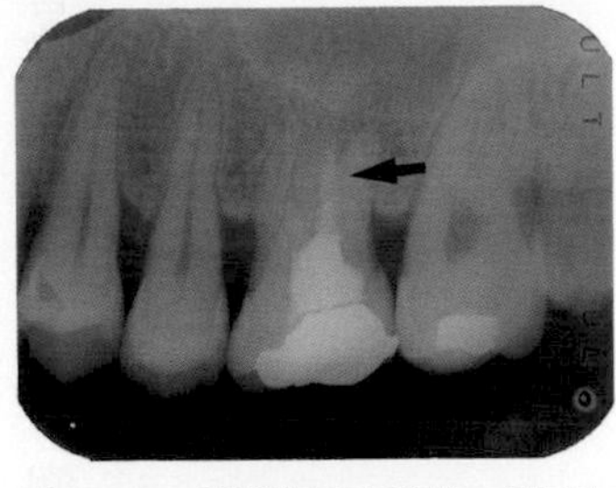

圖10-14　明明有三支牙根，卻只有一支塞入根充劑，其餘兩支則被忽略。

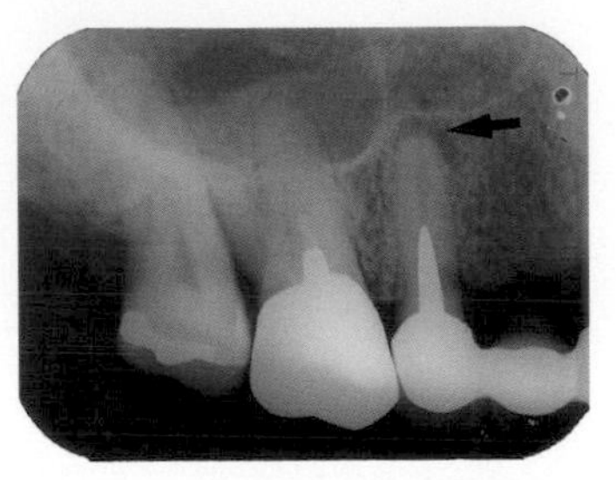

圖10-15　從未進行過根管治療，牙根尖端有著漆黑病灶（箭頭所示）。上方所顯示的白色線條是與鼻子空間（上顎竇）的界線，細菌繼續擴散的話，就有可能發展成鼻竇炎。

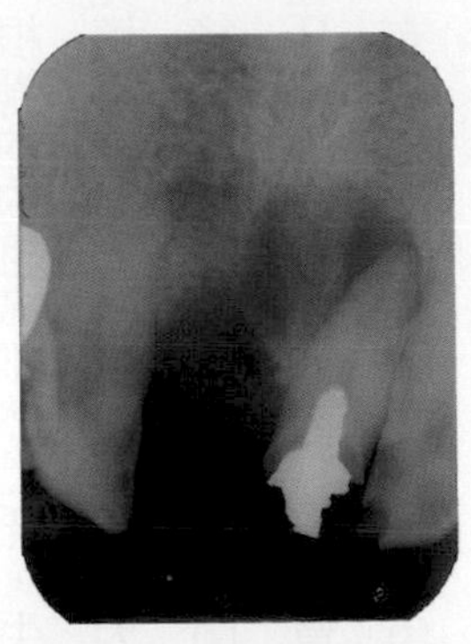

圖10-16　從未進行過根管治療，且直接裝上不適合的補綴物。牙根尖端顯示出一個漆黑的大病灶。

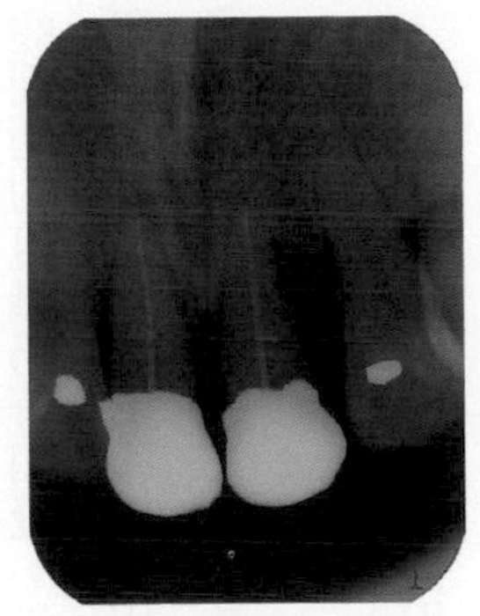

圖10-17　在細長的根充劑周圍，顯示出黑色的空隙。可知僅是隨便進行充填，腐敗的組織仍殘留在根管內。

圖10-13～10-17是必須再次進行治療的病例。

還有，根管充填之後，有時會產生所謂的「根管治療症候突發」，牙齒會感到疼痛或不適。根管內的組織雖然已死，失去了知覺，但牙齒周圍的組織仍有知覺。這種情況是由於進行充填時會對周圍組織施予莫大的壓力，但通常不適會漸漸消退，所以不用擔心。倘若治療結束後仍會疼痛，有可能是細菌依然在根管內持續活動，必須照射X光片進行確認。此外，若在牙根有側壁穿孔，有時也會牙痛一段時間。

有時治療前牙齦上會有黃色突起，壓下之後，末端會流膿。這是膿自根尖病灶貫通牙齦後排出（排膿），此突起就稱為瘻孔。治療過程順利的話，排膿會停止，牙齦也會回復到原本平坦的狀態。這也是確認根管治療過程優劣的一個基準。

測試牙科醫師能力的根管治療

根管治療在牙科治療中，是基礎中的基礎。因為一旦牙根化膿、組織壞死，無論上頭裝了多麼堅固牢靠的牙冠和牙橋等補綴物，一切也會化為烏有。牙冠、牙橋和局部假牙的用途都是靠牙根來支撐。當然，若要進行咬合治療和矯正治療，首先也要有健康的牙齒。因此說根管治療是所有牙科治療的最大基本，一點也不為過。

根管治療在牙科治療中也是一項特別精細縝密的作業，必須以X光照射骨頭中肉眼看不見的牙根，並在腦海中加以模擬，是項頭腦與雙手並用的精密治療。

但是，由於患者自身難以確認結果的好壞，因此很難得到肯定，有時甚至會有患者抱怨：「為什麼明明不痛，卻要來治療好幾次？」牙醫師在與這種逆境奮戰的同時，仍得做完治療不可，因此根管治療可說是相當考驗牙醫師醫德的一個領域。

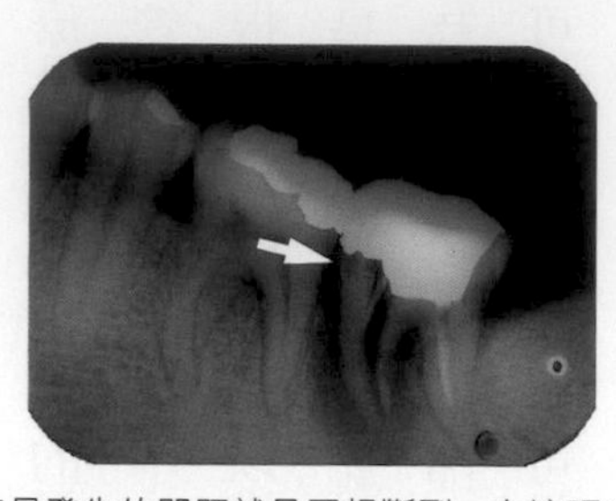

圖10-18　牙齒抽除神經後容易發生的問題就是牙根斷裂。在這張X光片中，可以看到兩支牙根的其中一支已斷成了兩半（箭頭所示）。

根管治療後的問題

牙根斷裂

進行過根管治療的牙齒容易產生的問題之一，就是牙根斷裂。

牙齒全年無休，二十四小時都在上下咬合。吃飯自不用說，講話、提取重物、轉動身體時，上下牙齒都會在不知不覺間不斷互相碰撞。另外，據說咀嚼時，施加在牙齒上的咬力，幾乎與體重差不多。因此，這種每天下意識的咬合力量，有可能導致牙齒突然斷裂（圖10-18）。

尤其曾做過根管治療抽除神經的牙齒，由於內部形同中空，構造上更為脆弱，所以容易斷裂，這也是導致非拔牙不可的原因之一。

即便牙齒斷裂，只要斷裂部分僅限於牙冠部分，牙醫師就有辦法進行治療，但如果是失去神經的失活齒，通常都像竹子般從中垂直斷成兩截了，此種情況下，唯一的方法只剩拔牙。

因此要特別注意失去神經的牙齒，別引發牙根斷裂。

圖10-19是因為牙齦腫起流膿，前來看診的患者口腔內部。可以看到牙齦腫起一個大包。懷疑牙齒是否斷裂，並確實察看後，結果如預期所料（圖10-20）。面對這種如同竹子裂開般的斷裂，也只能拔牙了。圖10-21是拔牙後的牙齒，只見斷裂一路延伸至根尖。

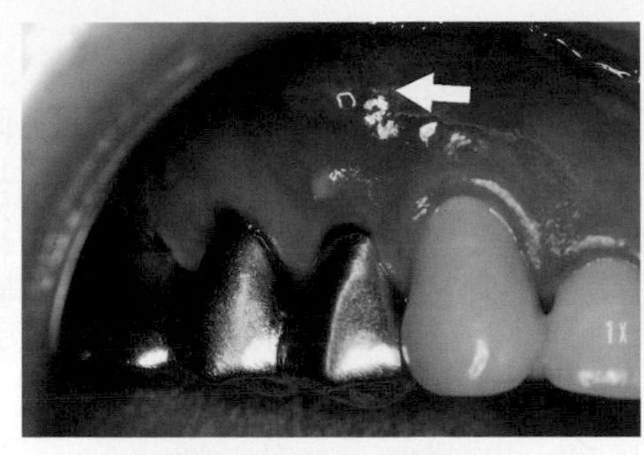

圖10-19　牙齦腫起流膿（箭頭所示）。

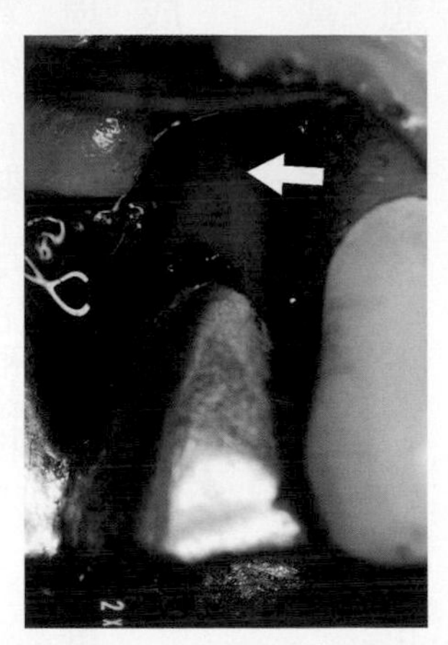

圖10-20　切開確認後，可看到斷裂線。

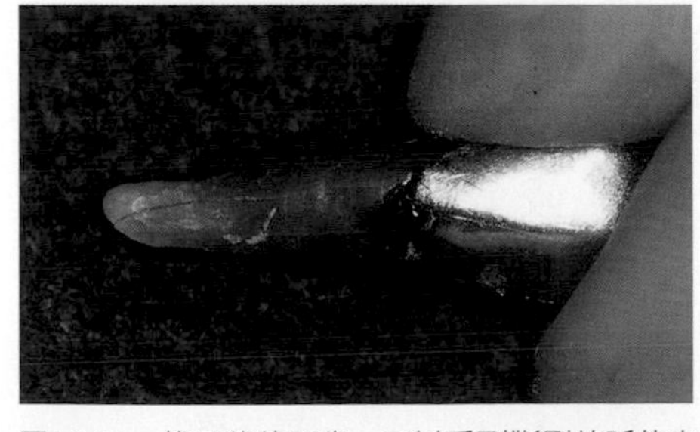

圖10-21　拔牙後的牙齒。可以看到斷裂線延伸直至根尖。

防止牙根斷裂——以補綴守住失活齒

防止牙根斷裂的第一項對策，是裝上牙冠補綴物。

若在失去神經，內部呈現中空狀態的牙齒上施加咬合力量，齒質會被往外壓迫，導致斷裂。就像用鐵箍束住木片做成的桶子一樣，對於失活齒而言，以牙冠將其緊緊裹覆住也是必須的。

第二項預防對策，為適當的咬合調整。

由於咬合力量超乎我們想像的強大，每一處的咬合力量也不一樣，如果咬力不平衡，力量都集中在失活齒上，會導致牙齒斷裂。因此必須注意調整咬合的協調與平衡。

第三項預防對策，即是當失活齒成了假牙的基底時，施以力學上的強化。

由於假牙是置於黏膜上，無論如何都會略微往下沉。如此一來，就會在鉤齒（假牙中裝有鉤環的牙齒）上施加過度不自然的力量，進而引發斷裂。

為了預防這種情況發生，當失活齒作為假牙的基底時，必須花點工夫，讓其他數顆牙齒也一同支撐假牙，防止斷裂。

第四項預防對策，是減輕牙齒的負擔。

儘管進行治療時，已通盤考慮了第一至第三項的預防對策，但若殘餘的牙齒數量不多，失活齒就一定得負擔相當大比重的咬合力量。若假牙的鉤齒難以負荷咬力，縱使裝設牙橋，只要設計無法承擔，斷裂的危險性也會增高。

當牙齒本身總數不多時，明智的做法還是建議進行人工植牙，如此才能避免過多的咬合力道都集中在失活齒上，並多少降低牙根斷裂的危險性。

話雖如此，現實上即使實行了所有的預防對策，還是無法完全避免牙根斷裂的風險。因此盡量不要抽除牙齒的神經，使牙齒變成強度極端脆弱的失活齒——亦即別讓蛀牙傷害到牙齒，才是防止其斷裂的最佳防範對策。

第11章

牙齒的外傷

撞到牙齒後一定要去牙科報到

因意外和跌倒而不小心強烈撞擊到臉部時，以顏面構造來說，牙齒受到傷害的機率極高。當然依據受傷的嚴重程度，症狀也會有所不同，但一旦臉部受到強烈衝擊，務必前往牙科就診，確認牙齒有無問題。

尤其是若有牙齒缺損、牙齒脫落、牙齒位置改變、咬合不正、出血、持續泛疼、牙齦腫脹等症狀時，建議一定要儘早就醫。當顏面和頭部受到強烈撞擊時，通常會優先接受其他類別的診療，但若可以，希望各位盡可能在意外當天也接受牙科診察比較妥當。

以下依各種症狀說明。

牙齒有所缺損和斷裂時

劇烈的撞擊常會導致局部牙齒斷裂。有時是小小的缺損，有時是嚴重直至牙根的斷裂，依據損害的程度，治療方式也會有所不同。

倘若裂縫不大，牙髓（神經）未受影響，只要修復斷裂部位，治療即可結束。

如果斷裂過大，露出神經，患者也感到疼痛，就必須進行根管治療（牙神經的治療）。

未審慎考慮即抽除牙神經，會導致牙齒構造變得脆弱，因此能避則避，若只露出一點牙髓，或許還有可能保留住神經。愈早至牙科就診，牙齒修復的成功率愈高，因此一旦出現斷裂，請立刻至牙科報到。

另外，有時斷裂的牙齒碎片也可用於修復，請記得一併攜帶。

牙齒位置改變或快要脫落時

受到衝擊之後，有時牙齒會產生位移，往內凹陷或搖搖欲墜等牙齒脫槽性創傷（Avulsion齒脫槽）。受創程度因人而異，但牙齒周圍的牙齦和齒槽骨若有所損傷，往後痛失牙齒的可能性就會提高，因此希望大家受傷後要儘早就醫。

當牙齒搖搖欲墜，或咬合產生改變時，會嚴重影響咀嚼進食，若勉強自己咀嚼，反而會促使症狀更加惡化。如果是乳齒，還會對下方的恆齒造成不好的影響。

比起牙齒完全脫出的情況（請見下一段落），只要牙根未受到污染，其實必須拔牙的機率相當低。但如果是看不見的牙根部分出現斷裂，雖然也依位置而定，但拔牙的機率就會提高許多。

牙齒脫落時

受到強烈撞擊後，也有可能發生牙齒脫落的情況（牙齒脫位性創傷，Luxation齒脫位）。即便如此，只要儘早處理，癒後狀況也十分良好，還是有可能保留住牙齒。

只要牙齒沒有損傷，就有可能進行脫落部分的牙齒再植手術，但一定要在牙齒組織還活著的短時間內完成，因此務必盡快著手治療。

接下來介紹牙齒脫落時的處理方式。基本上，就是讓脫落牙齒的牙根部分保持清潔與潮濕，注意絕對不可以乾燥。牙齒沾上髒污時，請以自來水（註：日本的自來水很乾淨，台灣由於部分地區水管老化，不建議以自來水清洗）將髒污洗滌乾淨。這時為了保護牙根處的細胞，只能碰觸牙齒的牙冠部分，別觸碰到牙根部位，此外，也要避免搓揉或擦拭牙齒。如果學校保健室裡備有「牙齒保存液」最好，沒有的話，請將牙齒浸泡在牛奶或生理食鹽水中。自來水或寶特瓶的水會因滲透壓的不同，反而可能使得牙齒的牙周韌帶細胞變質，因此要盡量避免使用，但總之優先事項就是保持牙齒的濕潤。也可以用沾濕的紗布和保鮮膜包覆。

接著，要盡快至牙科就診。牙齒再植手術的理想進行時間是在三十分鐘以內，愈早進行，復原的成功機率愈高。

由於意外都是突然發生，牙齒脫落時，心理上受到的衝擊也不小。為了留下牙齒，必須儘早行動，謹慎處理，因此必須在就診前聯絡平時看診的牙醫師，請對方給予適當的建議後，再請醫師進行緊急治療，這幾項動作對於順利保存受創齒是非常重要的。

牙齒遭受撞擊後，泛黑時

有時牙齒受到撞擊後，剛開始沒有任何問題，但數個月後卻發現牙齒竟然逐漸變黑。這是因為當初牙齒受到衝撞時，牙髓已經受損且逐漸壞死。

牙齦與齒槽骨的再生能力極高，會隨著時間慢慢回復，但神經被包覆在牙齒底下，構造上僅透過根尖的小洞與其他組織連接，因此洞穴一有損傷，神經壞死的機率就會急遽攀升。當牙神經壞死變成黑色時，就必須進行根管治療（請參照第10章「根管治療——牙神經的治療」）。

牙齒在遭受強力撞擊後，表面上也可能產生肉眼看不見的小裂縫，接著由此逐漸擴大，導致牙神經出現問題。這種情況下，裂縫位在哪裡是一大關鍵。倘若情況非常嚴重，甚至可能造成神經壞死，病情變得更複雜，一定要經過精密的檢查和診斷，再擬定治療對策。

第12章

顳顎關節症候群
——下顎位移導致的身體不適

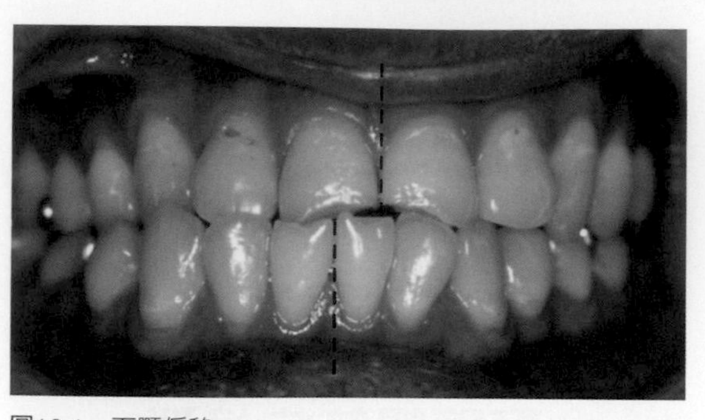

圖12-1　下顎偏移
虛線是上下顎骨的中心線。可以發現下顎明顯往右側偏移。

何謂顳顎關節症候群——五花八門的現代病

下顎自正常的位置往前後左右偏移的狀態，稱作「下顎偏移」（圖12-1）。而下顎偏移所引發的各種身體不適，則稱作「顳顎關節症候群」。

顳顎關節症候群引起的身體不適，不僅限於顎骨和口腔等牙科領域，也會延伸至頭部、肩膀、背部、腰部、下肢乃至全身，有時甚至影響精神領域。

主要的症狀有以下幾點（圖12-2）：

- 下顎疼痛，開合時會有喀拉喀拉的聲音，無法順利張開嘴巴，無法咀嚼
- 脖子和肩膀僵硬、痠痛、四十肩
- 頭痛、頭部感覺沉重
- 背部痠痛僵硬
- 眼睛疼痛、壓迫感、視力衰退、流淚等

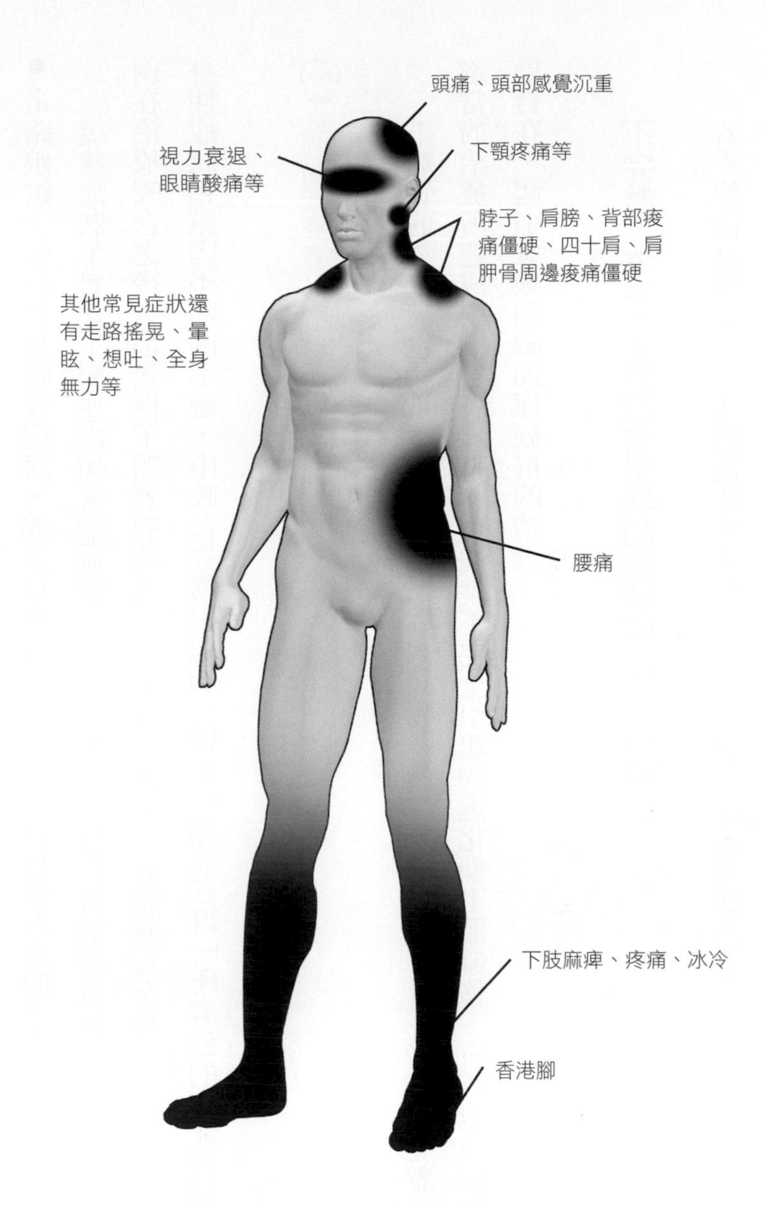

圖12-2　顳顎關節症候群可能引發的全身症狀

- 腰痛
- 下肢麻痺、疼痛、冰冷
- 走路踉蹌、暈眩和想吐等症狀，或全身無力和其他心理或神經方面的異常

這些症狀乍看之下與牙齒領域毫無關係，是其他疾病也有可能發生的症狀，但有很多病例在治療咬合之後，都獲得了顯著的改善。如圖12-2所示，症狀遍及全身，若病患有其他全身性症狀和原因不明的不適，由咬合異常引起的「顳顎關節症候群」所導致的可能性極高。

兩種顳顎關節症候群——依原因分類

下顎骨的錯位，也就是下顎偏移的原因大致分為兩種（圖12-3）。一種是不完整、或不適當的治療所造成的；另一種是下顎成長不完全引起的退化型下顎偏移。有時也有兩種原因融合在一起引發顳顎關節症候群的情況。

不完整、不適當的治療引起的顳顎關節症候群

若不積極治療齲齒，或對拔牙後的地方放任不管，齒列會逐漸歪斜，引發顳顎關節症候群（請參照第18章「拔牙後的治療——活動假牙・牙橋・植牙」）。

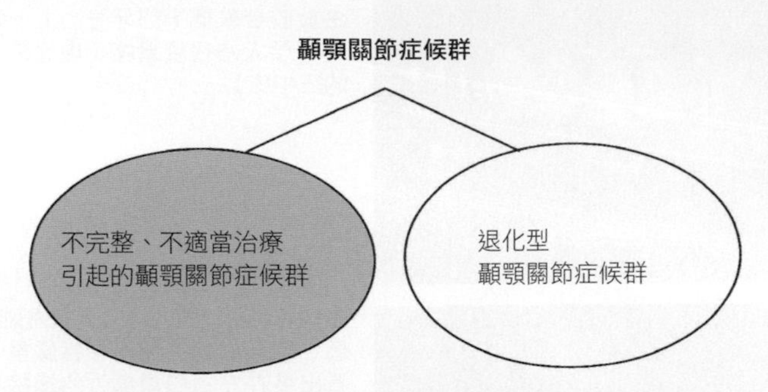

圖12-3　顳顎關節症候群的原因分為兩種，但大多都是兩種原因複雜地交錯在一起後引發顳顎關節症候群。

另外，每次牙齒發生問題時，本應仔細確實地進行治療，但如果未顧慮咬合問題，就會使下顎位置產生偏差。而治療過程粗糙隨便，無視咬合之間的平衡，更是容易引起顳顎關節症候群。

牙科治療中有基本的規則。例如治療一顆牙齒時，也必須仔細調整這顆牙齒，使其與鄰接齒及對咬齒保持平衡。倘若沒有調整，導致牙齒太高太低，或與鄰接齒產生落差或縫隙，牙齒便無法順利咀嚼。因此，鄰接齒和對咬齒的外形若有問題，不應該在問題依然存在的情況下，戴上補綴物；如果想改善問題，則必須連同鄰接齒和對咬齒等周邊牙齒一起治療。當然，這樣的治療範圍便會愈變愈大。盡可能將牙齒的治療範圍控制在最低限度，是醫師和患者共通的願望，但為了治療不整的齒列，必須改善對咬齒和鄰接齒所有不好的形態。

圖12-4、12-5是不適當治療引起的顳顎關節症候群案例。可以看出咬合相當低，前齒有明顯的咬耗性磨

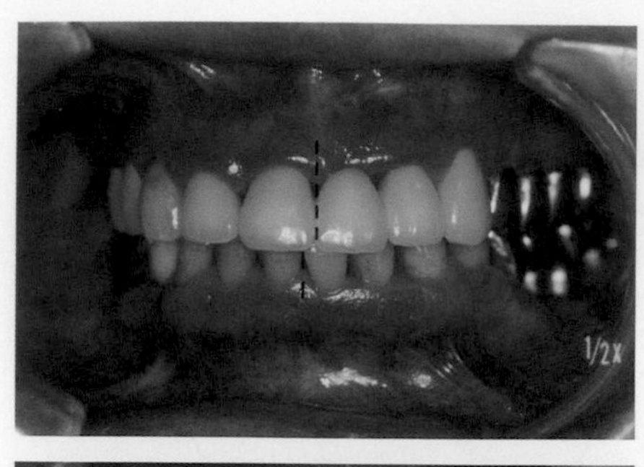

圖12-4　不適當治療導致的顳顎關節症候群
由於咬合較低，門牙強力上下咬合，使下顎大幅往後退縮（虛線是上下顎的正中線）。

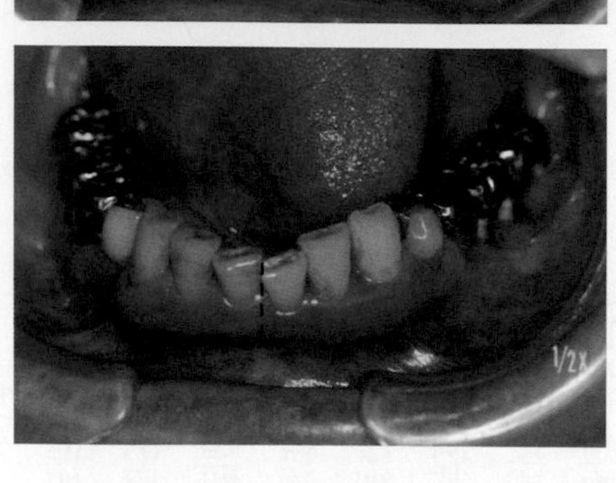

圖12-5　由於圖12-4的下顎齒列咬合較低，門牙磨耗的情形相當嚴重。也可看出裝在左右臼齒部位的補綴物並不對稱，齒列的弧度明顯出現問題，結果下顎往右偏移許多。

損，結果導致下顎大幅往後退縮。左右兩邊臼齒的補綴物與對側曲線完全不對稱，阻撓了平順的下顎運動，使下顎往右偏移。

退化型顳顎關節症候群

原本生物都有著左右對稱的美麗形體。包括人類在內，所有生物的基本形態皆為左右對稱。左右不對稱的話，身體的重心會往其中一方偏移，待在由重力支配的地球上，身體左右兩邊的運動能力也會出現差距，甚至威脅到種族的存續。

但這個幾乎可說是理所當然的左右對稱形態，卻在近年逐漸崩毀，開始有不少年輕人自成長發育時起，身體和臉部就出現明顯的不對稱。而且起因正是下顎偏移，而導致下顎偏移的原因乃是顎骨矮小化，咀嚼肌和口腔周圍的肌肉功能下降，再加上連鎖效應引起的咬合不正。

在年輕人之間，這一連串身體的變化不斷增加，原因可能是現代飲食的軟食化以及運動不足等。「用進廢退」，是生物演化學的一大原則。基於上述因素，從大範圍看來，齒列不整引起的顳顎關節症候群可說是一種慢性病，同時也敲響了「退化病」此一警鐘。

圖12-6是退化型顳顎關節症候群。下顎縮小，上下顎都沒有空間容納犬齒，齒列成為V字形。原本上下排牙齒的凹凸咬合處應該要緊密貼合、十分穩定，但圖中咬合時僅以牙齒切端互相碰觸，導致顎骨非常不穩定。即便安定地上下咀嚼，下顎也會往左右某一方偏移。

身體的基本構造和顳顎關節症候群的形成機制

在講解顳顎關節症候群的形成之前，先說明我們人體的基本構造。

人類的脊椎骨是由三二至三四個環狀，名為椎骨的小骨頭堆疊而成，名為頭蓋骨的頭部則位於最頂端的位置（圖12-7）。

頭蓋骨與椎骨的關係如同打不倒翁玩具的不倒翁和積木一樣，積木的部分極小，而且往上堆疊得很高，因此整體結構非常不穩定。再加上放在頂端的不倒翁又有四至五公斤的重

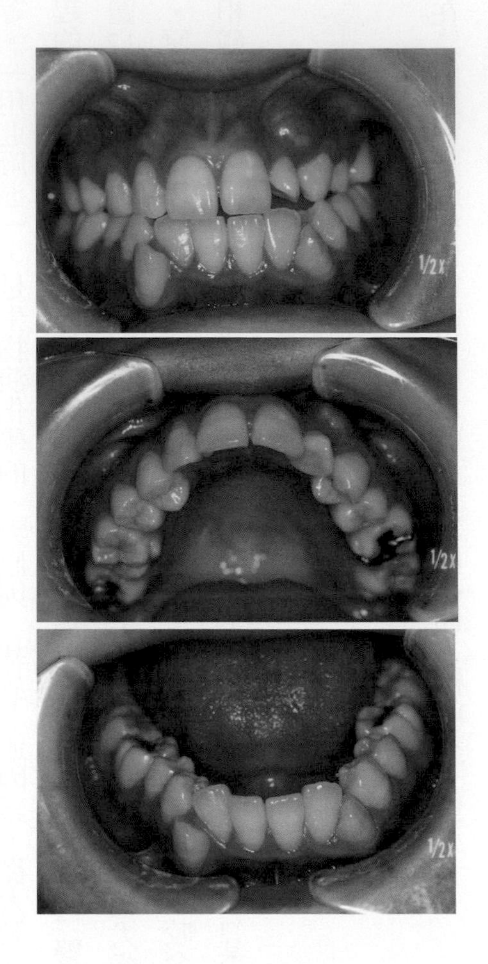

圖12-6　退化型顳顎關節症候群
由於顎骨矮小化，犬齒沒有足夠的生長空間，齒列紊亂。若想在咬合安定的情況下進行咀嚼動作，下顎就會往左右某一方偏移。上下顎齒列都十分狹窄，呈現「V」字形。上下牙齒的咬合較淺，咬合機能明顯不足。

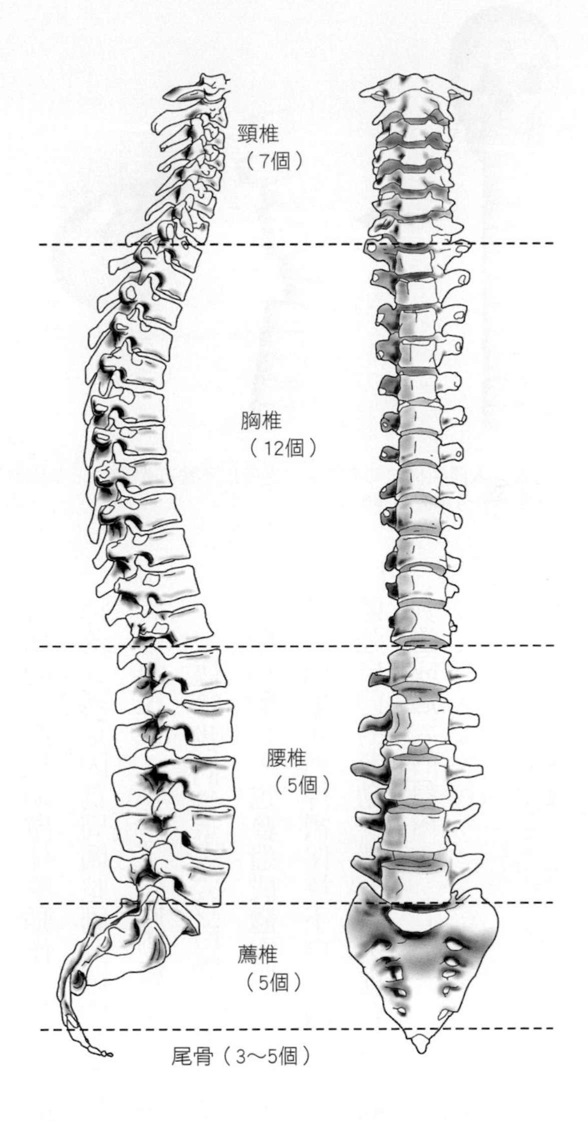

圖12-7　脊椎骨是由32～34個小骨頭如同積木般堆疊而成。

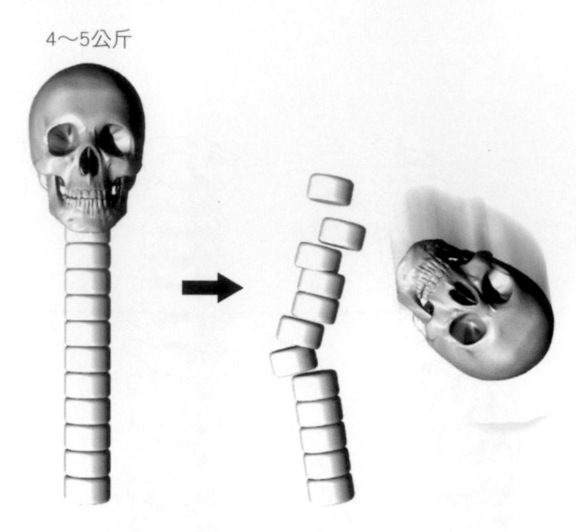

圖12-8　單有骨骼的話，人體架構非常不穩定。之所以不會四散崩塌，是因為骨骼周圍的肌肉和韌帶相當努力地承接了十分龐大的運動量。

量。如果人體真的像打不倒翁玩具一樣，那麼結構就會不穩定到難以將不倒翁放置在最頂端（圖12-8）。雖然我們身體的構造與不倒翁玩具相同，但無論做什麼動作姿勢，頭部都不會掉落。這是因為周圍整副身體的肌肉和韌帶將骨頭包覆住，維持了如此不穩定的構造。

儘管我們幾乎沒有自覺，但日常生活的一些小動作，也會造成體內肌肉相當大的運動量。如果我們持續保持不自然的姿勢，或做些勉強自己的運動，部分肌肉就會異常收縮，對其造成過大的負擔。

下顎偏移導致全身傾斜

下顎位置出現偏移時，究竟身體會出現何種反應？

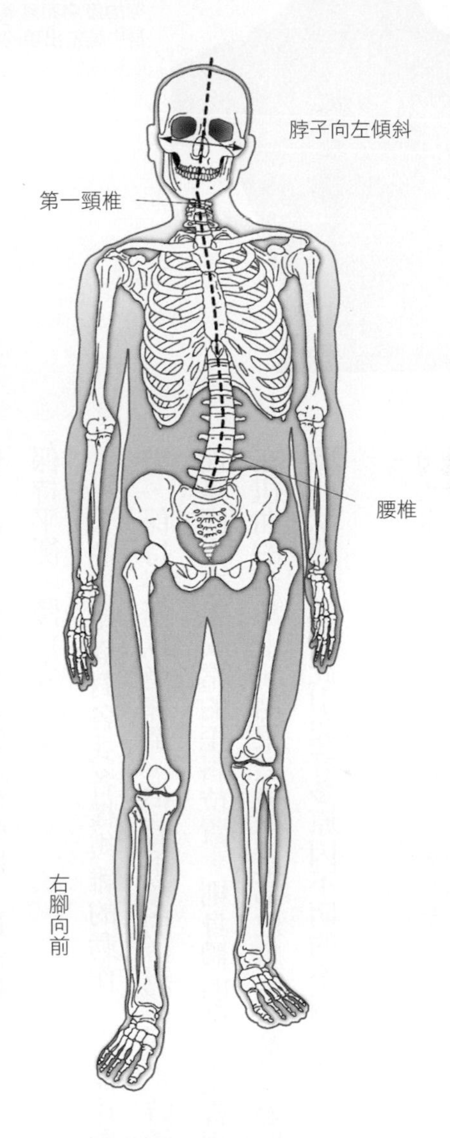

圖12-9　下顎位移時身體的反應
若經常保持這個姿勢，特定部位就會感到疲憊或過度收縮。

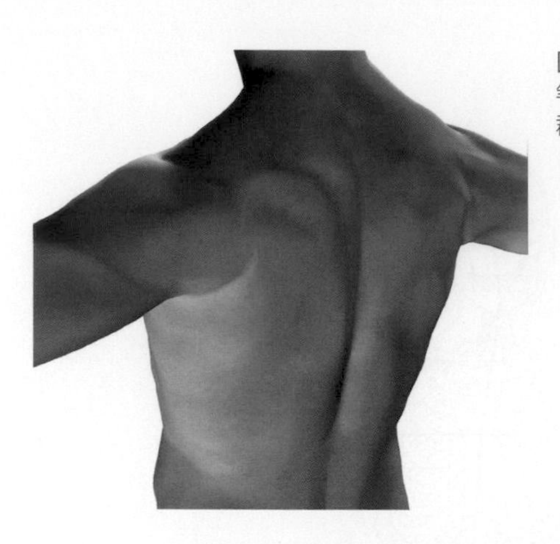

圖12-10　頸部後方、肩膀和背部等的痠痛和疼痛，是顳顎關節症候群中經常出現的症狀。

假設下顎向右偏移，整個頭部的重心會往右移動，如果是積木，則會直接倒向右側崩塌。但人類的身體會控制平衡，使人體繼續站立，因此脖子會向左傾，肩膀也歪斜，脊椎骨也會彎成側彎狀，最後再踏出右腳，以保持平衡（圖12-9）。

人體即使面對各式各樣複雜的動作，也能控制姿勢，保持平衡以免摔倒，但若下顎的位移並非一時性，而是經常處在異常的歪斜位置，則身體的動作也會固定在扭曲的姿勢上。結果造成特定部位處於疲勞且過度緊張的狀態，並因此引起許多原因不明的不適症狀。

咬合引起的各種全身症狀

脖子和肩膀痠痛僵硬、疼痛、四十肩（圖12-10）

舉例來說，當下顎往右偏移，頭的重心也會往右移動，因此為了保持平衡，頭部會往左傾斜。而為了支撐

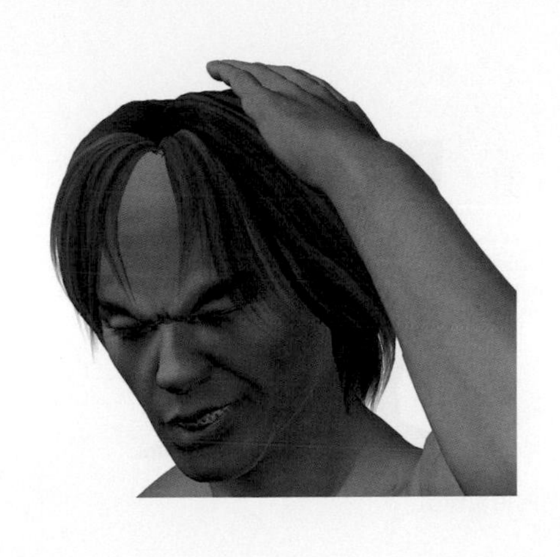
圖12-11　頭痛

向左傾斜的頭部，附著於右側頭部、頸部和肩膀上的肌肉便會經常處在施力拉扯的狀態，進而使人感到疲勞、過度緊張，肩膀及脖子周圍因此覺得僵硬或疼痛。

再加上若頸部傾斜至處在脫位的狀態，感受到的疼痛便有可能大幅提升。

背部僵硬（圖12-10）

當下顎的臼齒向右偏移，右肩會往下傾斜，頭部則往左方傾斜。這是為了採取防禦姿勢以免跌倒，脊椎和下肢也會跟著彎曲，以保持平衡。

胸椎上部，也就是沿著肩胛骨一帶會出現僵硬和壓迫感，這部分的脊椎會向左傾斜，而右側的肌肉則會因為要抵擋左傾脊椎而過度疲累。與脖子及肩膀一樣，右邊肩膀和肩胛骨一帶也會出現不適症狀。

但是，人體是立體三次元的複雜構造，並不像平

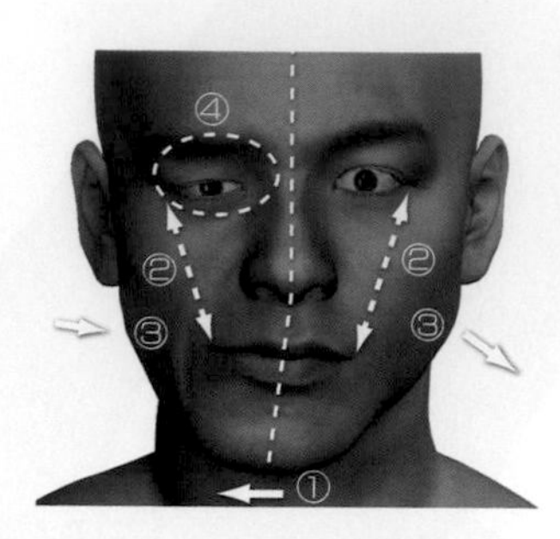

圖12-12　下顎向右偏移時的相貌特徵
①下顎的前端中線往右偏移。
②比較左右兩邊眼尾與嘴角連起的線之後，可知右側較短，臉部面積也變得較小。
③當下顎整體扭曲傾斜時，下顎前端往右偏移，相對的下顎骨角卻往左側突起，右側則是萎縮。
④右眼比左眼小了許多，眼尾亦向下垂，黑眼圈及皺紋也相當明顯。

面模特兒只做簡單的動作。因此當人出現往前後、左右、上下等複雜的彎曲旋轉動作時，隨之而起的症狀當然也就形形色色，相當複雜了。

頭痛、頭部沉重（圖12-11）

下顎的臼齒往左右其中一方偏移後，身體重心會跟著改變，而與偏移位在同一側的頭部則會不時抽痛。另外，若對臼齒施予過大的壓力，同側的頭痛程度會加劇。

上下門牙用力咬合時，有時也會導致頭痛。咬合關係正常，自然地以後牙咬合時（中心咬合位），上下門牙不會互相干擾，仍會留有些許縫隙。但是當後牙較低，以中心咬合位進行咀嚼時，力量會集中在門牙，造成頭痛等不適症狀。

頭部沉重或精神恍惚等症狀也源自於下顎位移，因此有很多病例在修正咬合，調整姿勢之後，不適症狀就忽然全消失了。這種情況的因果關係，至今在學術上還無法闡明，但確實有個假說：頸椎的異常彎曲有可能對頸部的血流和中樞神經帶來不好的影響。

眼睛酸痛、壓迫感、視力衰退、流淚等

下顎往右偏移時，顏面會出現以下特徵（圖12-12）。

比較左右兩邊的臉頰後，會發現左半部的面積較大，右半部則像受到擠壓般縮水不少。比起左半部，右半部的皺紋較多，眼睛底下的黑眼圈較明顯。右眼也比左眼小，位置明顯較低，眼尾下垂。右半部臉龐整體予人一種覆著陰影的灰暗印象。有時產生這種臉部變化的同時，也會出現右眼酸痛、視力衰退、容易疲倦、視野狹隘、乾眼症、視野較暗、淚眼汪汪（流目油）、眼球突出等眼科症狀。

雖然目前尚未證實這些症狀與咬合之間的因果關係，但有人認為下顎偏移會對眼球周圍的肌肉造成不良影響，或是椎骨的傾斜對神經帶來不好的影響。有報告指出，患者接受咬合治療，修正下顎位置後，視力衰退、視野狹隘、視線較暗和酸痛等症狀都在短時間內消失或

大幅改善。

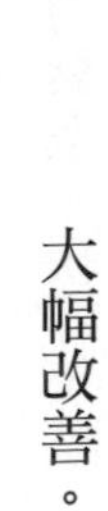

腰痛（圖12-13）

後牙的咬合過低時，出現腰痛的機率極高。

後牙咬合高度不足的原因，有退化導致的臼齒萌發不足、配戴咬合過低的補綴物，以及臼齒拔除後置之不理。如上所述，咬合高度不足的話，下顎就會往後方退縮，而為了修正往後移的重心，身體會採取彎腰駝背的姿勢。

維持駝背的姿態，也就是腰椎略微向前彎的姿勢，會對負責支撐的肌肉造成相當大的負擔。結果由於肌肉過度疲勞和過於緊張，而產生腰部沉重、疼痛等症狀。此外，若腰椎持續保持彎曲的姿勢，會對中樞神經及末梢神經分枝部分造成壓迫或拉扯，這也有可能是腰部疼痛的原因之一。

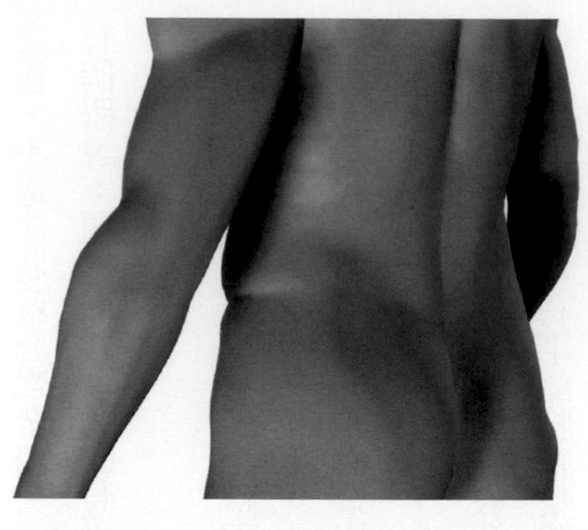

圖12-13　腰痛

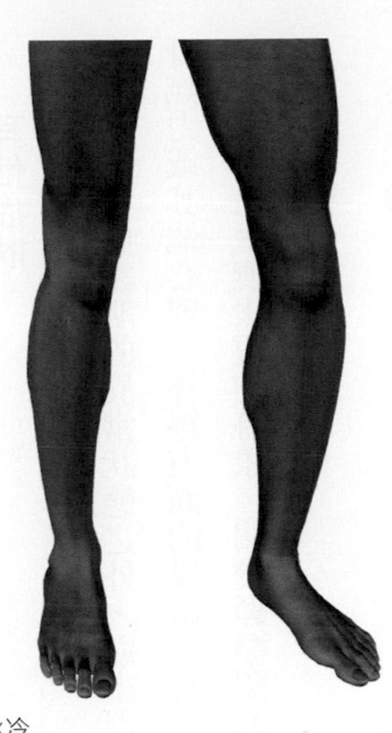

圖12-14　下肢麻痺、疼痛、冰冷

下肢麻痺、疼痛、冰冷（圖12-14）

與下顎偏移同方向的下肢，有時會出現雙腳發麻、感覺遲鈍，走路時出現疼痛、冰冷等症狀。原因可能有以下幾種：

①當重心偏向下顎位移的方向，例如下顎右偏移後，重心就會落在右腳上。為此，右腳會稍微往前踏出，施加力量後再站穩腳步。由於不斷加重右腳的負擔，所以右腳的肌肉和關節會產生疼痛感。

②為了保持平衡而彎曲身體，結果腰椎的彎曲致使支配右側身體的末梢神經受到壓迫，其分布區塊當中就會隨之出現疼痛和感覺麻痺等情形。有部分患者表示，就算觸碰右腳也沒有什麼感覺，或覺得冰冷。

③因壓迫到血管或血管彎曲，產生血液循環障礙，導致血液灌流區的溫度降低或抵抗力下降。下顎右偏移的病例中，曾有右腳體表面溫度比左腳還低的情況發生，這也許是血液循環不良的影響。血液循環不良會導致局部免疫力下降，其可能也是偏移側的腳部容易產生香港腳的原因之一。

其他症狀

除了至此說明的異常狀態之外，還出現過其他各種症狀，如走路搖晃、暈眩、想吐、全身無力或其他心理、神經方面的異常。有些病例經過咬合治療後，症狀便獲得大幅改善，但也有病例是毫無康復的跡象，關於顳顎關節症候群的詳細因果關係，只能等待日後的學術調查了。

頭蓋骨若過度變形便難以治療

人類身體以左右對稱為理想，但仔細一瞧，會發現所有人都是左右不對稱。骨骼也一樣，狹義說來，我們的頭蓋骨也非嚴格的左右對稱。但成長過程順利，平時生活注重健康和均衡的人，身體的構造可能相當接近於左右對稱。相對地，成長過程中若一直過著不均衡的

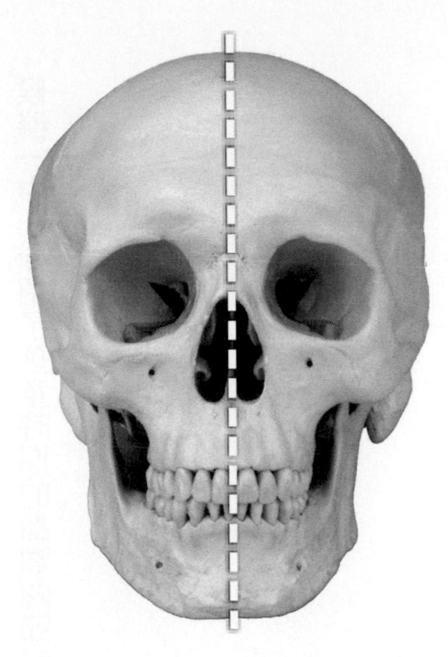

圖12-15 頭蓋骨的變形
一旦左右兩側的骨骼出現不對稱的落差，僅將下顎移回中心位置的治療，是非常難以恢復平衡的。

生活，不僅下顎的位置關係和肌肉，連頭蓋骨本身也會形成左右不對稱的形狀（圖12-15）。

身體的狀態可說是一個人的成長過程與生活方式的紀錄，上顎骨和頭骨的形狀與下顎骨的咬合關係，也是不斷受到身體動作的影響，比如說承接了多少咬力、以多大的力量咀嚼了多少次、或是張口閉口、做了多少必須咬緊牙根的運動和工作等等，而逐漸成形。

舉例來說，若成長階段因下顎向右偏移而總用右邊咀嚼食物，右側的下顎骨和上顎骨就會長得較大，左側則較小。這股力量也會影響到臉部和頭骨的形成。如果自年幼時期起，咬合就過於不正，則下顎的位移會相當明顯，並導致頭部、臉部成長得左右不對稱。

一旦頭蓋骨本身產生變形，僅將下顎移回中心位置是難以取回平衡的，情況會變得非常複雜又棘手。即便進行咬合治療，症狀也很難改善，治癒效果不佳。因此最重要的，即是自年幼時期起就注重小孩均衡健全的成長發育（在第87頁「第二大臼齒的位移導致顳顎關節症候群」中，介紹了孩童時期的顳顎關節症候群病例）。

第13章

顳顎關節症候群的治療

治療的實際情況

咬合治療的基本，是將處於歪斜狀態的下顎修正回理想適當的位置上。藉由下顎位置回復到原本平衡的狀態，全身的傾斜和不適症狀也會逐漸改善。如同先前所述，雖然骨骼自身的形狀出現扭曲或組織形態變形時，相當難以治療，但除此之外的症狀，雖然每個人回復的速度不盡相同，但只要透過調整傾斜的下顎，身體也會漸漸恢復平衡。

至於修正下顎位置的方法，輕度的變形是進行「咬合調整」，較為複雜的變形則是進行「咬合板治療」。另外，齒列若有不整，在進行「矯正治療」時，如果智齒會造成不好的影響，也必須拔除。當口腔中有地方缺了後牙，下顎向下凹陷時，就必須植牙，使那個區塊恢復咀嚼功能，否則很難進行咬合治療。而為了不讓下顎偏移再次發生，且能夠長期安定地咀嚼食物，大多數病例在治療的最終階段都需施以補綴治療。

修正下顎位置的治療方式有許多種，依據下顎傾斜的程度和原因，有時只須進行咬合治療即可，但有時必須從咬合板開始矯正，甚至進行人工植牙等全套的療程。

在這個章節，會針對經常施行的「咬合調整」和「咬合板治療」做一個詳細的說明。另外，關於顳顎關節症候群的矯正治療，則於第17章「矯正治療」的「顳顎關節症候群的矯正治療」中介紹，敬請參照。

咬合調整

假使下顎偏移的幅度較小，僅削除些許牙齒就能使下顎恢復平衡安定時，便會進行咬合調整。

顎骨在用力咀嚼時，如果有某顆特定牙齒的咬頭（牙齒咬合面上突出如小山的部分）會先互相撞擊（早期接觸／咬合干擾），顎位為了避免相撞，便會往旁偏移錯位。此外，上下牙齒咬合的區域不當時，咬合之際會下意識地將下顎往後縮，或往左右兩邊偏移。

而切削這種使下顎位移而造成咬合干擾的牙齒表面，就是「咬合調整」。藉由削除會使下顎移位的牙齒不良接觸面，將下顎誘導回原來正常的位置上。

雖然這個方法較為簡單，在咬合治療中是一項不可或缺的治療方法，但畢竟是利用「削除」來減少牙齒體積，而且患者無法再隨意自由咬合。也因此，對於下顎偏移的修復是有極限的。

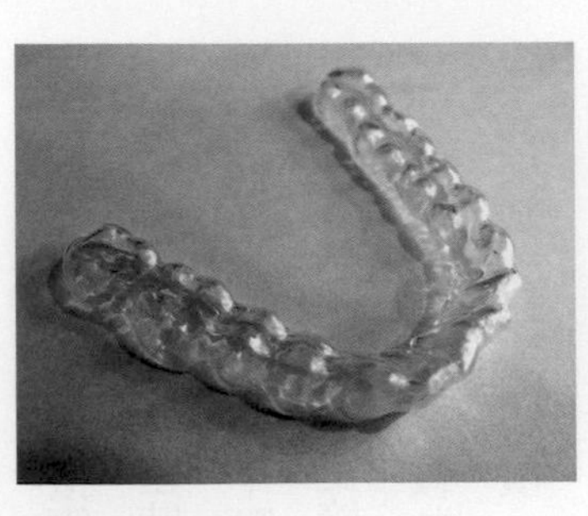

圖13-1　咬合治療用的咬合板
以透明樹脂製成的咬合板。由於樹脂便於簡單切削和填補，因此很適合作為調整咬合的材料，但是不堪長期使用。

咬合板治療

在齒列上方製作一個名為咬合板，形似護齒套的板子，藉由這個器具建構新的咬合，再修正回下顎的位置。此方法就稱為咬合板治療。

咬合板為活動式，由塑膠樹脂製作而成（圖13-1）。樹脂是一種可簡單削減及填補的方便材質，因此用於調整下顎位置再適合不過了。

若是工廠製造的工業產品，即使零件的位置偏移，也可以正確計算出哪裡偏了幾公釐，但人體可沒有這麼簡單。一定程度的修正結束之後，還要不斷反覆確認，檢查身體是否異常，咬合是否安定習慣，同時誘引下顎前往理想適當的位置。

咬合板為活動式，因此可以輕鬆取下，但一旦摘除，下顎的位置又會回到原本不好的狀態，所以必須盡可能地長時間不間斷配戴。

另外，樹脂製的咬合板雖然容易調整和削減，但相對地，長期使用之後容易變質，或是出現磨損和毀壞，因此也要特別注意。

圖13-2A～D中，簡單地說明了咬合板治療的過程，但依據齒列、齲齒、缺損狀態，治療程序的難易度也有所不同。例如在A圖中，上下牙齒咬合時毫無縫隙，但將顎位矯正回正確的位置後（D），上下牙齒的咬頭和咬窩關係卻改變了，彼此間產生空隙。這時就必須進行補綴治療或矯正治療。

無論是咬合調整還是咬合板治療，每個人身體症狀的改善程度都不盡相同。

使用咬合板的治療病例

圖13-3是使用咬合板的治療病例。患者為十八歲的男性，初診時，左側牙齒有倒咬現象，下顎顯著地向左偏移。如同插圖所示，可以看出下顎明顯向左偏移（右上）。

這個患者常常感到身體不適，肩頸的痠痛僵硬症狀十分嚴重，其他還有背部痠痛、頭痛、嘴巴開合時左顎關節會有雜音且難以移動，耳鳴，容易感到疲勞等等，長年來苦於諸多病痛。肩頸和背部的痠痛嚴重到他從小學高年級起，就必須接受脊椎矯正療法，也有注意力不集中的情況，只要站著就感到疲累，夜晚無法仰躺入睡，總是面向左方側睡，情況相當引

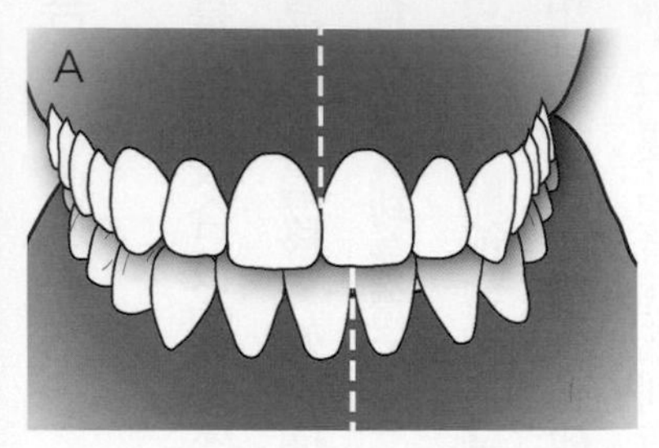

咬合時下顎明顯向左偏。虛線是上下顎骨的中心。（注意：有時下顎位置正常，僅是齒列偏移。這並不是顳顎關節症候群候。）

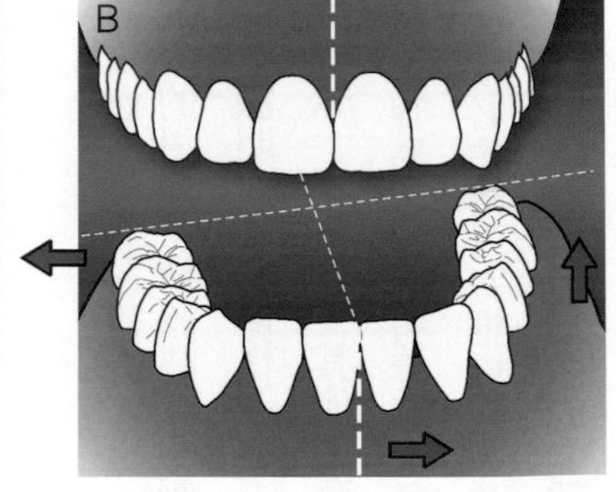

大多時候，下顎都像是被扭轉般，呈現出立體複雜的位移狀況。

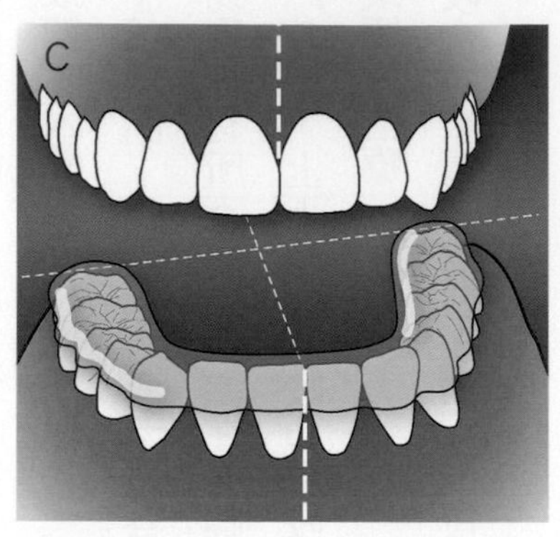

透過使用咬合板，修正往前後左右扭曲的下顎偏移。

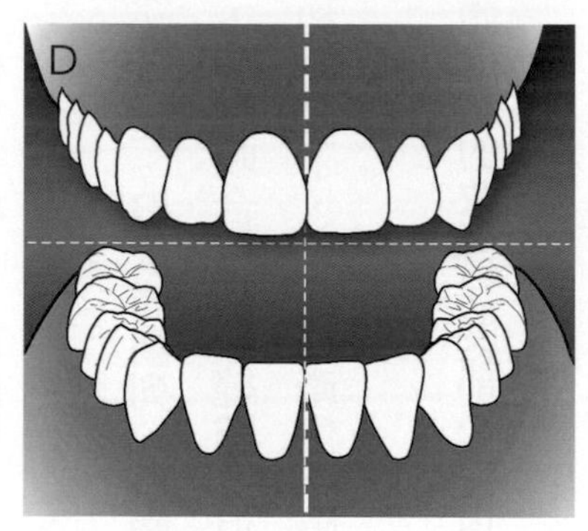

邊確認身體症狀有無改善，邊修正下顎的位置，治療宣告結束。

圖13-2　咬合板治療的流程

治療前

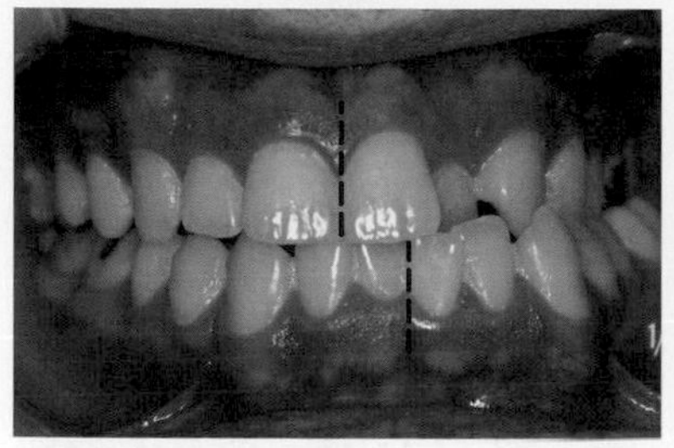

虛線是上下顎的中心。可知下顎大幅度往左偏移。進行咬合治療後，用咬合板進行顎位的修正。

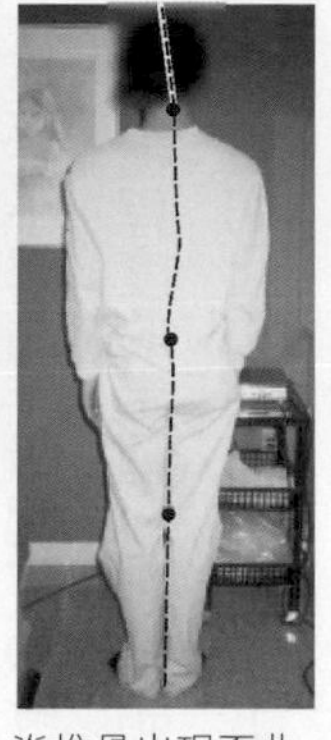

脊椎骨出現歪曲。

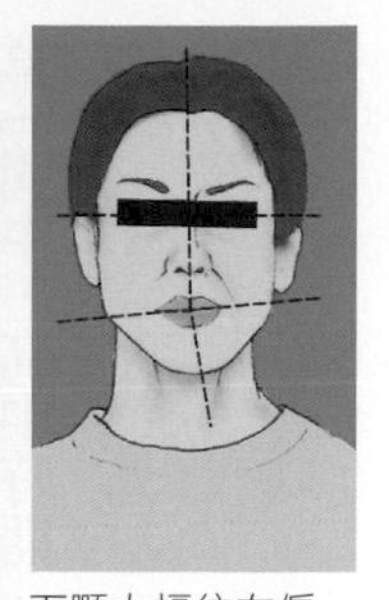

下顎大幅往左偏，咬合面也向左上方歪斜。

咬合治療結束後

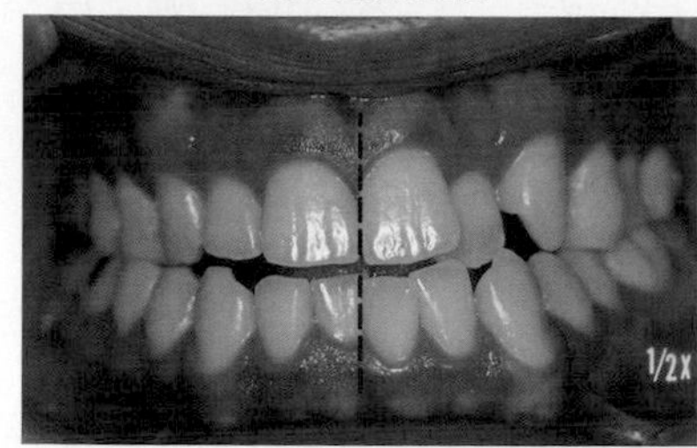

頸部還會有些許痠痛，但肩膀和背部的痠痛、容易疲勞、耳鳴（左耳）、下顎運動障礙等症狀都已改善。之後決定進行矯正治療調整齒列。

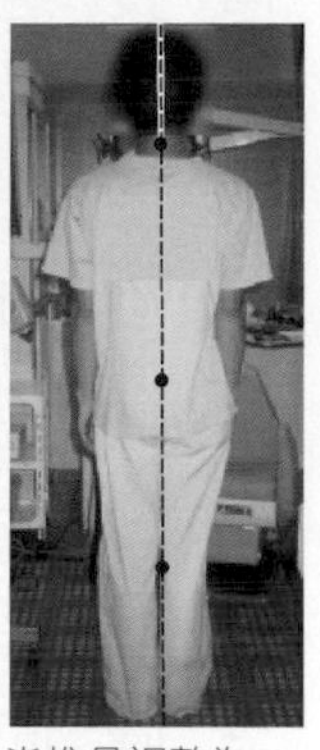

脊椎骨調整為一直線。

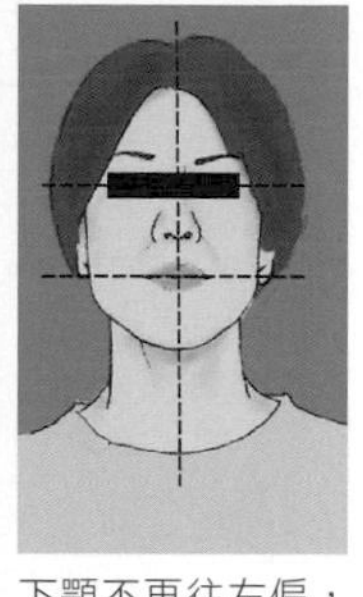

下顎不再往左偏，臉型變得端正對稱。

矯正治療結束後

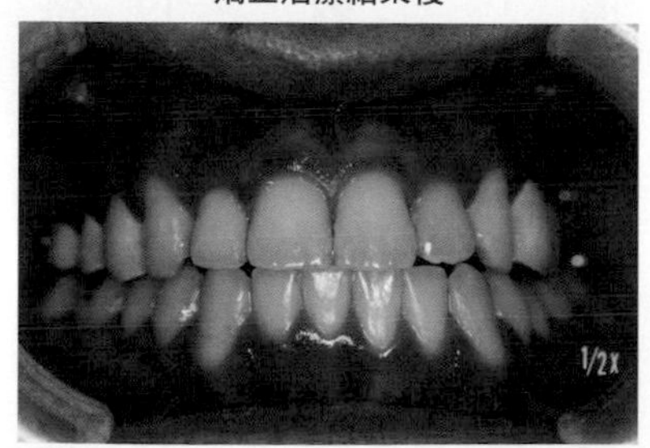

圖13-3　使用咬合板的治療病例

人同情。觀察其站姿後，只見他的右肩大幅下垂，脊椎骨的線條產生彎曲（上排中央）。

開始進行治療後，首先從咬合板治療著手，誘使患者向左大幅傾斜的顎位回到理想適當的位置。經過好幾次咬合板的微調整後，初診時的症狀改善許多。可以看出下顎的線條和站姿都變得相當筆直（中排中央和右圖）。

咬合治療結束後，接著進行矯正治療，以改善門牙區塊的齒列不整和咬合。下排圖片是矯正治療結束後，口腔內的狀態。

這位男性因齒列不整，導致左側後牙的上下位置關係出現錯亂，引發了顳顎關節症候群。這種退化型的顳顎關節症候群以二十多歲的年輕人為主，有逐漸增加的趨勢。從這位男性是從小學高年級起才為身體不適所苦，可知他是在那段期間萌發恆齒齒列，造成下顎的位置某種程度的定型。希望諸位家長盡可能在小孩恆齒萌發的時候，檢查他們的咬合是否健全安定，如此才能儘早解決下顎的問題（請參照第2章「小學時期（6～12歲左右）」及第3章「國中・高中時期（13～18歲左右）」）。

第14章

智齒的害處

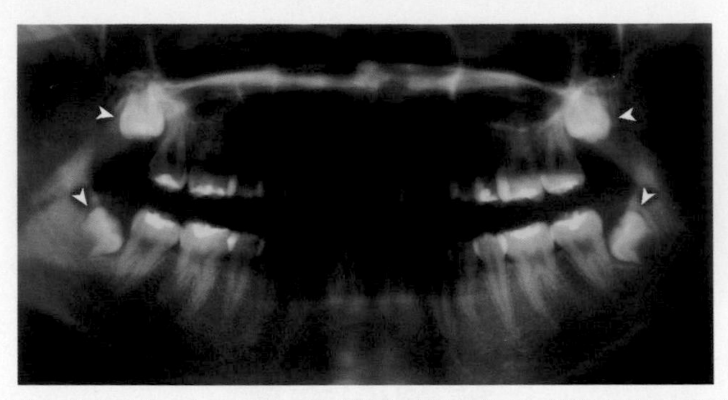

圖14-1　16歲學生的Ｘ光片。在此階段，智齒還位於顎骨當中，僅發育出牙冠的部分（箭頭所示）。還要再一段時間才會長出。

何謂智齒

位在齒列最後方，自正中門牙往後數去的第八顆牙，就稱為「智齒」（圖14-1）。

恆齒自上小學之後開始萌發，對於開心地守護著孩子成長的父母而言，換牙是可以令他們實際感受到孩子長大的一件喜事。但智齒的萌發卻是在二十歲前後，即便是再疼愛孩子的父母，也無法再關心注意到，因此對於智齒，在日本才會出現「親不知」這個別稱。

「親不知」這個名稱與其他牙齒相比之下十分特別，也因為它是從開始學習學問之際長出，因此又稱為「智齒」。

方才說過智齒位於齒列最後方，但近年來因為退化的緣故，有很多人自出生時就沒有智齒。

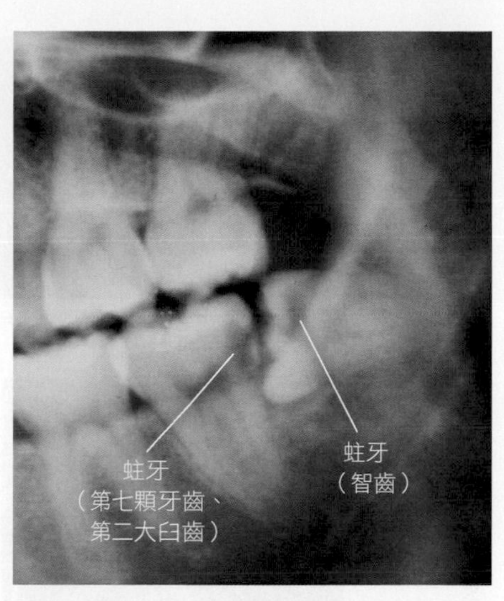

圖14-2　智齒與前方（第七顆）牙齒接觸的部分產生蛀牙，在X光片中顯示為黑色。

智齒引發的各種問題

現代人的顎骨皆退化變小。因此最後生長，位於齒列最末端的智齒無法獲得充足的生長空間，常常緊貼在前一顆牙齒上。即使正常長出，也很難建立理想的咬合，而阻礙到協調的顎骨運動，引起的問題相當多。

以下針對「智齒引發的問題」做具體的介紹。

鄰接齒出現齲齒和牙周病

智齒生長於顎骨的最後方，因此很難刷洗。再加上經常傾斜生長，或是被牙齦覆蓋住大半牙齒，所以即便是再厲害的刷牙專家，也無法徹底清潔乾淨。當然，智齒馬上就會出現蛀牙和牙周病。

一旦智齒出現蛀牙，就如同一箱橘子裡有一顆橘子腐爛了般，前方接觸的牙齒也會跟著產生蛀牙（圖14-2）。也許有人認為「就算智齒蛀牙，拔掉就好啦」，但一旁受到牽連而蛀掉的鄰接齒（第七顆牙）卻是必須使用一輩子的重要牙齒。牙周病也一樣，會吸收掉前方牙

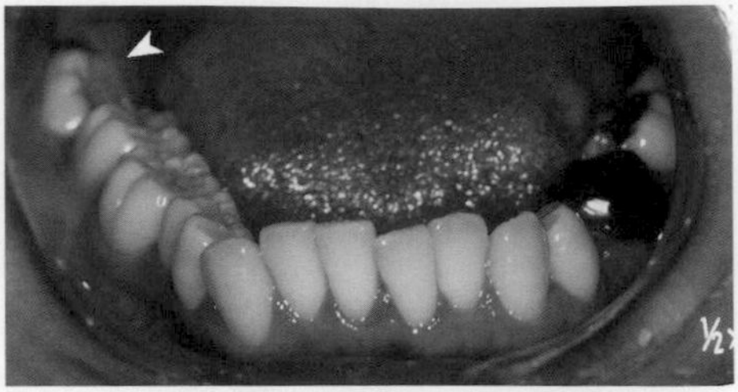

圖14-3　智齒生長於牙弓的最後方（箭頭所示）。

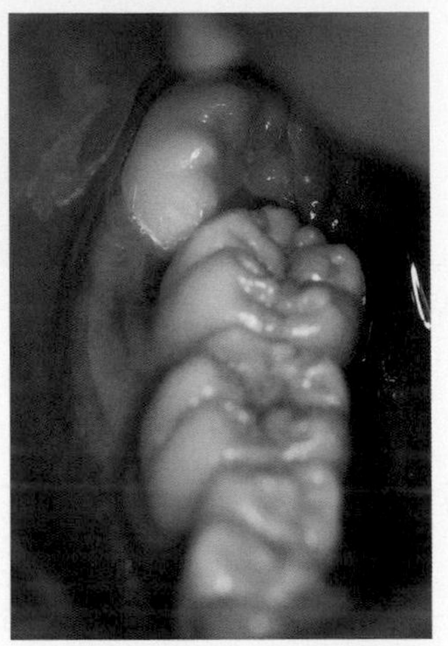

圖14-4　智齒受前方牙齒影響，位置跟著歪斜。有部分牙齦覆蓋於其上。

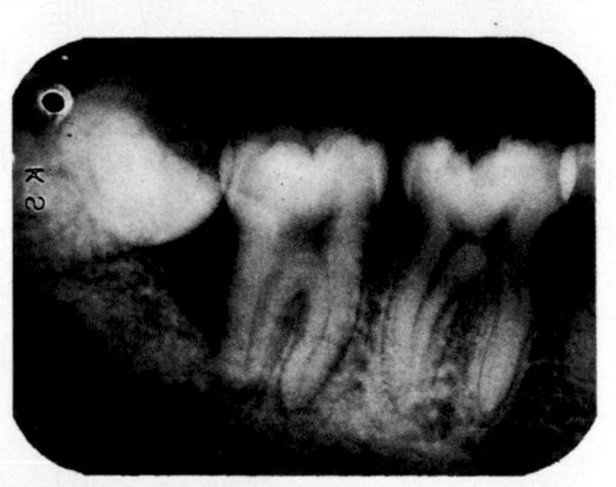

圖14-5　智齒與鄰接齒之間的齒槽骨明顯出現吸收的現象。

齒貴重的齒槽骨，嚴重時甚至不得不拔牙。

圖14-3～14-7是因智齒的關係，導致鄰近大臼齒必須拔牙的例子。見圖14-3，可看出齒列的最後方長出了智齒。放大來看，只見智齒貼在前方牙齒上，被部分牙齦覆蓋住（圖14-4）。再看X光片（圖14-5），兩顆牙齒間的齒槽骨明顯被吸收。由於齒槽骨的吸收過於劇烈快速，拔掉智齒後，前方的大臼齒齒槽骨仍然持續吸收，最終不得不拔牙（圖14-6、14-7）。

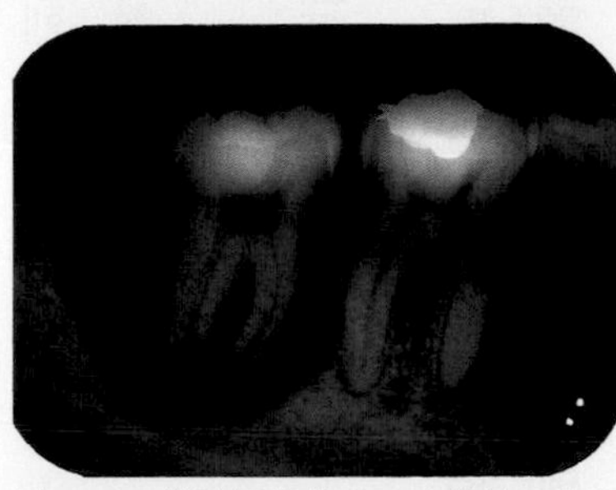

圖14-6　拔除智齒後，一旁的第二大臼齒的齒槽骨仍持續吸收，在X光片中，原為齒槽骨的部分變成一圈包覆著牙齒的黑暗。

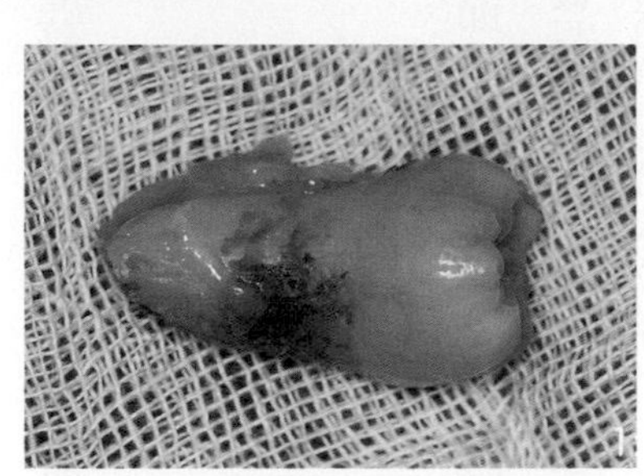

圖14-7　最後不得不拔掉的第二大臼齒。智齒導致患者失去了重要的一顆牙齒。

牙齦發炎與化膿

刷洗不到的智齒，不僅蛀牙，牙齦也會出現發炎症狀（智齒牙冠周圍炎）。嚴重時會伴隨劇烈的痛楚，難以進食。如果炎症蔓延到智齒附近的咬肌等咀嚼肌，會導致嘴巴無法張開，用餐更加困難。

顳顎關節症候群

「顳顎關節症候群」是指下顎關節及肌肉痠痛、開合時下顎會有雜音，無法張開嘴巴等，下顎運動出現障礙的一種疾病。硬是自狹窄空間中勉強長出的智齒會打亂咬合的平衡，對顎關節造成異常的負擔，因而演變為顳顎關節症候群。

齒列不整

有時下顎智齒長出後，下顎門牙的齒列會突然變得凌亂擁擠。這是因為智齒自齒列後方往前推，不夠安定偏離原本位置的門牙受到影響而更加惡化。

對上顎臼齒的害處

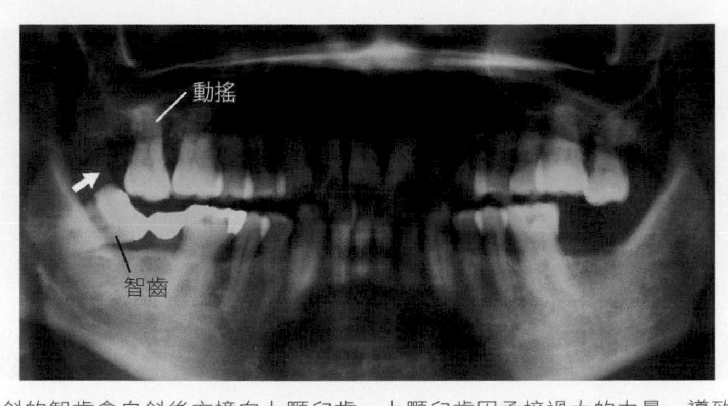

圖14-8　傾斜的智齒會自斜後方撞向上顎臼齒。上顎臼齒因承接過大的力量，導致齒槽骨吸收，開始動搖。

每次移動顎骨，下顎的智齒都會自斜後方撞向斜上方的上顎臼齒。倘若下顎的智齒發生挺出（往上伸長）或傾斜，對於上顎臼齒的衝撞更是強烈。這種情況持續一段時間後，上顎臼齒就會慢慢開始動搖，終有一天不得不拔牙。

比較上顎臼齒和下顎智齒，下顎智齒的骨頭與構造都比較緊密結實，因此一旦發生碰撞，大多時候下顎智齒都不會有所損傷，反而是上顎臼齒開始搖搖欲墜（圖14-8）。

與蛀牙時一樣，這種情況也有可能因為智齒而失去必要的寶貴牙齒，因此要特別注意。

拔除智齒時的注意事項

每當向患者提及拔除智齒的必要性時，都會聽到

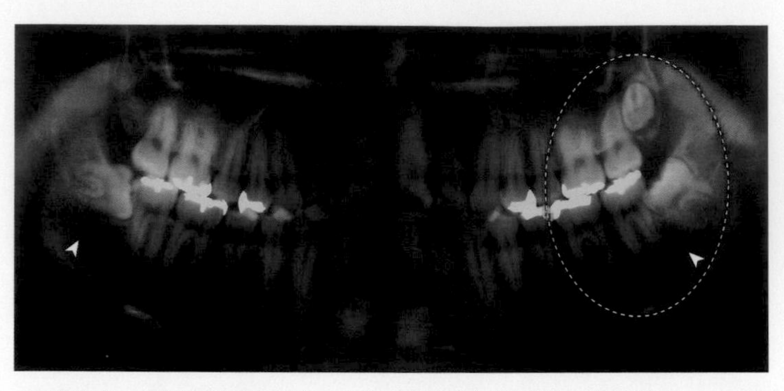

圖14-9　下顎骨中，有個通過智齒下方，名為下顎管的神經通道（箭頭所示）。右側虛線部分的放大圖就是圖14-10。

「一定很痛吧」、「會腫起來吧」這種負面消極的回應。看來拔除智齒極不好受一事，已經廣為流傳。

但是，會讓人對拔牙產生此種負面印象的，幾乎都是下顎智齒。至於上顎智齒，雖不能概括論定，但大多都能輕易拔除，而且很快就會癒合。

相比之下，下顎智齒較難拔除，癒合的速度亦相當緩慢，而且拔牙時的危險性也高，與上顎智齒有著天南地北的差別。其相異之處甚至讓人覺得，上顎與下顎智齒應該分別改名才對。

雖然也有情況特殊的病例，但一般來說，拔除上顎智齒時，並不需要太過擔心。至於下顎智齒，則建議各位一定要仔細聆聽主治醫師的說明，並確實擬定拔牙的治療計畫。

下顎智齒很難拔除的理由之一，在於「神經」的存在。下顎智齒附近存有所謂的下顎齒槽神經，拔牙時必須特別注意，以免損害到這條神經。

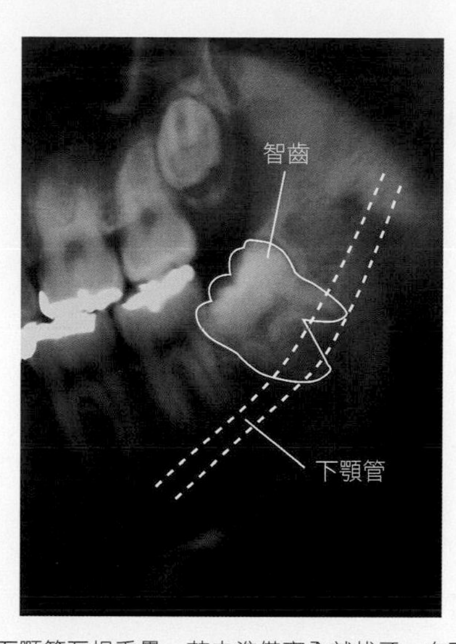

圖14-10　智齒的根尖與下顎管互相重疊。若未準備齊全就拔牙，有可能傷害到神經。

觀看X光片，可以發現顎骨中有兩條平行的線，其就像貫穿顎骨的自來水管的管子般，稱為下顎管（圖14-9）。血管和方才提及的下顎齒槽神經就存在於其中。大多時候，智齒的根尖都相當接近下顎管，或是與下顎管互相接觸。在這種情況下，若粗心草率地拔除智齒，就有可能傷害到神經（圖14-10）。依據損傷的程度，症狀也會有所不同，但下顎嘴唇直至臉頰可能會產生麻痺的現象。

現代年輕人顎骨退化的趨勢相當顯著，智齒與下顎管幾乎纏繞在一起的病例也增加許多。若有損害神經的危險性時，建議先進行電腦斷層掃描，詳細檢查過後再進入拔牙此一步驟。

第 15 章

牙周病

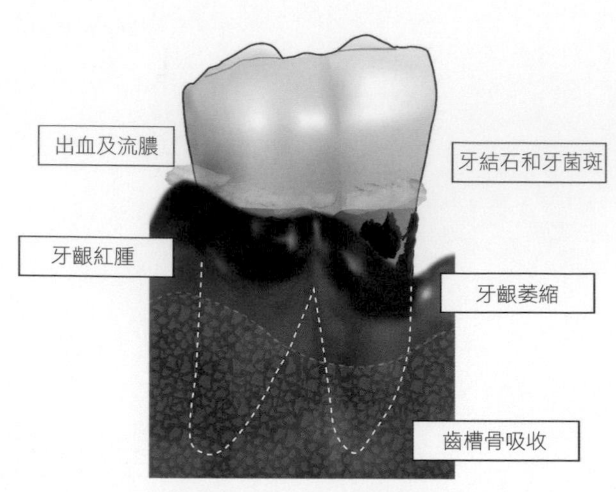

圖15-1　罹患牙周病後，牙齦會有紅腫、出血和流膿等症狀出現。即使沒有上述的急性症狀，牙周組織的破壞仍在進行，如齒槽骨吸收、牙齦萎縮和牙根露出等等。

三十歲世代的人約八成有牙周病

以往將牙齦疾病稱為「齒槽流膿」，但現在統稱為「牙周病」。這全多虧了牙膏和牙刷的電視廣告宣傳。也許是廣告達到了效果，據說牙膏與牙刷的銷售量也以相當快的速度持續成長。

但另一方面，日本厚生勞動省（相當於台灣的衛生署）公布了驚人的調查（牙科疾病實態調查），根據資料顯示，二十歲世代已有七十％以上的人出現牙周病的徵兆，三十歲世代則超過八十％以上，六十歲世代甚至高達九十％。而且近來小學生甚至年輕人罹患牙齦炎的比率也有攀升的趨勢。

即便是現今這種無論何時何地都能買到各式牙膏和牙刷，全國「預防牙周病」意識

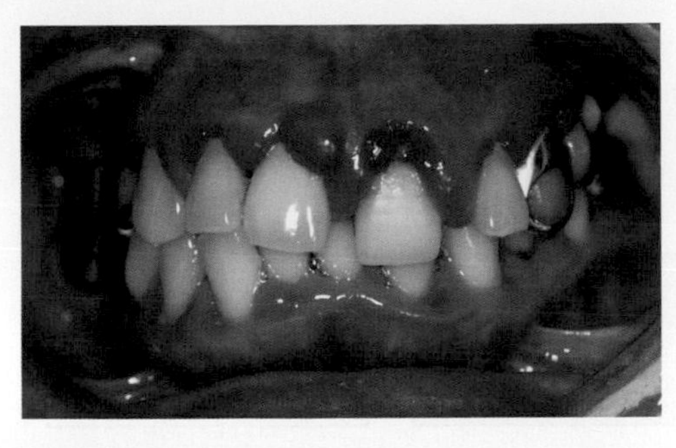

圖15-2　持續惡化的牙周病
整個口腔都遭到牙周病的侵蝕。齒槽骨不斷吸收，門牙牙齦嚴重紅腫，牙齒出現位移。其他牙齒也搖搖欲墜，牙齒與牙齒之間出現偌大的空隙。

高漲的時代，情況仍然如此嚇人。關於牙周病，現在還有難以計數的問題尚待解決，光靠牙刷和牙膏無法跨越這座巨大的高牆。

何謂牙周病——牙齒的地層下陷

「牙周病」顧名思義，是一種「牙齒周圍」組織的疾病，而牙齒周圍的組織即是指牙齦和齒槽骨。

有時牙齦會紅腫，疼痛流膿；有時沒有急性症狀，而是不知不覺的後退萎縮，漸漸露出牙根（圖15-1）。牙齦中的齒槽骨逐漸吸收，牙齒開始動搖不穩。有時甚至會有齒列改變的情形發生（圖15-2）。

也有許多患者表示，引人不快的口臭非常令人煩惱，早上會因為口中有如堆滿了膿般的不適感而醒來。

如上所述，牙周病是指原為牙齒底座的部分逐漸腐蝕吸收的狀態，會造成咀嚼能力衰退，終有一天失去牙

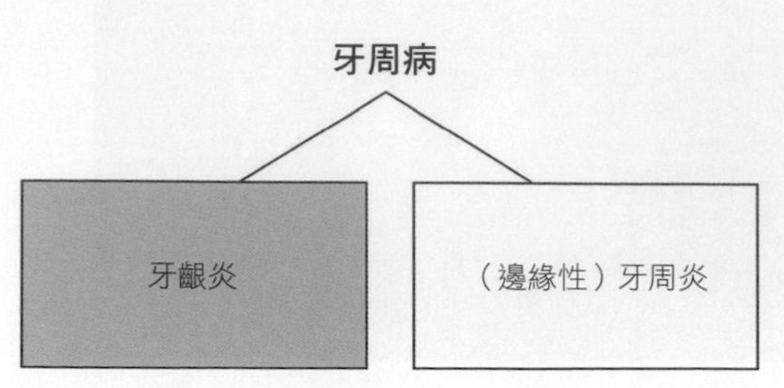

圖15-3　牙周病分為「牙齦炎」和「牙周炎」。「牙周病」是所有牙齦病症的總稱。

齒，有時，甚至連毫無損傷的潔白牙齒也會突然脫落。

牙周病的可怕之處在於初期幾乎沒有任何徵兆。如同先前所述，在日本三十歲世代的人當中，約莫八成罹患有牙周病，但大部分的人似乎都是在病狀進行到某種程度後，才積極展開治療。另外，儘管病狀持續進行，但多是慢性地緩緩擴散，等牙齒開始搖晃，覺得紅腫疼痛時，拔牙的可能性已一口氣飆高。邁入中老年後，牙周病是失去牙齒的最大主因。為了一生都能用自己的牙齒咀嚼食物，千萬不能錯過牙周病初期的徵兆，並且要進行適當的治療。

牙周病依周圍組織的破壞程度，分為「牙齦炎」和「牙周炎」兩種。牙齦的所有疾病總稱為「牙周病」，但當中又包含「牙齦炎」和「（邊緣性）牙周炎」兩個領域（圖15-3）。

牙齦炎——牙周病的初期徵兆

所謂「牙齦炎」，是指牙齦泛紅腫起的狀態。有時也會感覺疼痛或酸麻，但齒槽骨尚未吸收。

富有生命力的健康牙齦緊實有彈性，帶著具透明感的明亮深粉紅色。如圖15-4所示，健康牙齦的特徵即是齦緣、附著齦和游離齦各自的界線都清清楚楚。還有，齒間部的形狀呈現直線的銳角。

罹患牙齦炎時，齒間部的牙齦會變成一個紅腫的大包。另外沿著牙齒輪廓生長，名為齦

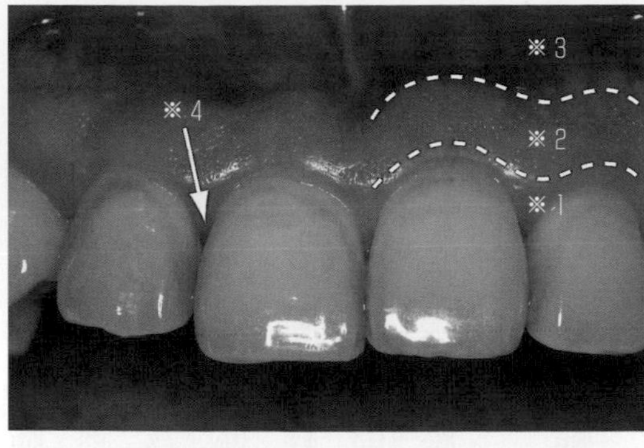

圖15-4　健康的牙齦
齦緣（※1）、附著齦（※）、游離齦（※3）的界線十分清楚。牙齒與牙齒之間呈現直線的銳角（※4）。

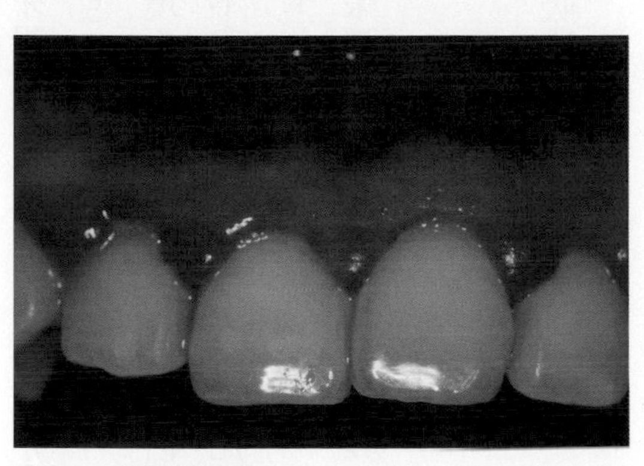

圖15-5　牙齦炎的牙齦
齒間的牙齦紅腫，但齦緣、附著齦和游離齦的界線還相當清晰。

緣的地方也會出現帶狀紅腫。罹患牙齦炎時，炎症只會出現在牙齒的邊緣部分，因此附著齦與游離齦的界線仍相當清晰（圖15-5）。

牙齦炎的最主要成因為口腔環境不潔，但如果是年輕人或活力旺盛的人，即使紅腫的程度十分嚴重，發炎症狀也僅局部，不會再惡化。但如果是身體比較虛弱的人，由於組織的抵抗力不足，儘管紅腫程度輕微，也有可能快速惡化到下一個階段，也就是牙周炎。

在牙齦炎的階段，牙周組織尚未遭到破壞，齒槽骨也還未吸收，因此若能在此階段克服牙周病，就能將損壞程度壓至最低。

牙周炎——牙齦萎縮．骨頭吸收

到了「牙周炎」的階段，齒槽骨和牙周韌帶等牙齒周邊組織會逐漸遭到破壞。牙齒與牙齦的交界處（牙齦溝）也不斷下陷加深，形成牙周囊袋（圖15-6）。膿會自牙周囊袋中溢出，牙結石則開始於囊袋深處累積。

雖然也有牙齦紅腫等症狀，但當牙周炎是在不知不覺的情況下惡化時，齒槽骨會慢慢被破壞，且不會有任何痛感等自覺症狀（圖15-7）。

待齒槽骨被破壞到一定程度後，接著就會發現牙齒開始鬆動。剛開始會有牙齒浮動的

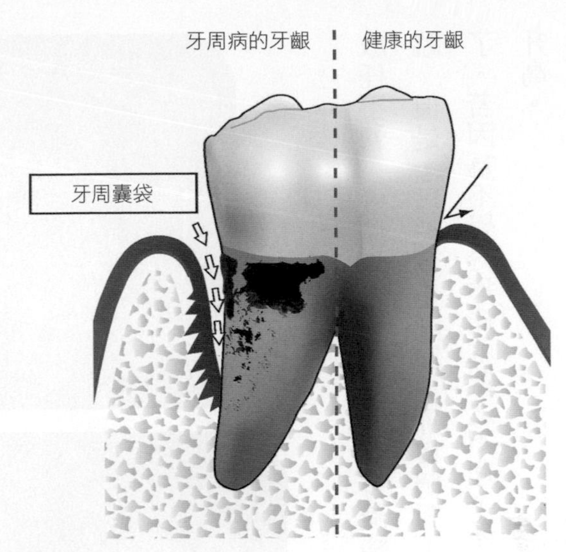

圖15-6　牙周囊袋
牙齒與健康的牙齦間1～2公釐左右的凹陷處染上牙周病時，會異常地往下凹陷，形成深袋狀的區塊。當中會開始堆積牙菌斑和牙結石。

感覺，接著牙齒與牙齒之間容易阻塞食物，搖晃程度加劇後，牙齒就會傾倒或位移，甚至連齒列也跟著改變（圖15-8）。

多數時候，牙周炎都是緩慢進行，僅有輕微的疼痛和紅腫。但一旦身體狀況惡化，對牙周病的牙齒造成刺激時，病症就會轉為急性，隨著劇烈疼痛和嚴重紅腫，也會流出大量的膿。

有時咬到某些堅硬食品，或戳刺到牙籤之類的物品時，遭受刺激的部分牙齦也會紅腫。有時由於感冒或染上其他疾病而全身虛弱，整個口腔的牙齦也會跟著紅腫。無論如何，當病症暫時性的轉為急性時，人會感到牙齦紅腫和疼痛，大多數人會做些緊急處理，或直接放任不管，慢慢的，急性症狀就會減緩回復慢性狀態，先前的紅腫就會如同假象般消失無蹤。但是，這裡正是關鍵，那樣絕對不是牙齦治癒了，單純只是回復到原本慢性的狀態罷了。若因為不覺得疼痛就置之不理，牙周病會繼續一點一滴地侵蝕，導致拔牙的可能性不斷升高。

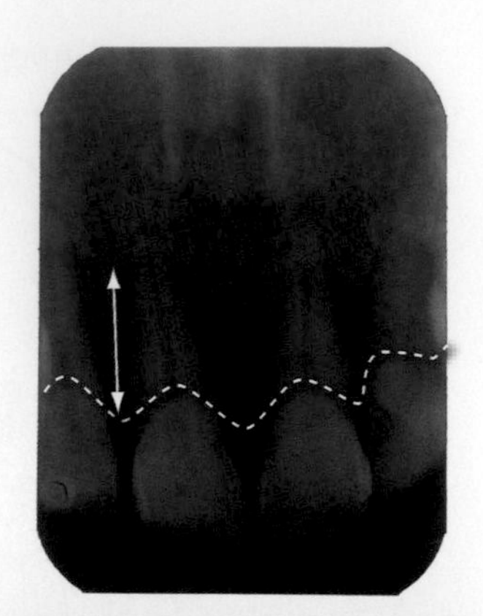

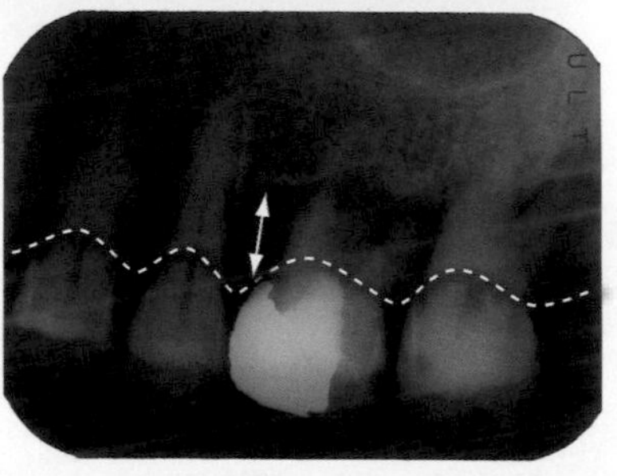

圖15-7　37歲女性的門牙（上圖）和後牙（下圖）。由於發生齒槽骨吸收，原本應該生長至虛線處的齒槽骨已吸收退化到靠近牙根尖端。

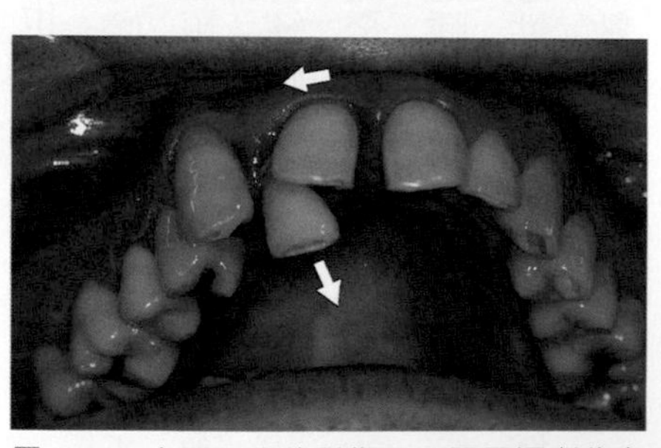

圖15-8　在牙周病的影響下，門牙逐漸往左偏，與鄰接齒之間形成了偌大的空隙。

牙周病的成因

形成牙周病的原因大致分為兩種（圖15-9）。

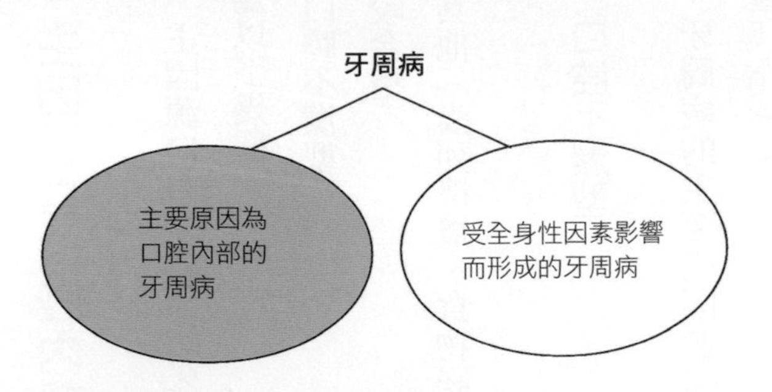

圖15-9　牙周病的成因
依據成因大致分為僅限於口腔內部的牙周病，和全身性因素引起的牙周病。

其中之一主要的原因是口腔內部的牙周病。診斷出有牙周病的患者約莫半數都是屬於此種類型。

雖然，有些患者前來就診時，苦惱的表示：「看了好幾間診所，牙周病就是治不好！」但大多數都能靠適當的治療和確實的刷牙便解決問題。

另一個則是全身性因素引起的牙周病。

這種牙周病是由於全身性的因素導致身體虛弱而形成。此種情況下，只靠口腔內部進行技術性治療是無法改善的，必須解決全身上下的問題才行。另外，縱使是醫師未宣布具體疾病名稱，亦即無法判斷為何種疾病的狀態下，有時身體對於牙周病的抵抗力也會下降，這種情況也有可能會形成牙周病。

明明很努力刷牙和接受牙齒治療，卻無法阻止牙周病惡化！有這種煩惱的人，可能必須檢查看看自己全身的健康問題。

此外，牙周病的成因很少是單一要素，通常大多數的患者都是同時並存口腔與全身性的問題，基於複雜的多項因素而形成牙周病。這種情況下，必須從各方面進行診斷和治療。

主因源自口腔內部的牙周病

主因源自口腔內部的牙周病，是在既定存在的問題範圍內發現了牙周病，並且可以再細分為以下幾種。

- 口腔不潔型
- 咬合型
- 其他（齒列擁擠、食物嵌塞、齒軸傾斜、不適當的補綴物、智齒等等）

口腔不潔型

牙周病的主要成因並非全身性問題，而是不當刷牙時，會歸類為口腔不潔型的牙周病（圖15-10）。

一旦刷牙不當，牙菌斑和牙結石就會緊緊黏附在牙齒上。

據說一公克的齒垢當中含有一億至十億的細菌。牙菌斑幾乎可說是細菌的凝聚體，絕不是食物殘渣而已（圖15-11）。

另外，牙菌斑與唾液中的鈣質結合後的固狀物就是牙結石。牙結石可說是一種封入牙菌斑細菌的化石（圖15-12）。

細菌會製造出破壞牙周組織的毒素與酵素，因此牙周病會從沾附有牙菌斑和牙結石的部分開始發病（圖15-13）。

如前所述，在全身健康沒有問題的病例中，牙齦會對細菌展現出明顯的排斥反應。

在沾附有牙菌斑和牙結石的齦緣上，出現發紅、腫脹、出血、排膿等典型的發炎症狀，

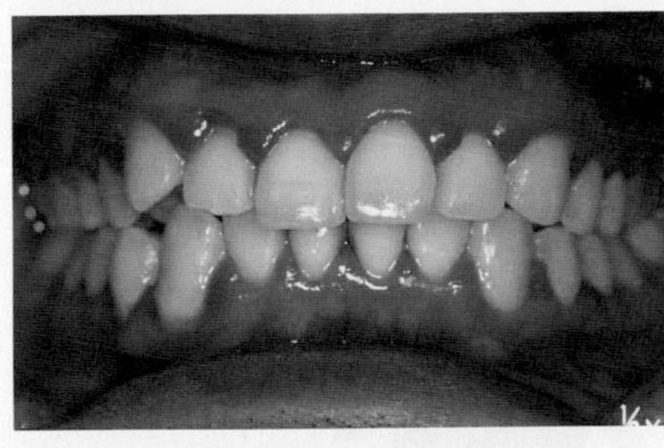

圖15-10　口腔不潔型的牙周病
齒間部的齦緣發紅腫脹，但附著齦唇側仍然維持正常的狀態。

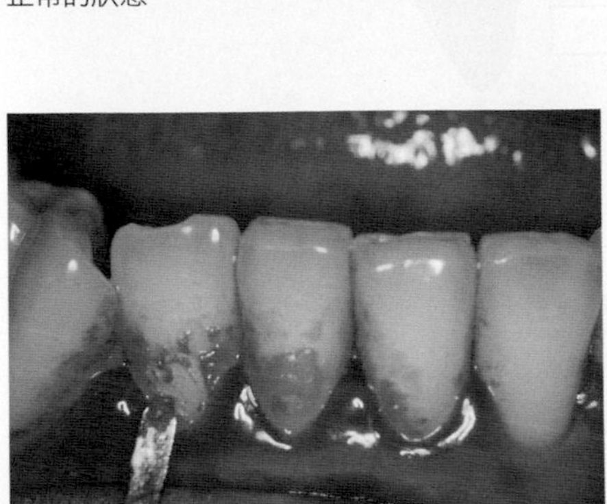

圖15-11　為了便於觀察，塗上牙菌斑顯示劑的照片。當中含有大量的細菌。

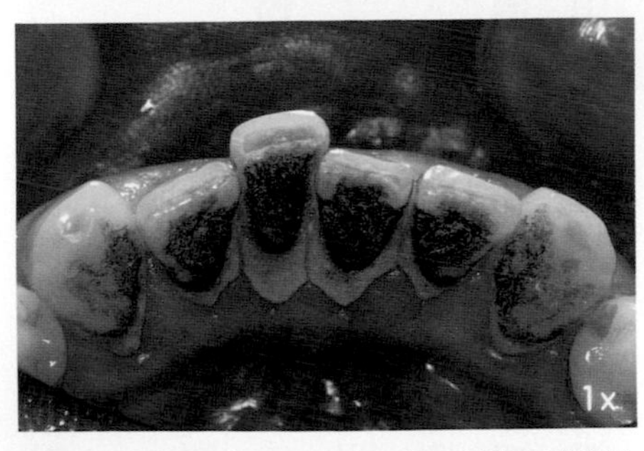

圖15-12　牙結石的照片。牙結石就像牙菌斑的化石，將細菌和細菌排出的毒素一起封在裡頭。

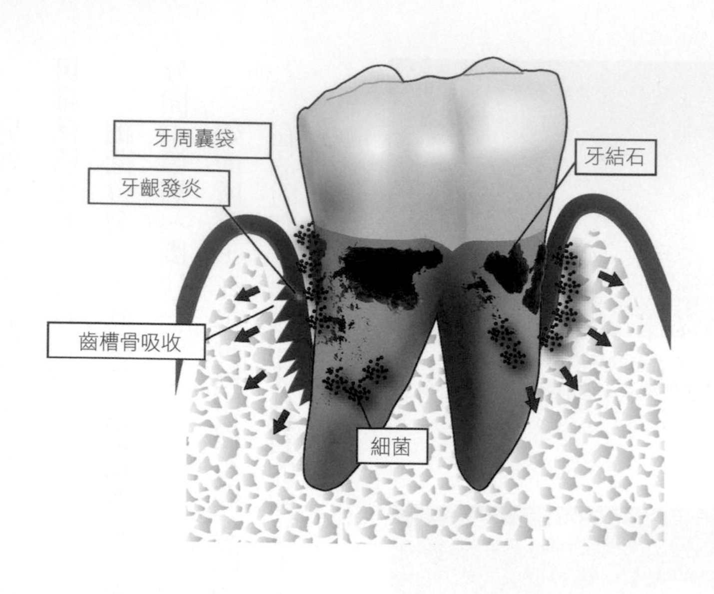

圖15-13　細菌毒素引發的牙周病
大量細菌存在於牙菌斑和牙結石當中。細菌會製造毒素，使牙齦發炎，並逐步破壞齒槽骨。

這是因為人體產生了發炎細胞浸潤的防禦反應。

另一方面，稍遠處的附著齦仍緊實地呈現漂亮的粉紅色，而離齒頸部（牙齒與牙齦的交界）更遠的游離齦（參照圖15-4）則幾乎不受影響，展現出健康的色澤。只要身體健康，即使牙齦對於細菌此一外敵表現出明顯的防禦反應，內部仍能維持一如既往的狀態。在這種情況下，儘管拍攝X光片，也會發現齒槽骨沒有吸收，表層清晰地殘留著稱作緻密骨的硬質層。健全的牙周組織的抵抗力，會如同優秀的國境警衛隊般，保護我們的身體不受外敵侵犯。

咬合型——牙齒過勞而引發牙周病

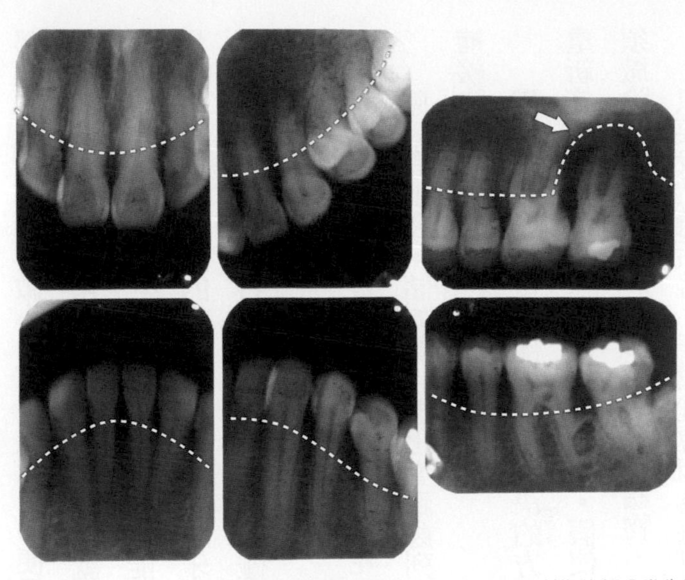

圖15-14　外傷性咬合的X光片（虛線是齒槽骨的位置）。只有箭頭所指的部分發生了嚴重的齒槽骨吸收。

觀察圖15-14的X光片，可以發現僅有某顆特定的牙齒發生了齒槽骨吸收，其他牙齒並無任何問題。這種情況下，牙周病的成因多是源自於咬合，也就是說特定牙齒與對咬齒之間可能有某些問題存在。

牙齒也是一種構造，若對其施予超過容忍範圍的力量，就會產生問題。其中之一為「齒槽骨吸收」。

牙齒雖然能夠承受相當龐大的咬力，卻禁不起來自水平方向的動搖，倘若經常有強大力量自水平方向施加而來，牙齒會開始鬆動，變得搖搖欲墜。

咬合型的牙周病就是基於此種咬合問題而產生的，各位也可以想像成是因為牙齒「過度勞動」而引發牙周病，這樣想必比較容易理解。

牙齒由門牙、犬齒、小臼齒、大臼齒各自分擔功能，並構成齒列，每顆牙齒都互相支撐鄰近的牙齒，具有微小的調整機能，即便承受強大的咬合力量，也不會受損。

舉例來說，利用門牙咀嚼時，臼齒就能休息，利用臼齒咀嚼時，則換門牙休息，用右側咀嚼，左側能休息，用左側咀嚼，右側能休息。如果上述的調整機能未順利運作，只有部分牙齒不斷承接強大的咬合力，就會形成牙周病，這種問題稱作下顎運動時的咬頭干擾；其他還有咀嚼時，某顆特定的牙齒一定會先碰撞在一起（早期接觸）的情況，此時這些牙齒也有可能出現牙周病的症狀。

那麼，為什麼會發生這種咬合干擾呢？

原因有很多，諸如顎骨退化導致齒列不整、牙齒缺損或異常移位、下顎偏移、不適當的補綴物等等。

僅是削除異常接觸部位就能解決的方式，稱為咬合調整。如果必須製作新的咬合，就要重新施以補綴治療，或是齒列矯正。假使是因為裝了不恰當的補綴物而造成這種現象，則必須撤除並重新裝上形狀合適的新補綴物。

只要我們還活著，牙齒就會因為每日的咀嚼而不斷遭到磨損，此稱為咬耗。即使沒有任何蛀牙，全部都是天然齒，咬合的平衡也會因為咬耗磨損而逐漸產生變化。更何況是以金屬和陶瓷等硬度不同的材質製作的部分牙齒，當然也會由於磨損的速度不同，咬合逐漸變得不協調。基於上述原因，人會在不知不覺間，將咬合力集中在特定牙齒上，因而產生外傷性咬合引起的牙周病。

為了預防這種情況發生，必須定期檢查咬合的狀態。另外，進行補綴治療時，也要特別注意調整咬合之間的平衡。

其他原因引起的牙周病

齒列擁擠

牙齒擁擠地生長在一起至幾乎重疊的狀態，就稱作齒列擁擠。這種情況下，很難刷牙，有時甚至根本無法刷牙。當然，就容易堆積牙菌斑和牙結石，引發牙周病。另外，得到蛀牙的危險性也相當高（圖15-15）。

牙齒藉由與鄰接齒和鄰接面緊緊相貼而得以保持穩定的平衡，因此齒列若是不整，咬合力也會變弱，一旦咬合之間不夠協調，就會引發前述的咬合型牙周病。

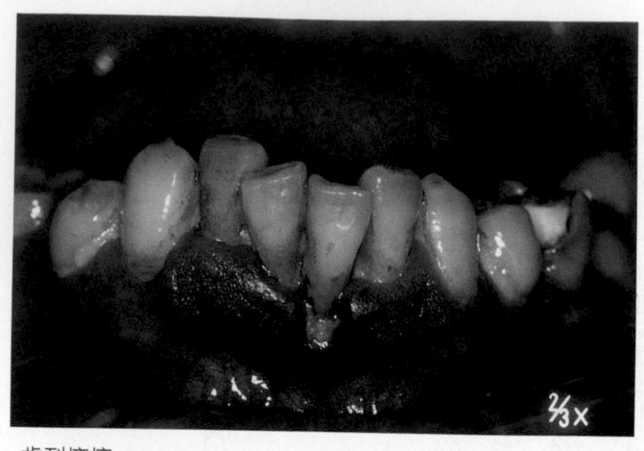

圖15-15　齒列擁擠
由於齒列凹凸不平，很難刷牙，容易堆積牙菌斑和牙結石，進而形成牙周病。

食物嵌塞

由於牙齒與牙齒之間的縫隙過大，食物常阻塞於其中，這種情況稱作食物嵌塞。如果經常發生，那個部分的牙齒就會發生齒槽骨吸收（圖15-16、15-17）。

齒軸傾斜

牙齒拔除後若置之不理，周圍的牙齒會倒向騰出的空間。若以牙齒傾斜的狀態持續咀嚼的話，傾斜側的齒槽骨就會出現吸收現象。先前說過，牙齒比較無法承受來自於橫向的力量，而牙齒傾倒後，咀嚼的力量會變成往牙齒左右兩邊施壓，導致傾側方的齒槽骨萎縮吸收（圖15-18）。

不適當的補綴物

當金屬冠或牙橋等補綴物與底座的牙齒之間出現空隙或落差時，就容易堆積牙菌斑，形成牙周病（圖15-19）。

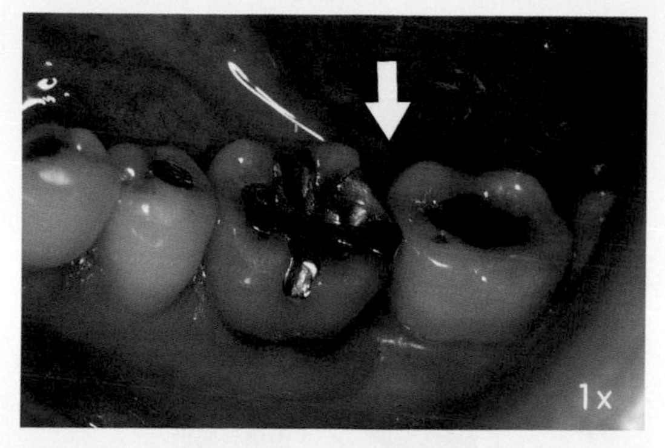

圖15-16　箭頭所指的部分常常阻塞食物殘渣（食物嵌塞）。

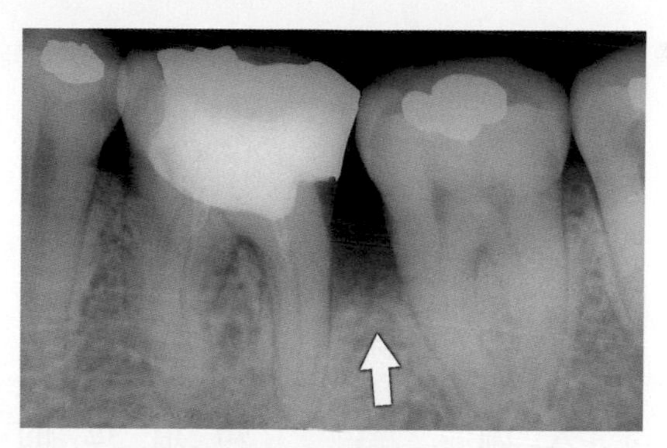

圖15-17　由於修復物與鄰接齒的接觸不佳，食物經常卡在此處（食物嵌塞）。可以看見下方的齒槽骨已溶解，X片中顯示為一片漆黑（箭頭所示）。

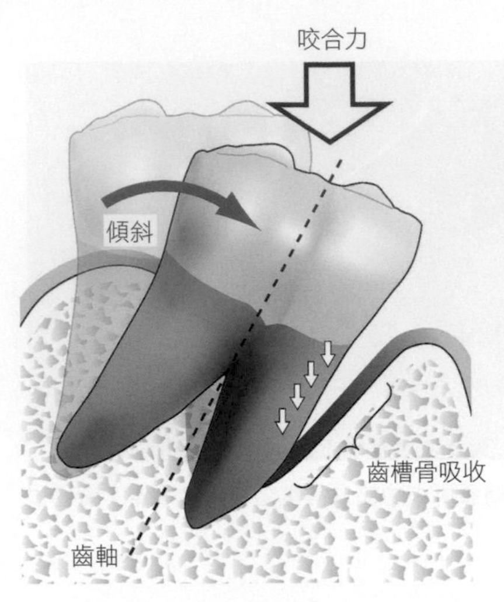

圖15-18　齒軸傾斜
齒軸傾斜後， 原本垂直的咬合力會變成一股自側邊撼動牙齒的力量，使得傾斜側的齒槽骨萎縮吸收。

空隙和落差若是過大，即便使用牙刷或牙間刷也難以清洗乾淨。牙菌斑和牙結石堆積之後，其中細菌的毒素會持續影響牙齒，造成牙周病，齒槽骨也會逐漸吸收。

為了防止這種情況，必須重新換上完全密合的補綴物，如此才能徹底清潔。

容易罹患牙周病的人

就算勤於刷牙，還是有人容易得到牙周病。對這一類人進行調查後，結果顯示出共通的問題，那就是在飲食生活上，他們都過度攝取砂糖和脂肪，而維他命、礦物質和食物纖維卻攝取不足。換言之，他們常吃的食物，都是既甜又軟的重口味食品，幾乎不含任何纖維，且因加工過度而失去了食物本身的養分。另一

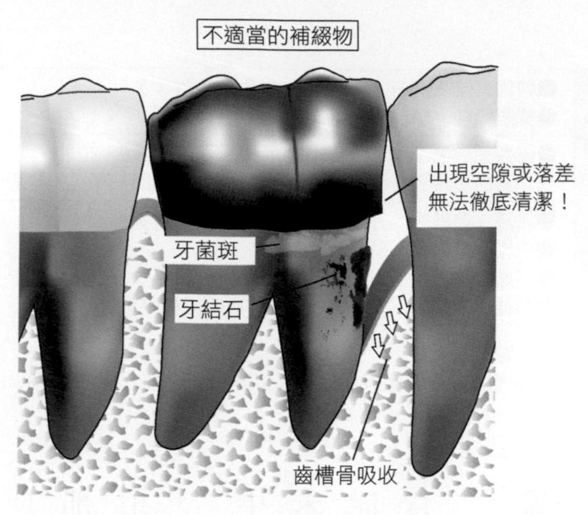

圖15-19　不適當的補綴物導致的齒槽骨吸收
不良補綴物使牙齒無法徹底清潔，牙菌斑與牙結石累積，引起牙周病。

方面，富含維他命及礦物質，可以燃燒過度攝取的熱量的必須食品，卻又攝取得不夠。而加工食品由於內含許多添加物，不僅會對健康帶來負面影響，也會導致免疫力低下，影響棲息於口腔內部和消化道裡的細菌的狀態。「容易罹患牙周病」的人，大多有著圖15-20中所列的傾向。

當全身的生命力下降，身為身體一部分的牙周組織生命力自然也會降低，理所當然的，病狀就會惡化，變成非常難以治療且快速惡化的牙周病。

臉部・指甲	●臉色欠佳（蒼白、暗紅色、面色土灰等等） ●雙眼無神　●皮膚、頭髮、指甲沒有光澤
全身症狀	●倦怠感、容易感冒、失眠、腸胃不好（便秘・拉肚子）、肩膀痠痛、頭痛、貧血、頭暈、手腳冰冷、視力衰退和眼睛疲勞、香港腳、過敏等等
臨床檢查	●血液：血糖值、總膽固醇值和中性脂肪值等偏高 ●血壓：高血壓、低血壓 ●眼底檢查：可看到彎曲的動脈 ●其他：貧血、GOT・GPT值（肝功能指標）偏高

圖15-20　容易罹患牙周病的人
若有上述症狀，可能會變成容易罹患牙周病且難以治癒的體質，請多加小心。

全身性因素擁有巨大影響力的牙周病

當全身性問題引起牙周病之際，牙齦會依每個原因造成的生命力低下，一一顯示出各自象徵性的變化。由於臉部或指甲與牙齦一樣，也是身體的一部分，因此會展現出相同的特徵。

必須特別注意的一點是，在「貧血・低血壓型」當中，儘管牙齦略微泛白，呈現還算漂亮的粉紅色，也幾乎未出現發炎反應，但齒槽骨的吸收卻是在急遽進行。這可能是因為組織已經衰弱到連引發炎症抵抗細菌的餘力也沒有了。

其他由全身性因素引起的牙周病主要特徵，已統整於圖15-21中。

圖15-22、圖15-23是「貧血・低血壓型」的牙周病，圖15-24～圖15-26則是「飲食生活型」的牙周病病例。

貧血・低血壓型	臉色、指甲色澤蒼白、牙齦顏色為偏白的淡粉紅色，質地上也偏薄，較為平坦且柔軟。雖然牙齦很少發炎，外觀正常，但會有強烈口臭，齒槽骨也會出現吸收現象。 經常有肩膀痠痛、倦怠感、便秘、手腳冰冷、失眠、皮膚乾燥、容易感冒等症狀。
高血壓・動脈硬化型	臉部、指甲、牙齦呈現暗紅色。 牙齦的質感較厚，略微肥腫。 炎症不僅出現於齦緣，也擴散至附著齦和黏膜。 有呼吸困難、懶散、倦怠感、肩膀痠痛、頭痛、頭暈、視力退化等症狀。
糖尿病型	指甲與牙齦呈現偏紅的暗紅色。 牙齦變得較厚，有些肥腫，但摸起來偏軟，外觀呈現滑膩感。
抽菸型	皮膚和牙齦呈現黑色，且有煤焦油臭味。
腎障礙型	臉色極差，出現齒槽骨吸收。有浮腫現象。
飲食生活型	臉部呈現沒有光澤的土灰色或蒼白。 指甲為帶紫的暗紅色。牙齦也是暗紅色，柔軟浮腫。 齒槽骨不斷吸收，直至牙根尖端的骨頭悉數消失。 多有倦怠感、頭暈、肩膀痠痛、腸胃不適、過敏等症狀。
年輕型牙周病	發病僅限於5～6歲時的第一大臼齒和門牙。
自體免疫・荷爾蒙異常型	全體呈暗紅色，所有牙齒都搖搖欲墜，齒槽骨已徹底消失。

圖15-21　全身性因素引起的牙周病與其特徵

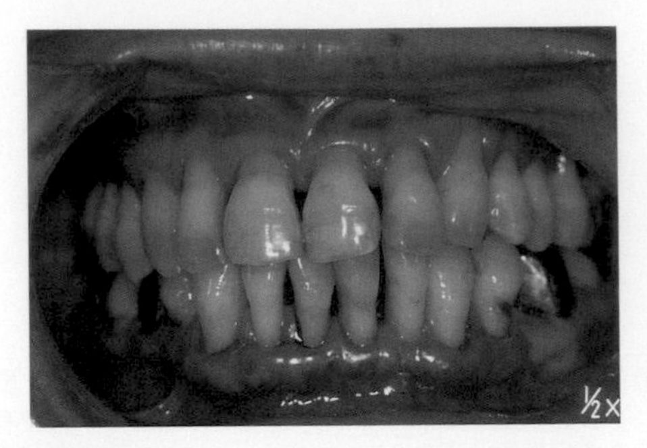

圖15-22　貧血・低血壓型的牙周病
乍看之下，牙齦呈現漂亮的粉紅色，也沒有發炎紅腫的現象，但牙周病持續惡化中。由於貧血・低血壓，營養無法到達牙齦等末梢地區，抵抗力已低下到甚至無力引發炎症。

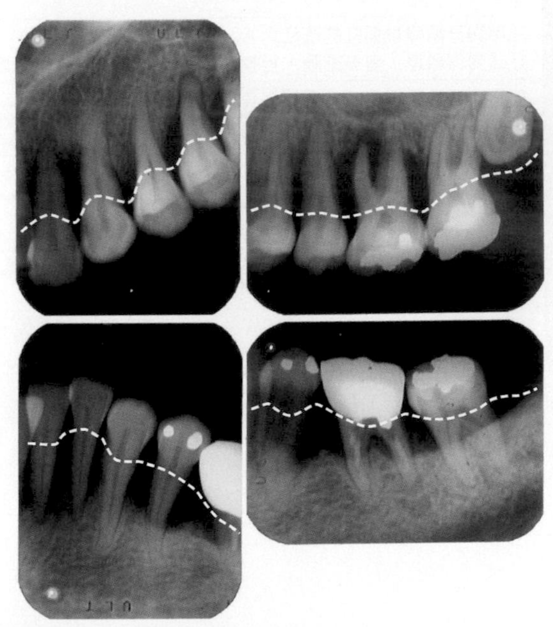

圖15-23　圖15-22的X光片。白色虛線是齒槽骨原本所在的位置。虛線以下的部分，已因牙周病而吸收消失。可看出牙周病正以相當驚人的速度惡化。

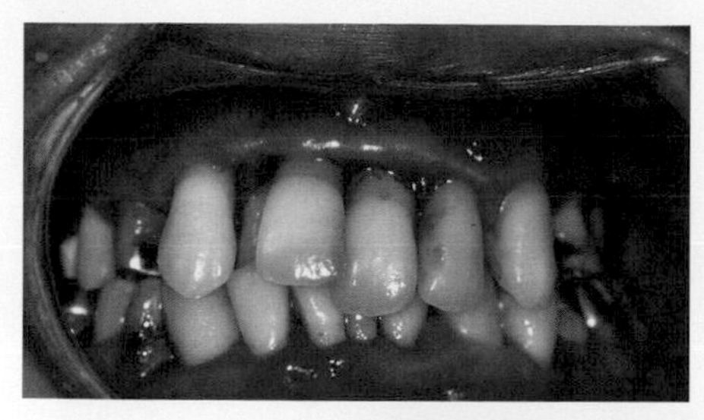

圖15-24　飲食生活型的牙周病
患者年僅29歲，但如下圖所示，齒槽骨吸收的情形非常嚴重。飲食生活不正常之外，並未診斷出其他疾病，因此是「飲食生活型」。

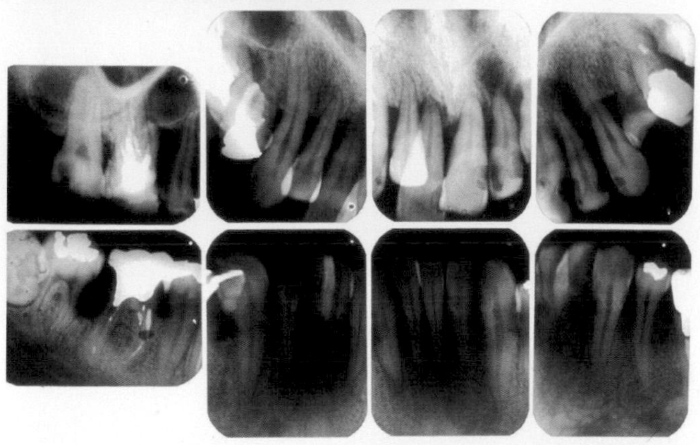

圖15-25　治療前的Ｘ光片。

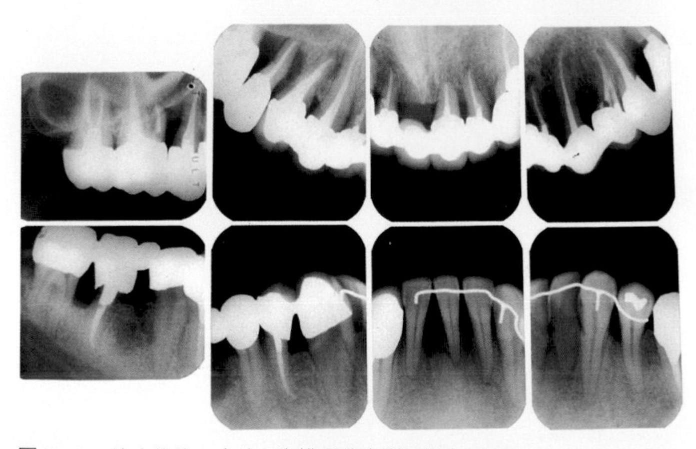

圖15-26　治療後的Ｘ光片。齒槽骨的本質開始出現再生。

第16章

牙周病的治療

口腔不潔型牙周病的治療

口腔不潔型的牙周病，透過正確刷牙和完全去除牙結石，症狀就能獲得驚人的改善。

罹患口腔不潔型牙周病的人，多半不怎麼喜歡刷牙，或不知道如何正確刷牙，而對於維護口腔健康的認知不足也是原因之一。我們必須理解藉由刷牙可控制牙菌斑（齒垢）的重要性，並定期接受檢查，確認自己習慣的刷牙方式是否有誤。

此外，經常食用軟性食品的話，容易堆積牙菌斑，因此必須注意自己是否偏好加工食品。

原則上，就是要徹底去除牙結石。一旦牙菌斑凝固成牙結石，就無法靠刷牙清除，一定要前往牙科診所請醫師處理去除。

另外，牙結石又分為形成於牙齦上的白色牙結石，和形成於牙齦內部（牙周囊袋內部）的黑色牙結石兩種。利用鏡子觀看時，較容易發現白色牙結石的存在，而黑色牙結石既看不見，舌頭也觸碰不到，因此難以察覺。之所以為黑色，是因為牙齦滲出的血液附著在牙結石表面凝固。一旦沾上血液，即表示牙周病已進行到相當的程度，一定要特別小心（圖16-1）。而去除牙結石這項治療，就稱作洗牙（圖16-2）。

牙周病持續惡化後，會形成牙周囊袋，牙根表面結有牙結石而變得凹凸不平，再加上細

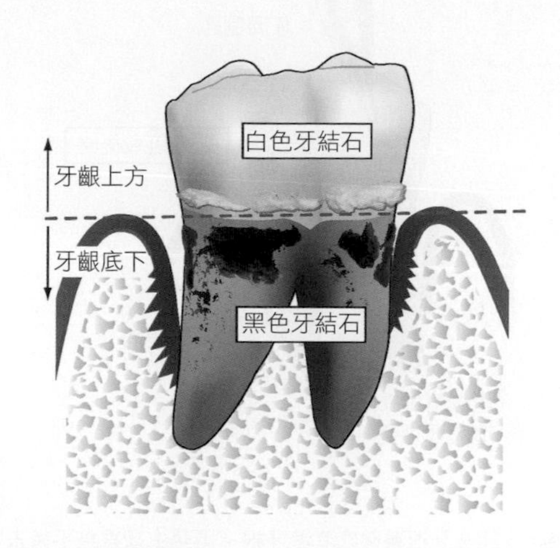

圖16-1　白色牙結石與黑色牙結石
形成於牙齦上方的牙結石呈現白色，但隱藏於牙齦底下的結石，卻因為牙齦出血而變成黑色。僅去除表面的牙結石，而未徹底清除牙齦當中的黑色牙結石，牙周病仍會不停止的惡化。

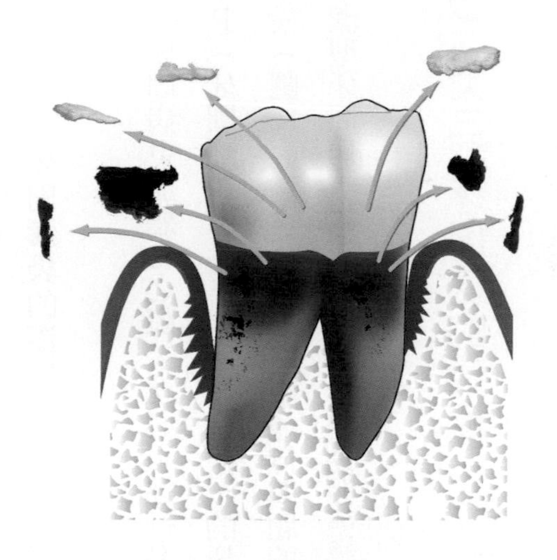

圖16-2　洗牙
去除牙結石的治療稱為洗牙。首先基本的動作就是盡可能去除牙結石。

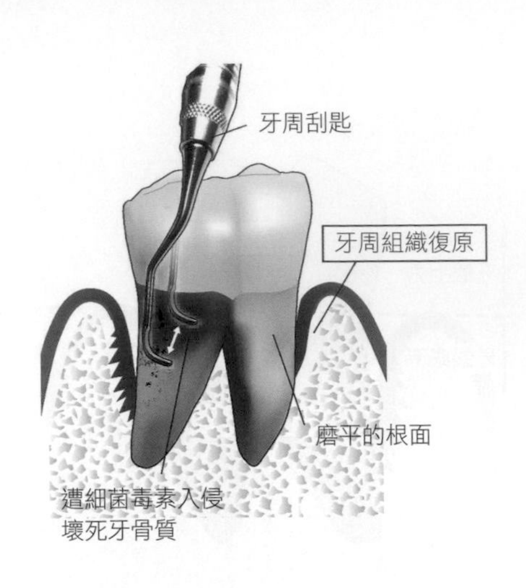

圖16-3　牙根整平術
當牙周囊袋往下凹陷時，光靠洗牙很難徹底清潔牙根。須藉由牙根整平術去除遭細菌腐蝕的壞死牙骨質，使牙齒表面恢復平滑、牙周囊袋復原。

菌毒素入侵，牙根表面的牙骨質會變質（壞死牙骨質）。此時光靠洗牙是不夠的，必須施行牙根整平術，使牙根表面恢復平滑，清除壞死牙骨質，讓牙周囊袋的深度能有所改善（圖16-3）。

牙周病更加惡化之際，就必須進行名為FOP（牙周翻瓣術，Flap Operation）的牙周病手術（圖16-4），但全身健康並無問題的口腔不潔型牙周病，大多不需動手術就能治癒。

咬合型牙周病的治療

只要牙齒開始鬆動搖晃，牙齒的負擔能力就會降低，而且無法承受正常的咬合力量，導致牙周病更加惡化。如同搖動釘在土中的木樁後，木樁底部會出現空隙，變得搖搖晃晃，

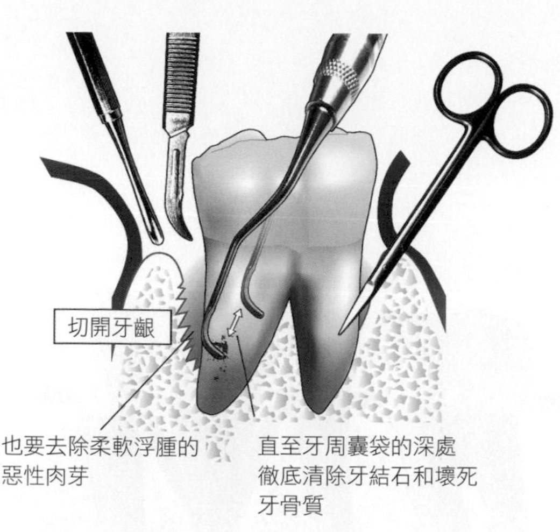

圖16-4　FOP（牙周翻瓣術）
僅靠洗牙和牙根整平術無法改善牙周病的症狀時，必須進行手術。

終有一天鬆脫掉落。牙齒若持續鬆動，齒槽骨會隨之發生同樣的現象。牙齒出現動搖時，首先必須暫時固定住牙齒，別讓牙周病繼續惡化（圖16-5、16-6）。

其他原因引起的牙周病之治療

齒列擁擠（齒列不整）

經過仔細正確的刷牙和咬合調整後，牙周病能改善至一定程度，情況若相當嚴重，就必須進行齒列矯正和補綴治療。

食物嵌塞

為了預防食物嵌塞，須進行補綴治療，讓牙齒與牙齒之間保有適當的縫隙。

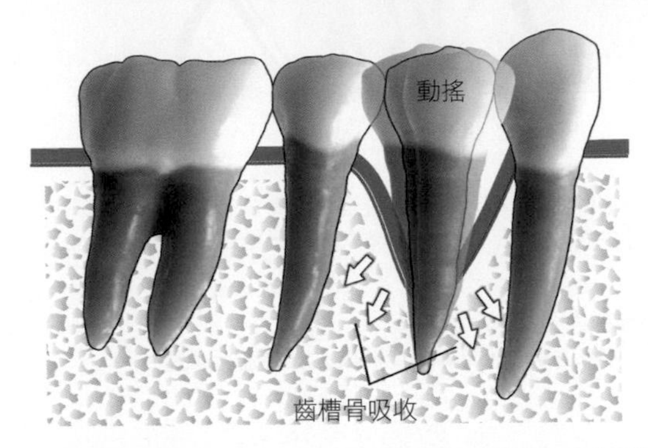

圖16-5　齒槽骨逐漸吸收，待平日吃飯牙齒也會鬆動時，即表示牙周病已惡化得相當嚴重。

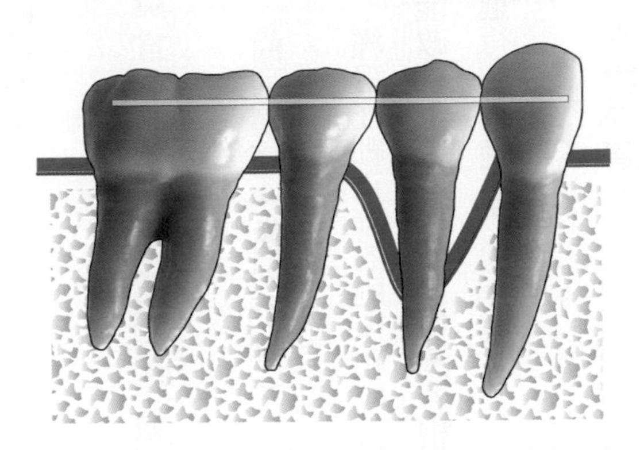

圖16-6　為了阻止牙周病惡化，首先必須暫時固定住牙齒。

齒軸傾斜

牙齒處於傾斜狀態時，不僅力學上承力較為脆弱，齒槽骨吸收和補綴物脫落的危險性也會提高，因此最好的治療方法是藉由矯正將齒軸拉回正確的位置。

不適當的補綴物

必須重新替換適當且密合的補綴物，才能徹底清潔牙齒。

全身性因素擁有巨大影響力的牙周病之治療

光靠刷牙和去除牙結石就能恢復健康的牙周病，是屬於原因僅出在齒垢（牙菌斑）的口腔不潔型牙周病。若是內科疾病引起的牙周病，必須在留意飲食等生活習慣的同時，進行該疾病的治療。在牙周病受全身因素影響而惡化的病例當中，若有牙結石堆積及牙周囊袋等現象，也必須依據牙周病侵蝕的程度，進行此章節中提過的洗牙、牙根整平術、牙周外科等口腔不潔型牙周病的治療。但各位千萬別忘了，當自身是罹患全身因素所導致的牙周病時，僅靠牙科診所進行的局部治療，並不會有太大療效，就算出現暫時性的改善，復發的機率也非常高。

還有，縱然在內科方面未診斷出「貧血．低血壓」的症狀，但只要自身具有這些徵兆，罹患牙周病的可能性就相當高。因此如同先前所述，請務必審慎重新評估自身的飲食等生活習慣。

第17章

矯正治療

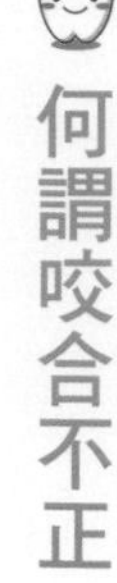

何謂咬合不正

參差不整的齒列稱作「咬合不正」。最近，有許多人對「矯正牙科」這個名稱十分熟悉，而「咬合不正」屬於矯正牙科負責的領域。

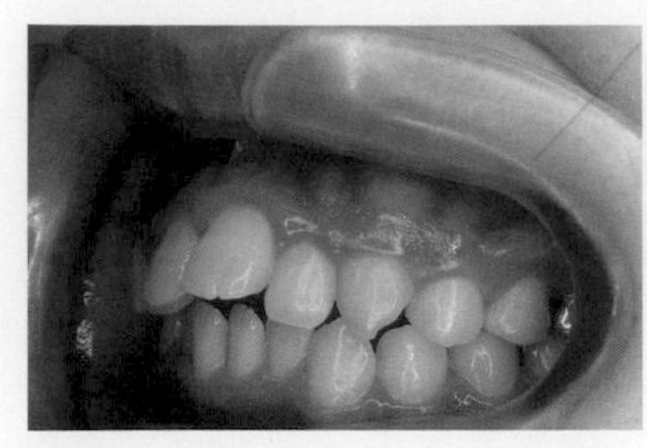

圖17-1　暴牙

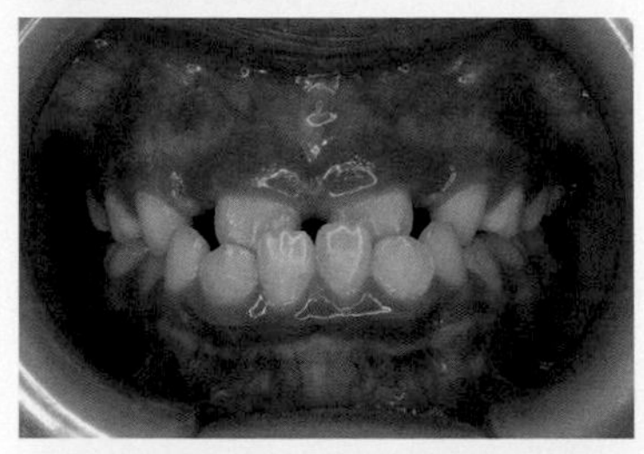

圖17-2　倒咬

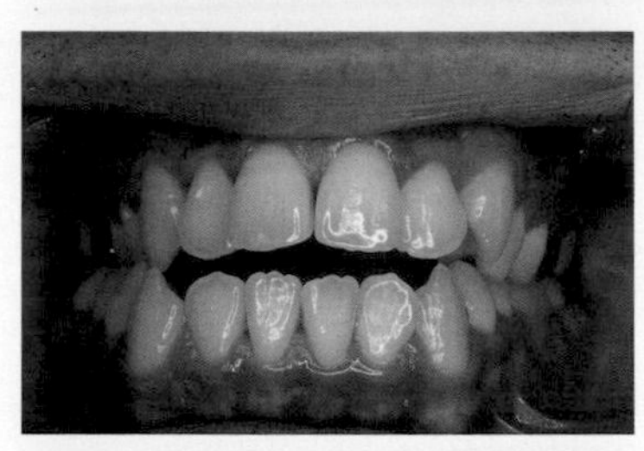

圖17-3　開咬

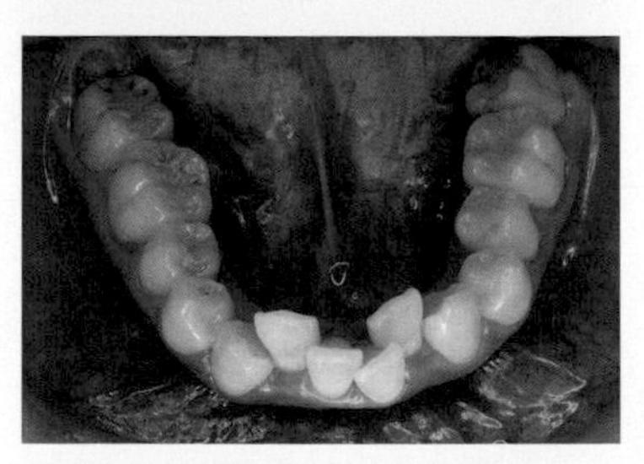

圖17-4　齒列擁擠

咬合不正大致分為四種，即「暴牙」、「倒咬」、「開咬」、「齒列擁擠」（圖17-1～圖17-4）。接下來會詳細敘述各種咬合不正的問題點和治療時期，但咬合不正的情況因人而異，依主治醫師的治療方式和想法，治療時期也會有所不同。因此重要的是，發現咬合不正時，切勿自行判斷，應該先儘早接受診察，與專科醫師商量適當的治療方法和時間後再做決定。

上顎突出（暴牙）的問題點與治療時期

所謂上顎突出，是指上顎牙齒與下顎牙齒相較之下，極端突出的狀態，俗稱「暴牙」。見圖17-5，可發現門牙相當往前突出。

形成暴牙的原因，有家族遺傳、愛吮手指等壞習慣。雖然在幼兒時期吮手指是精神上的必要行為，但最晚一定要在三歲前讓孩童戒除這個習慣。

上顎突出時，偶爾也會有下顎的位置較往後方退縮的情形發生。若能儘早將下顎拉回前方，改善上顎與下顎的位置關係，便能減輕對顳顎關節造成的負擔，並且避免日後可能發生的問題。

上顎突出時，嘴唇很難緊閉，門牙的牙齦也容易乾燥。牙齦黏膜若處於乾燥狀態，由

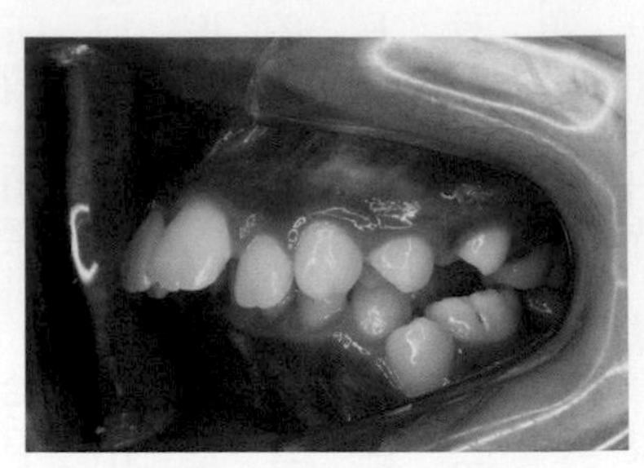

圖17-5　暴牙
從側面看去，可以發現上顎極為突出。

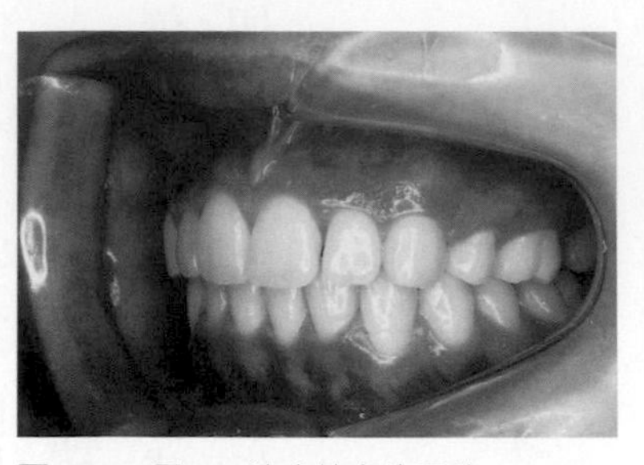

圖17-6　圖17-5治療結束的照片。

唾液形成的免疫機制就無法發揮作用，會導致抵抗力下降，容易產生牙周病。另外，無法閉上嘴唇時，會養成以口呼吸的習慣，不僅牙周病，還會引發其他各式各樣的問題。

門牙若是往前突出，當不小心跌倒或運動之際撞到身體時，也容易受到外傷，例如嘴唇破裂或牙齒斷裂等。

此外，如先前所述，當下顎位置往後退縮時，不但會對顳顎關節造成負擔，恐怕也會出現許多惱人的症狀，如因顳顎關節症候群引起的下顎疼痛和開口障礙，或導致全身不適（請參照第197頁）。圖17-6是圖17-5治療後的照片。矯正過後，咬合變得非常整齊，難以想像一開始曾經那般凌亂。

因咬下唇和吸吮手指等惡習導致的暴牙，建議在小學一至二年級，長出恆齒門牙時開始接受治療。若是骨骼問題造成的上顎突出，則是在恆齒齒列長齊的時候開

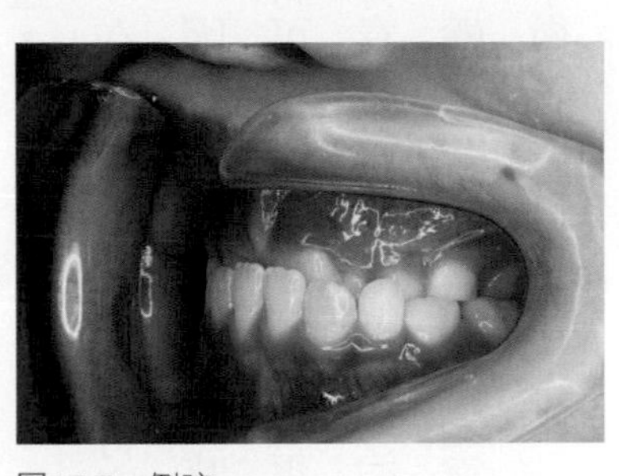
圖17-7　倒咬
門牙的上下咬合與一般正常咬合相反。

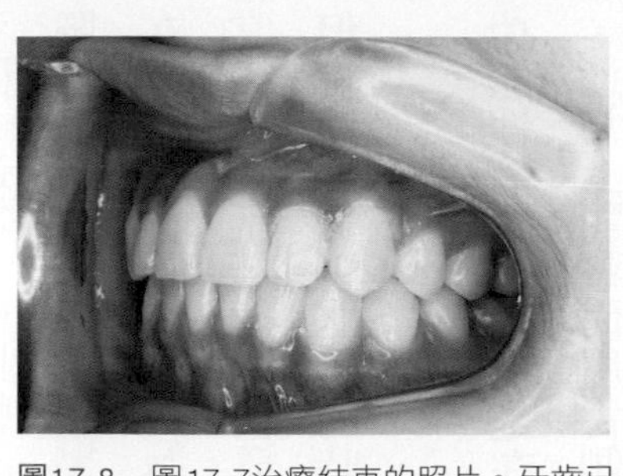
圖17-8　圖17-7治療結束的照片。牙齒已調整為正常咬合。

始接受治療。

倒咬的問題點與治療時期

倒咬是指上下門牙的咬合與正常咬合呈現完全相反的狀態（圖17-7）。一般俗稱「戽斗」。

倒咬分為功能性倒咬和骨骼性倒咬。舉例來說，功能性倒咬是門牙的齒列不整，上下顎咬合之際，必須將下顎往前移才能咀嚼的狀態。換言之，即是牙齒咬合關係不協調所引起的咬合不正。

另一方面，骨骼性倒咬是因為下顎骨比上顎骨大而導致咬合不正，多半是家族遺傳所造成的。

倒咬引發的問題，除了很難咀嚼食物、發音異常等功能上的不便之外，還有外觀不雅，容易造成患者心理上的壓力。其他咬合不正的情況雖然程度各不相同，但在外觀這一點上是一樣的，若自己的嘴形乍看之下與一般人不同，通常都會比較不敢在他人面前說話或張口大笑，會對心理方面造成不好的影響。

圖17-8是圖17-7治療結束後的照片。患者已經恢復為正常的整齊咬合。

在骨骼性倒咬程度較為嚴重的病例中，若醫師判定只要早期治療，以後就能順利地回復到正常咬合的話，便會自乳齒列時期開始進行治療。基本上，倒咬雖然必須盡快開始進行治療，但實際上真正開始的時間，都是孩童已年滿四歲，能夠了解治療的目的且願意配合的時候。

功能性倒咬一般都是在恆齒門牙萌發的小學低年級，也就是小學一至二年級時開始進行治療。通常上顎會使用舌側弓線維持器（lingual arch），下顎則使用咬合斜面板這類的矯正裝置。

在國中至高中這段青春期，尤其身高開始抽長的時期中，通常顎骨也會成正比發育長大。因此即使小學低年級時曾透過矯正改善了倒咬的情況，但一旦顎骨在青春期顯著成長，就有可能再次出現倒咬或更加惡化的情形。為此，倒咬的治療分為早期進行的第一期治療，和青春期成長後的第二期治療。

嚴重的骨骼性倒咬光靠齒列矯正是無法加以改善的，這時就需要進行切削顎骨的外科矯正手術。

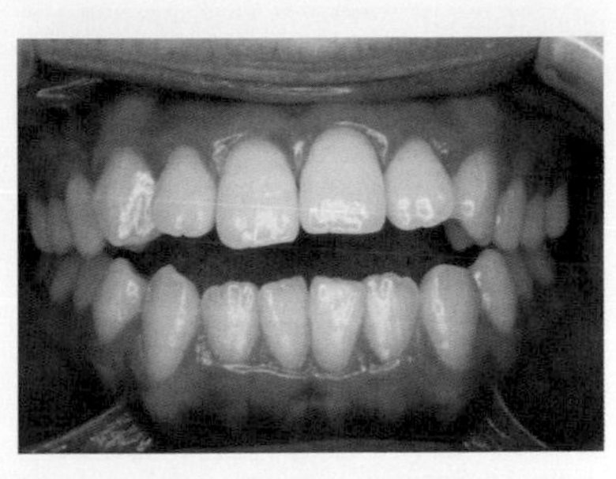

圖17-9　開咬
後牙咬合時，前齒無法閉合的狀態。

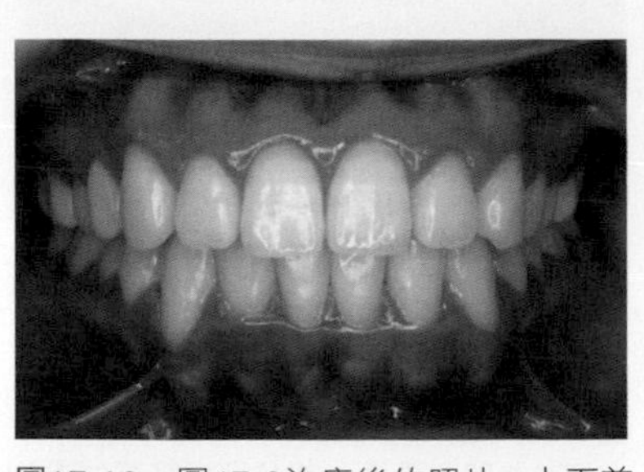

圖17-10　圖17-9治療後的照片。上下前齒已可互相咬合。

開咬的問題點與治療時期

開咬是指後牙咬合在一起時，上下前齒無法閉合的狀態（圖17-9）。

原因有舌頭大小異常或口腔不良習慣等等，其他還有下顎第二大臼齒遭阻生智齒推擠突出而造成開咬的情況（下顎向後下方旋轉）。

開咬造成的問題，有咀嚼困難、發音異常、口呼吸、不雅觀等等。

由於後牙咬合時，門牙無法闔上，因此也無法用門牙咬斷麵條等食品，而且會講話漏風導致發音異常，並容易染上口呼吸的惡習。

開咬也是一旦發現後，就要盡早治療。圖17-10是圖17-9治療後的模樣。

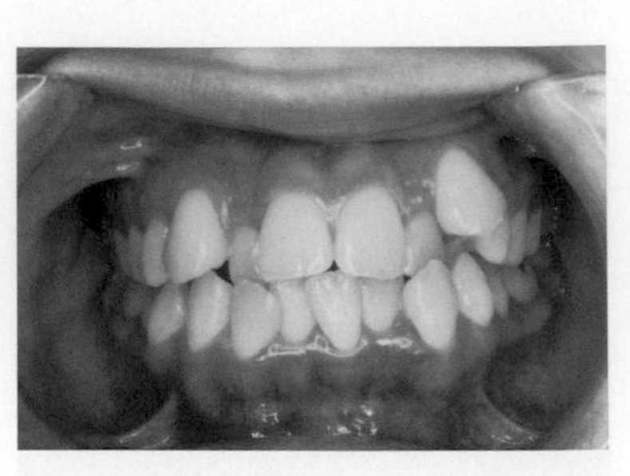

圖17-11　齒列擁擠
上下前齒凹凸不平，部分牙齒甚至位置前後相反。

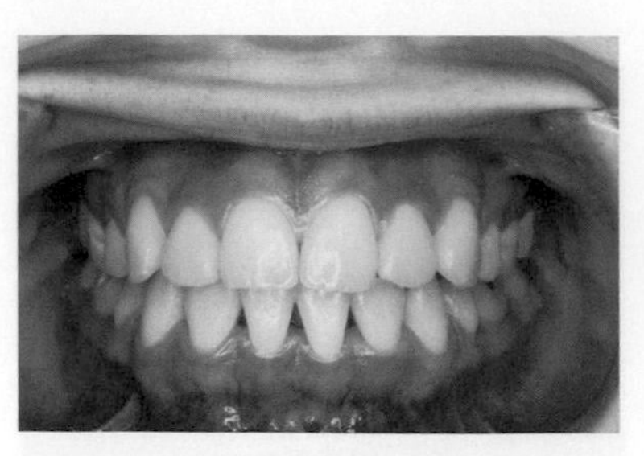

圖17-12　圖17-11的齒列擁擠現象已完全消失，回復至正常的咬合。

齒列擁擠的問題點與治療時期

齒列擁擠是指顎骨橫幅較小，導致所有牙齒的生長空間不足，齒列也變得凹凸不平。圖17-11、17-12是齒列擁擠與治療結束後的圖片。

因為沒有足夠生長空間而向外發展的犬齒稱作「虎牙」，它其實也是齒列擁擠的一種現象。一般說「牙齒排列不整」的時候，都是指齒列擁擠。

齒列擁擠在筆者父母的世代並不常見，但到了筆者的世代及下一個世代後，比例隨著世代更迭而快速增加。戰後日本的軟食化趨勢相當顯著，不常咀嚼堅硬的食品，導致下顎成長不全，牙齒無法獲得生長的足夠空間，於是產生了齒列擁擠的現象。

顎骨與牙齒都受遺傳影響，繼承了父母具有的形狀，但顎骨的模樣不僅基於遺傳，也會受成長發育時期環境的莫大影響。另一方面，牙齒仍會不斷

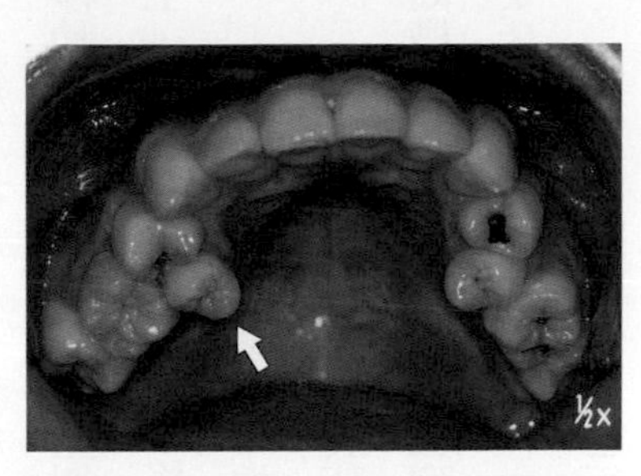

圖17-13　上顎的小臼齒有齒列擁擠的現象。

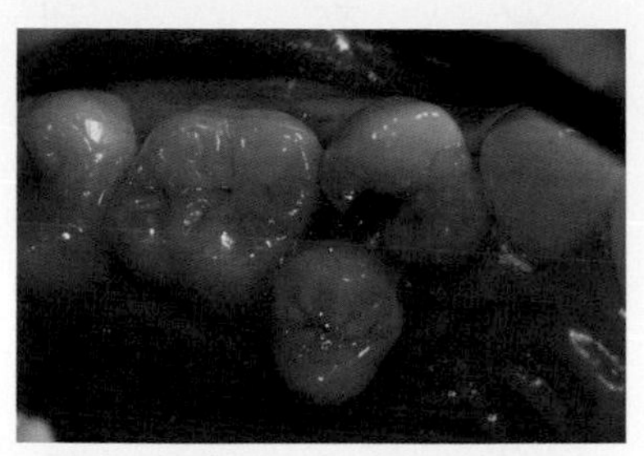

圖17-14　圖17-13齒列擁擠處的放大圖。因無法徹底清潔乾淨，產生了蛀牙。

在顎骨中成長萌發。儘管營養充足與否會影響齒質的發育，但形態上比起顎骨，其較不受環境因素的干擾，幾乎是依據遺傳而定。於是隨著世代更迭，顎骨愈變愈小，牙齒卻跟不上顎骨的變化，結果就演變成了齒列擁擠的現象。

齒列擁擠時，會很難刷牙，而且因為齒列凹凸不平，相當難以清除牙菌斑（齒垢）。一旦無法清潔乾淨，當然就容易罹患蛀牙和牙周病等疾病（圖17-13、17-14）。另外，由於齒列不整，很難讓顎骨維持在正常的位置進行咀嚼動作，於是下顎會偏離原本的位置，引起顳顎關節症候群。

此外，前齒凹凸不平時，牙齒會在鄰接齒上落下陰影，導致整體齒列看起來灰暗，不僅美觀上不好看，也會讓人失去自信，產生自卑感，對於心理方面造成極大的負面影響。

齒列擁擠的發生，是因為顎骨的寬幅小於牙齒橫徑的總和，因此治療方法分為兩種，一種是不拔牙而擴大牙弓、調整齒列，另一種是拔牙後利用騰出的空間將牙齒排平。

非拔牙的治療方式，是在小學高年級至國中生時期進行治療。

拔牙的治療方式，則是在恆齒齒列長齊，青春期成長告一段落時開始進行，男孩是國三至高一，女孩則是國中二年級。

何謂矯正治療

矯正治療是一種利用各式各樣的矯正裝置，在牙齒健康且富有生命力的狀態下將牙齒移動至正常的位置，並創造出正常咬合的治療方法。換言之，即是透過施加適當力量於牙齒上，讓牙齒在骨頭當中移動藉以調整齒列的治療。

那麼，該怎麼讓牙齒移動呢？

當施加適當力量於牙齒上時，牙周韌帶遭到壓縮側的骨頭中，會產生噬骨細胞逐步分解齒槽骨；另一方面，受到拉扯的那一側則會產生成骨細胞，並且積極增加骨量（造骨）。於是牙齒就和萌發出牙時一樣，不斷在骨頭當中移動（圖17-15）。

矯正治療就是在進行治療期間，反覆利用骨生成與骨吸收的生理反應，約莫一個月一次反覆調整矯正力量使牙齒移動，治療時間大約需花費兩年（依矯正治療的內容與方法不同，療程時間也會有相當大的落差）。

當動態治療結束後，外觀看來雖是漂亮整齊的齒列，但一旦摘下矯正裝置，又會回到原本的齒列不整狀態。因此在齒列安定下來之前，必須裝上「維持裝置」觀察一段時間。維持裝置分為活動式維持器和固定式維持期。

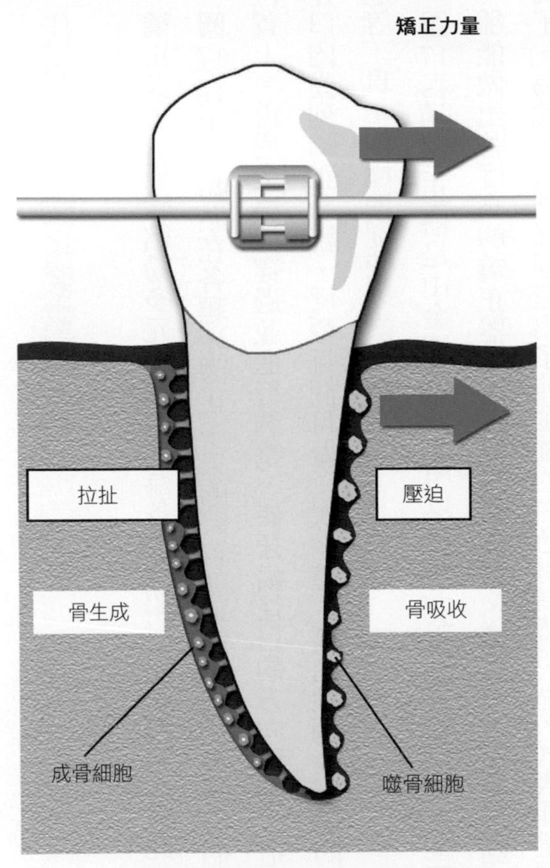

圖17-15　在牙齒上施加適當的矯正力量後，遭到壓迫的一側會出現噬骨細胞，慢慢分解齒槽骨。另一方面，被拉扯那一側的成骨細胞會開始增殖。藉由骨骼不斷吸收與生成，牙齒也會跟著逐步移動。

代表性的矯正裝置

矯正裝置的種類繽紛多元，在這裡為各位介紹口內齒列矯正器此一代表性的裝置。

圖17-16中，黏貼在各顆牙齒正中央的裝置就是矯正器。先將這個矯正器黏貼於牙齒的正確位置上，再用金屬線穿過並進行調整，使牙齒往目的方向移動。這種改善齒列的方法，就稱作口內齒列矯正系統。反覆每個月做一次調整，藉由微調金屬線的位置和角度，並利用橡皮筋等工具，積極地促使牙齒移動。

圖17-17的矯正器是由金屬製成，所以稱為「金屬矯正器」。金屬適合精密加工，小歸小，卻能做出強度高的矯正器，因此以材料而言，擁有多方面的優點，但美觀方面的分數就不高了。為此，另外又創造出了非金屬的白色材料矯正器，代表即是圖17-18的陶瓷矯正器。這種矯正器的外觀比較好看，但為了確保強度，厚度會做得比金屬厚，費用也較高。因此要選擇金屬還是陶瓷，端看患者對於美觀的要求程度，以及治療內容而定。在現今這種相當注重美觀的時代當中，大多數人都會在前齒部位選擇使用陶瓷矯正器，但無論如何，都是和患者討論之後再做決定。

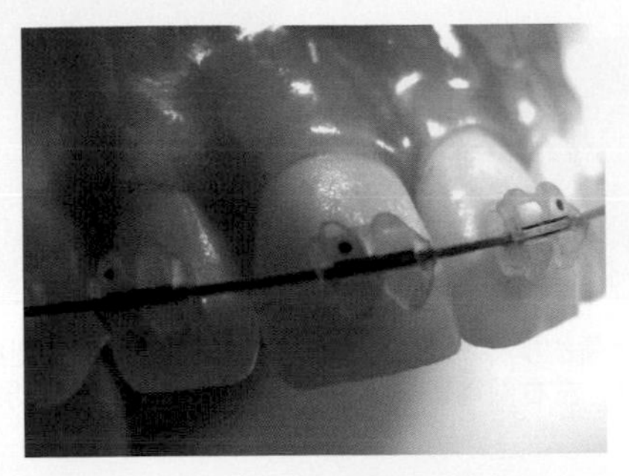

圖17-16　黏貼在牙齒表面上的裝置稱作矯正器。將金屬線穿過這些矯正器後再進行矯正治療。

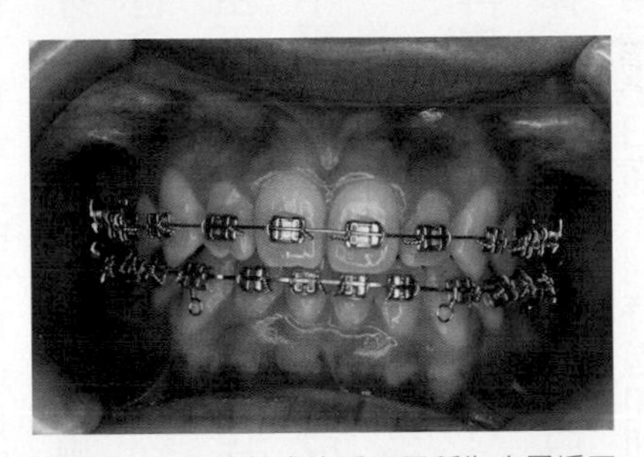

圖17-17　金屬製成的矯正器稱為金屬矯正器。

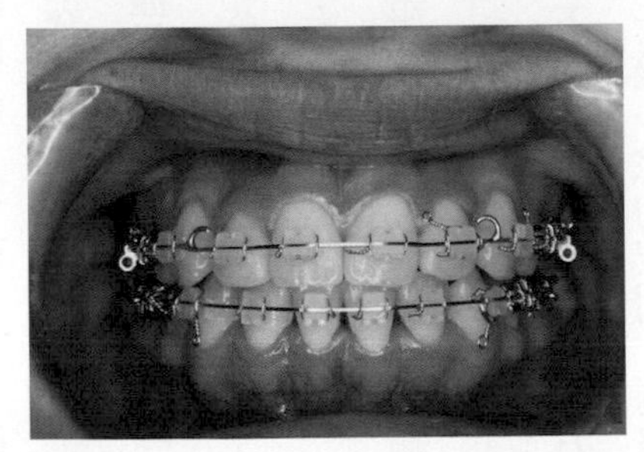

圖17-18　照片中牙齒上裝著具透明感的白色陶瓷矯正器。

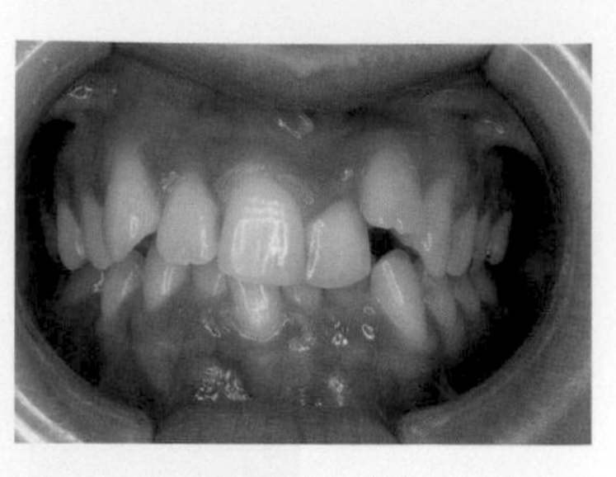

圖17-19　由於齒列擁擠導致前齒凹凸不平。左上方的側門齒向前突出。

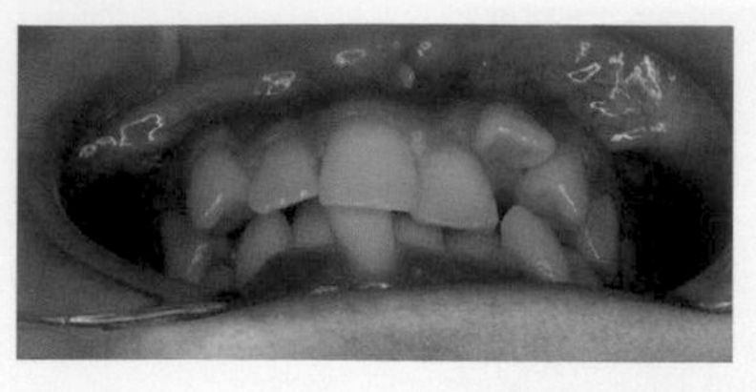

圖17-20　自下方往上看的模樣。可以看出上下咬合十分不穩，左右兩邊也不對稱。

矯正治療的實際情形

圖17-19是矯正治療前的狀態。從照片上可以看出，這位女性最大的煩惱就是門牙的凹凸不平齒列。不僅很難刷牙、外觀不佳、講話漏風以致發音困難，側門齒往前突出後也會割傷嘴唇或沾染口紅，種種問題不勝枚舉。圖17-20是由下往上觀看前齒的照片。前齒間的咬合十分不穩，左右也不平衡，會對顎關節造成相當大的負擔。

治療這位女性的方式，是先拔除上下共計四顆小臼齒再矯正。圖17-21～圖17-24是記錄矯正過程的照片。上顎拔掉了犬齒後方的第一小臼齒，下顎則是拔掉了更後方一顆的第二小臼齒。同時善加利用拔牙後多餘的空間，調整齒列。

若對牙齒施與過大的力量，會傷害牙齒，因此必須用適當的力道慢慢拉扯。之後再請患者約一個月一次前來就診，更換調整矯正弓絲和橡皮筋等器具，持續進行矯正治療。

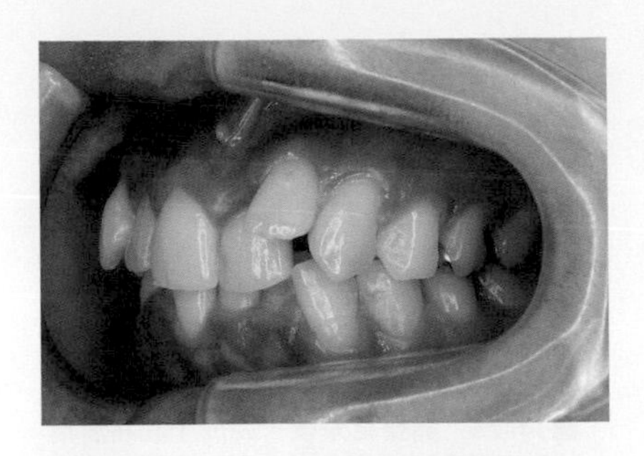

圖17-21　治療前
左上方的側門齒相當往前突出。

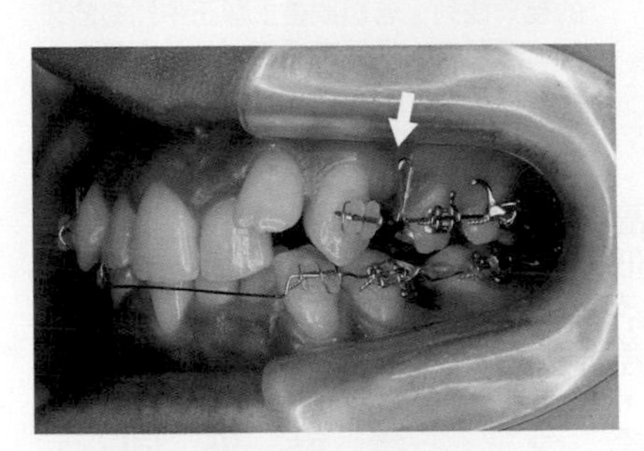

圖17-22　拔牙後
上顎拔除了犬齒後方的第一小臼齒，下顎則拔掉了更後方的第二小臼齒（箭頭所示）。接著開始利用矯正裝置積極地進行治療。

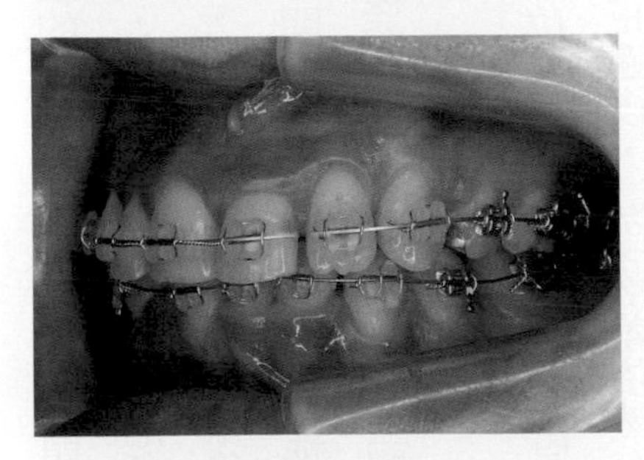

圖17-23　治療中
齒列已變得相當平整。前齒部分是使用比較美觀的陶瓷矯正器，臼齒部分則是用小巧剛硬的金屬矯正器。

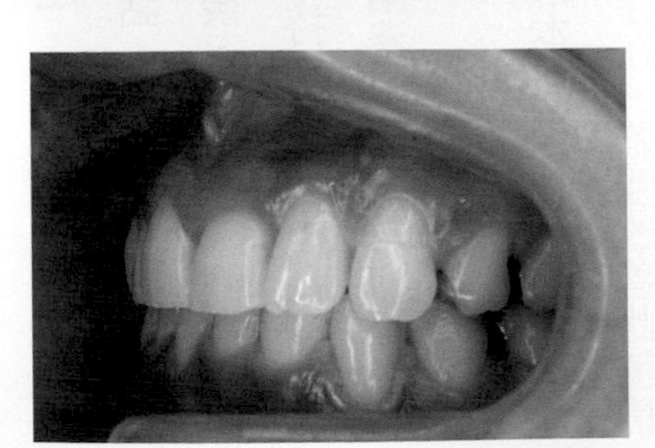

圖17-24　治療後
終於調整成漂亮整齊的齒列。美觀、發音、咬合和其他種種問題都獲得大幅改善。

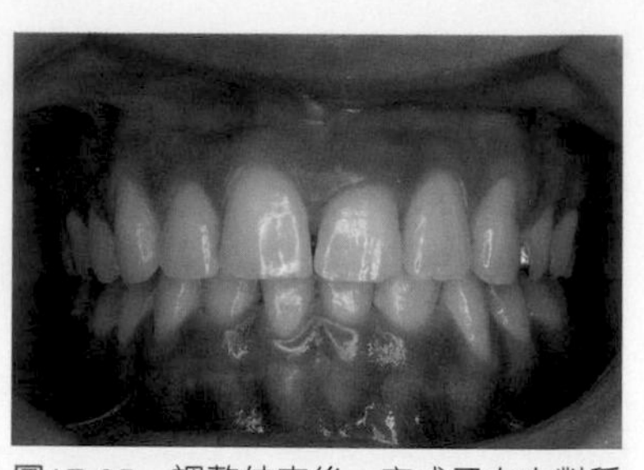

圖17-25　調整結束後，完成了左右對稱的整齊齒列。若想改善上顎正中門齒的牙齦位置落差，須擬定矯正以外的對策。

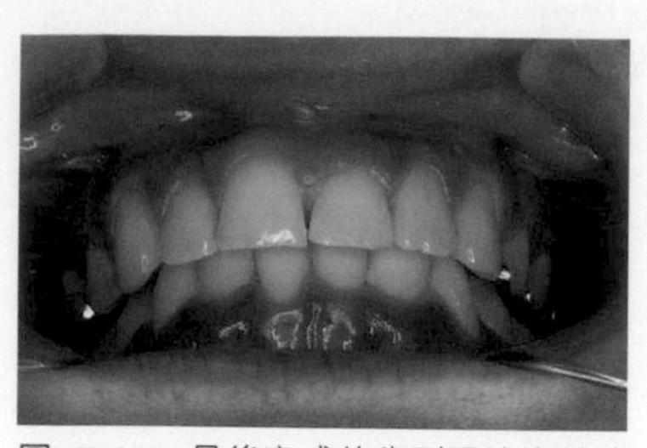

圖17-26　最後完成的齒列跟治療前截然不同，咬合非常對稱漂亮。

依據矯正的治療方法和齒列問題，每件病例的治療時間都不盡相同，但以這個步調持續的話，通常必須定期就診約兩年。另外，結束了積極性的治療後，也得繼續觀察牙齒的情況一段時間，這段經過稱作「維持期」。圖17-25、圖17-26是治療後的照片，呈現出左右兩邊十分平衡的整齊齒列。

另外，這位患者是成年女性，原本前齒的牙齦有左右高低落差，矯正過後，這段落差依然存在。若要改善此種情況，就必須進行牙齦整形或牙齦移植等外科手術，但由於齒列的情況與治療前相比，已經變得整齊許多，本人也感到心滿意足，故不再做這方面的修正，治療正式宣告結束。

這位女性患者的笑容原本就非常美麗，但接受矯正治療後，看起來更是燦爛無比。

成人矯正——成長發育停止後的治療

很多人認為矯正治療是專屬於孩童的治療方式，但其實與年齡無關，不論幾歲都能夠進行。根據某學會的調查，大約九成的民眾「不知道」這項事實。

隨著醫學不斷進步，為了接受品質更加優良的治療，矯正治療成了一個不可或缺的領域。

成人接受矯正治療的情況，多半是以下幾種：

- 改善一般咬合不正（暴牙、倒咬、開咬、齒列擁擠）
- 改善牙周病引起的牙齒傾斜，尤其是暴牙和齒列擁擠
- 改善下顎偏移導致的齒列不整
- 改善拔牙後置之不理而產生的牙齒傾斜

為了改善及預防牙周病的矯正治療

牙齒的構造為牙冠與牙根，牙根的部分埋藏於齒槽骨當中。但是當齒槽骨因牙周病而吸收萎縮時，牙根就會開始鬆動，造成齒列不整（圖17-27）。多數情況下，即使牙周病治好

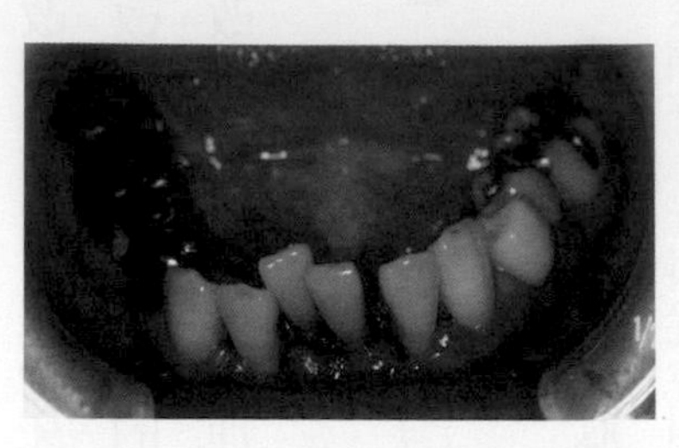
圖17-27　原本前齒區十分整齊，卻因為牙周病而開始倒塌傾斜。

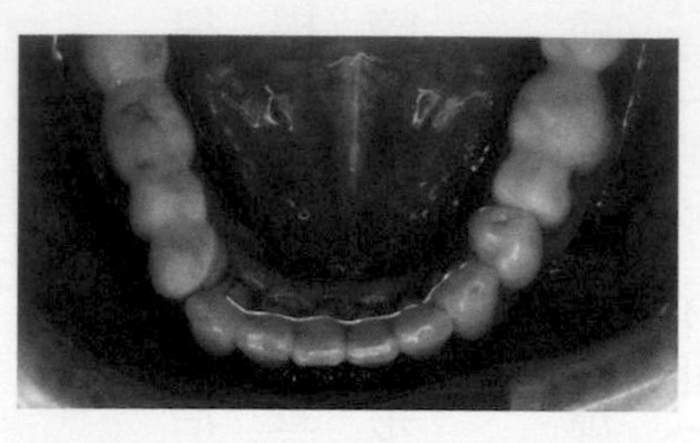
圖17-28　接受矯正治療後，已恢復為正常的齒列。

了，崩塌的齒列也無法自行恢復至原樣，這時就輪到矯正治療出馬了（圖17-28）。

還有，當罹患牙周病而須進行補綴治療時，齒軸若異常位移，補綴動作就會變得棘手或難以進行。為了解決這種問題，矯正治療也是必須的。

另外，即便還未形成牙周病，但只要齒列不整，就很難徹底清潔口腔，早晚會染上牙周病。為此，需要透過矯正治療整平齒列，使口腔內的環境不易得到牙周疾病。

顳顎關節症候群的矯正治療

當齒列不整，以致牙齒無法在正常的位置進行咬合時，人就會移動顎骨錯位以進行咀嚼。

在退化型顳顎關節症候群的章節（請參照第200頁）中已說明過，下顎位移有可能使人產生肩膀僵硬痠痛和

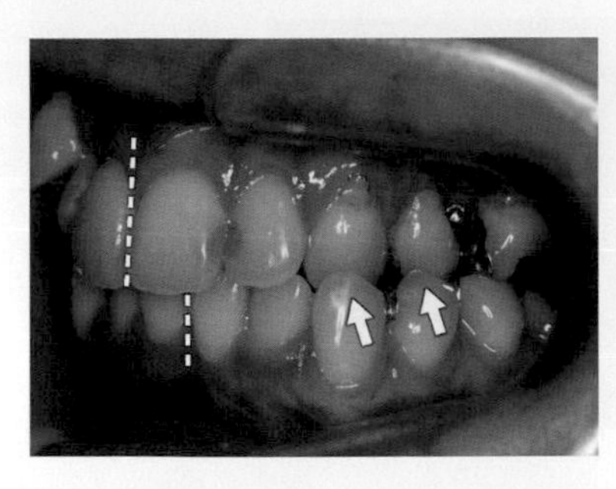

圖17-29　齒列不整，下顎位置明顯往左偏移，左側臼齒如箭頭所示，上下咬合相反（錯咬）。虛線是正中線，正面照片請參照圖17-30。

頭痛等身體不適的症狀。這時為了修正並誘使下顎回到正確的位置，就必須進行矯正治療。

若在下顎位置偏移的情況下接受矯正治療，會招致「齒列雖然變整齊了，上下顎骨還是歪斜」的結果。倘若如此，不僅沒有醫治到下顎偏移，還會掩蓋住其他各式各樣的歪斜不整，導致問題愈來愈複雜。

接著來說明下顎偏移時的矯正治療。

某位患者左側臼齒部位的上下顎咬合正好顛倒（錯咬），因此下顎大幅往左偏（左偏移）。這點從上下顎正中線的不對稱就能看出（圖17-29）。

患者也因此出現了如腰痛、肩膀僵硬痠痛（尤其右肩）、下肢發麻（尤其右腳）、頸部痠痛等等典型的顳顎關節症候群病狀。

首先，必須利用咬合板此一裝置拉回下顎的大幅偏位。之後為了不讓咬合再度改變，在後牙裝上暫時補綴物（臨時假牙），接著開始矯正。矯正治療結束後，再

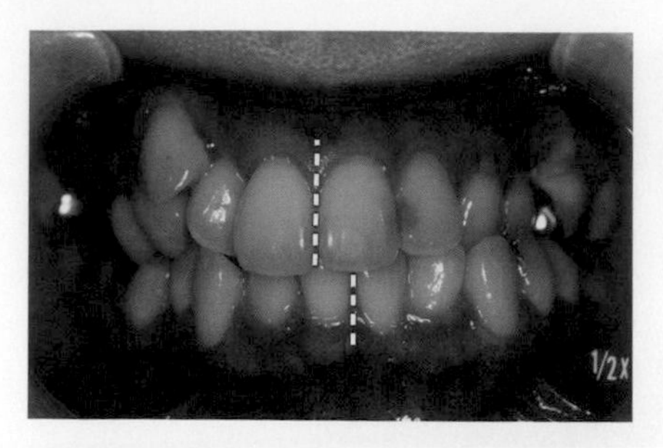

圖17-30　診察時
可看出下顎明顯向左偏移（虛線：正中線）。齒列不整，左側犬齒之後的牙齒呈現錯咬。

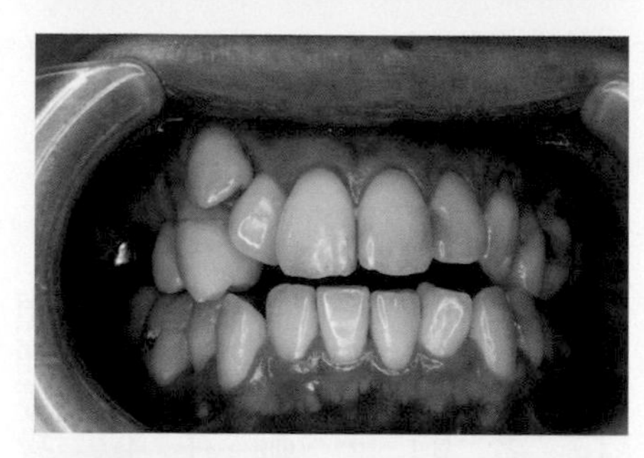

圖17-31　咬合治療後
修正下顎的位置，在臼齒部位裝上暫時性的補綴物以協助咀嚼。矯正治療即是自此階段開始。

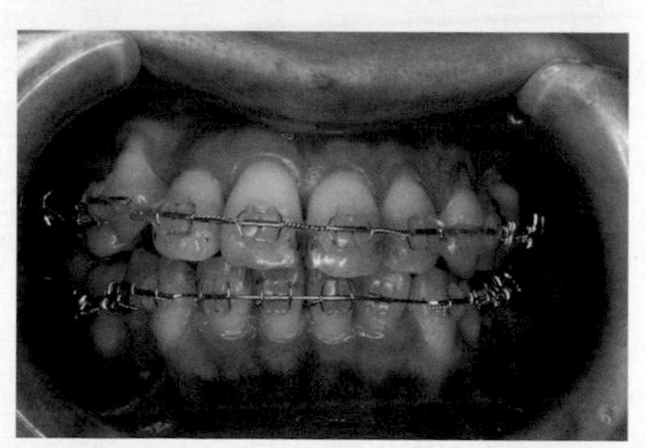

圖17-32　矯正治療的最終階段
上下齒列已拉整得相當整齊。

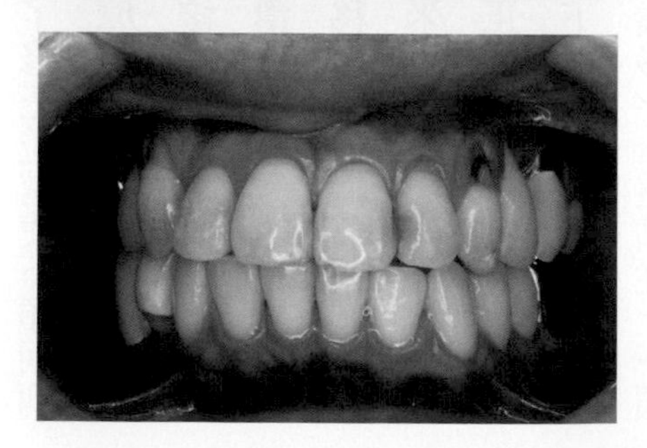

圖17-33　治療完畢時
撤掉矯正裝置後，再於臼齒部位進行最終補綴。建構出安定的咬合關係。

於先前填上暫時補綴物的地方，裝上訂製完成的補綴物（圖17-30～17-33）。

使用了植體的快速矯正治療

最近出現了矯正用的迷你植體（骨釘），將至今不可能施行的治療化為可能，並大幅縮短治療時間。

運動定律當中，有一條是「作用力與反作用力定律」。這條定律十分有名，在學校也會學到，應該有很多人還記得吧。它是指推一個人時，自己也會不由得往後退；自己在拉扯時，對方為了抵抗，也會跟著拉扯。好比在溜冰場上，你原本想推對方，卻反而往後滑走。用力站在原地的人會停留在原位，腳步不穩的人反而會被彈開。在矯正治療的領域上，這條「作用力與反作用力定律」是極為重要的基本法則。進行矯正治療時，會使用橡皮筋或金屬線移動牙齒，而為了移動牙齒，緊緊貼在原地的那一點，就稱作「錨定源」（anchorage）。移動牙齒時，找到一個非常穩固的錨定源是重要關鍵，但臼齒部位有所缺損時，就難以覓得錨定源，矯正治療作業也會變得相當困難。

然而，植體出現後，至今無法治療的案例也都化為可能。植體與天然齒不同，它沒有牙周韌帶。因此就算施加力量，也會固定在同一個位置而不位移，可以在矯正治療中當作一個

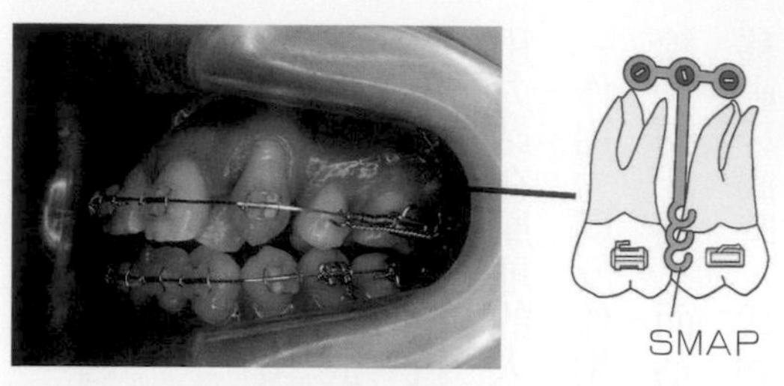

圖17-34　矯正用植體SMAP
由於植體是相當穩固的錨定源，可一次牽引好幾顆牙齒。

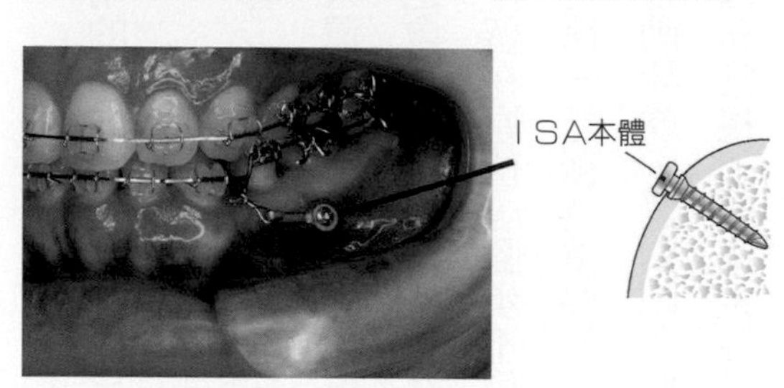

圖17-35　矯正用植體ISA
原本至今不可能實行，或須耗時耗力的大規模治療，如今已能簡單進行。

牢固的錨定源（關於人工植牙請參照第18章「拔牙後的治療——活動假牙・牙橋・植牙」）。

一般的人工植牙也可以當作矯正用的錨定源，但近年來又創造出了矯正專用的迷你植體（迷你骨釘）。在進行矯正治療之前嵌入植體，待矯正結束後再拆除。使用這種植體後，不僅將至今不可能施行的治療化為可能，治療期間也縮短了一半，因此廣受好評，被譽為是劃時代的突破發展。只是，此種方式必須進行外科手術，治療費用也相當昂貴，因此各位要綜合考慮其優缺點，再決定是否使用。

圖17-34是SMAP，圖17-35則是稱作ISA的矯正用植體。

第18章

拔牙後的治療
——活動假牙・牙橋・植牙

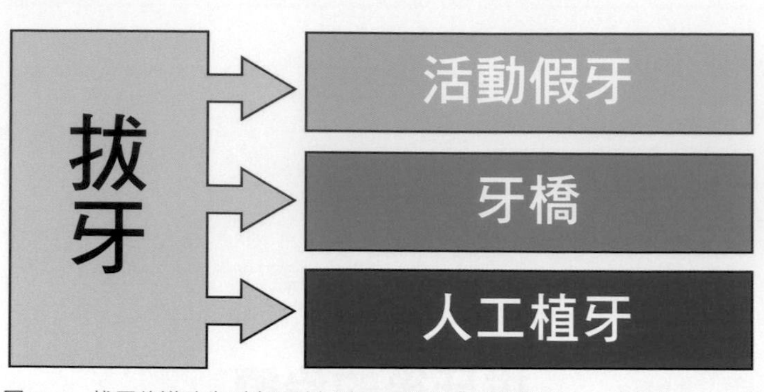

圖18-1　拔牙後導致齒列出現缺損時，須選擇「活動假牙」、「牙橋」、「植牙」其中一項方法進行治療。

拔牙後的治療方法有三種，分別為「活動假牙」、「牙橋」、「植牙」（圖18-1）。每種方法皆是至今牙科醫學領域中不斷研究推敲而出的成果。接下來將為各位介紹其特徵與優缺點，並說明各自富有特色的治療方式。

假牙治療

何謂活動假牙

所謂「活動假牙」，是為了填補失去的牙齒而製作的活動式義齒。分為完全沒有牙齒的「全口活動假牙」，以及還有剩餘牙齒的「局部活動假牙」兩種。

全口活動假牙（全口假牙、活動式全口義齒）

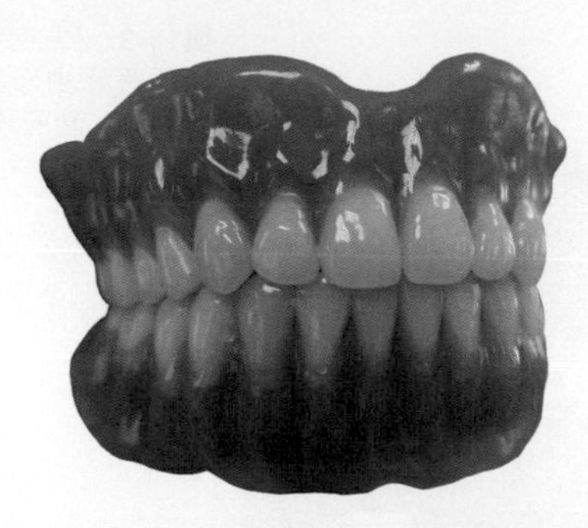

圖18-2　全口假牙是失去所有牙齒的人配戴的假牙。義齒基底床就像吸盤一樣貼合覆蓋在口腔黏膜上。

因應毫無牙齒而生的全口假牙，就像吸盤一樣覆蓋在顎骨黏膜上，藉由吸力附著固定於顎骨中。由於已失去了所有牙齒，齒列的崩毀變成最壞的結果，因此，為了恢復咀嚼能力與美觀，並維持顎骨正常運作，全口假牙對於沒有牙齒的人而言，可說是不可或缺之物（圖18-2）。

覆蓋住大範圍黏膜的「基底牙床」，分為以塑料製成的樹脂牙床，以及用金屬製成的金屬牙床。金屬牙床的優點在於厚度可以打造得較薄，口腔比較容易適應，而且熱傳導率高，用餐時可以感受到食物的溫度，吃來也更加美味；但缺點是不好修理，價格也偏高。

局部假牙（局部活動假牙）

局部假牙，是指部分牙齒有缺損時裝設的活動義齒。

它的構造與全口假牙相同，由基底牙床和人工齒組成，但殘

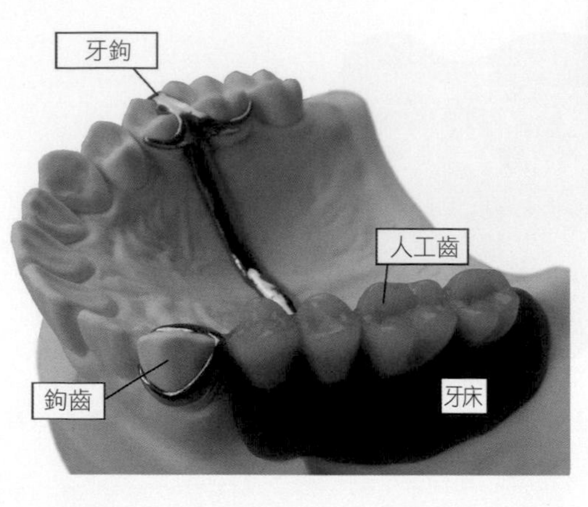

圖18-3　局部假牙的構造
局部假牙由牙鉤、基底牙床、人工齒所組成。套著牙鉤的牙齒稱為鉤齒。

存齒上會裝上稱作牙鉤的鉤環，以固定住活動假牙（圖18-3）。

局部假牙是由義齒牙床和裝設了牙鉤的殘存齒兩者共同承擔咬合力量。裝上牙鉤的殘存齒稱為「鉤齒」，在配戴局部假牙時，會由鉤齒和黏膜承擔咬合力量。但由於黏膜無法承受過大的力量，因此常常對於裝設牙鉤的鉤齒造成極大的負擔。局部假牙和全口假牙一樣，分為樹脂牙床和金屬牙床兩種（圖18-4）。

另外，現今也正慢慢開發出不使用鉤環的局部假牙。

活動假牙的優缺點

若殘存的牙齒還健全，只要取得用以製作假牙的牙齒模型與咬合型態，就能做出較為簡易的假牙。既不像其他治療方法，必須削磨鄰近的牙齒，也不需進行外科

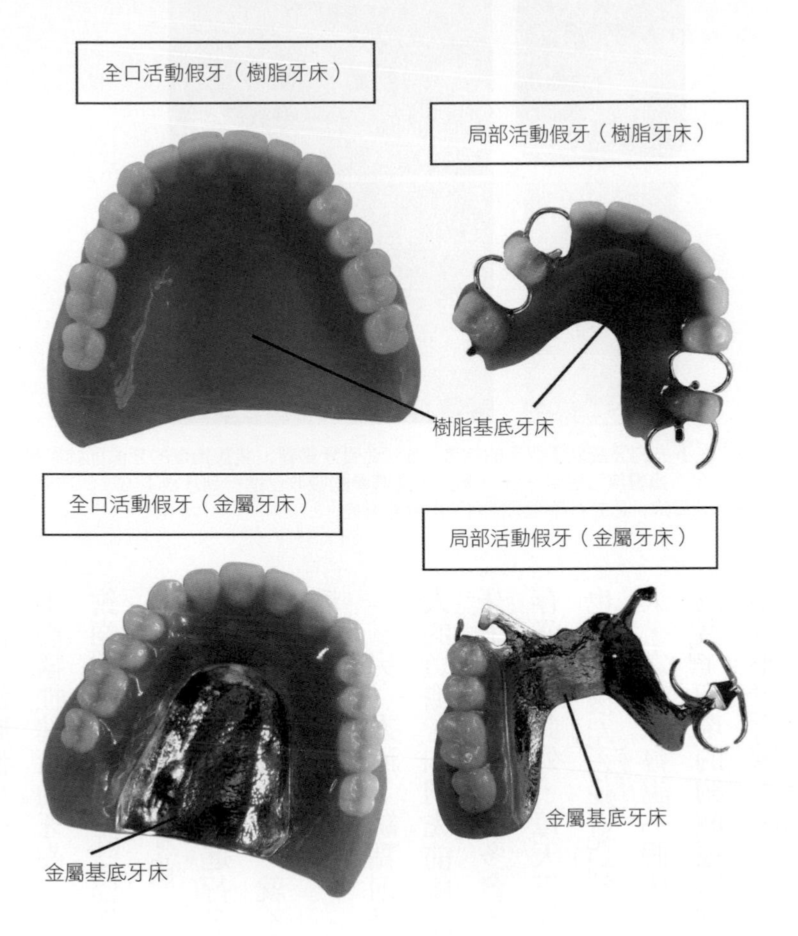

圖18-4　樹脂基底牙床和金屬基底牙床
局部活動假牙由「人工齒」、「人工牙齦」和「基底牙床」構成。基底牙床分為「樹脂牙床」和「金屬牙床」兩種。樹脂牙床過薄時，容易斷裂，故須做成2.5～3.0公釐左右的厚度。但也因此會有強烈的異物感，感受不到食物的溫度，這是樹脂牙床的缺點；優點則是容易修理、價格便宜。金屬牙床較為精密，硬度也夠，可以做到0.4～1.5公釐左右的薄度。較無異物感，容易感覺食物的溫度，這是金屬牙床的優點。但缺點是價格比樹脂牙床昂貴，而且不易修理。

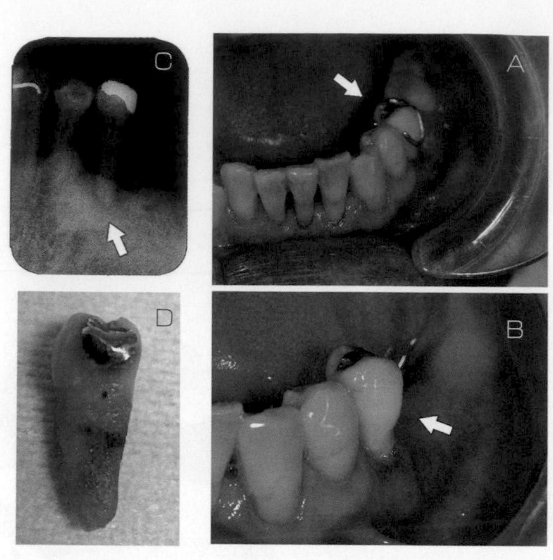

圖18-5　A：左下方的牙齒裝了假牙的鉤環。B：受假牙影響，裝置鉤環的牙齒開始鬆動。牙齦也有發炎現象，痛得無法進食。C：X光片。齒槽骨的吸收已進行到牙根下方。D：拔除的牙齒。由於罹患牙周病，牙結石甚至沉積到牙根尖端附近。

手術。活動假牙的優點，可以說就是幾乎不需犧牲健康的牙齒（但為了裝上鉤環，鉤齒還是得磨去少許體積）。

即使剩餘的牙齒一顆、兩顆接連遭到拔除，只要反覆進行名為「增齒（加牙齒）」的義齒修理，就不會在治療時對經濟造成太大的負荷。

另一方面，缺點則是會對鉤齒造成過大的負擔。如同先前所述，施加於局部假牙上的咬合力量大多會流向稱作鉤齒的殘存齒上。此外，每天不斷拆卸局部假牙，也會前後左右搖晃到鉤齒。裝了假牙的人，之所以會說「假牙愈裝愈大」，是因為裝了鉤環的鉤齒逐漸被連根拔起，之後不得不重新做一副較大的假牙。圖18-5是受假牙鉤環影響而必須拔牙的病例。鉤齒

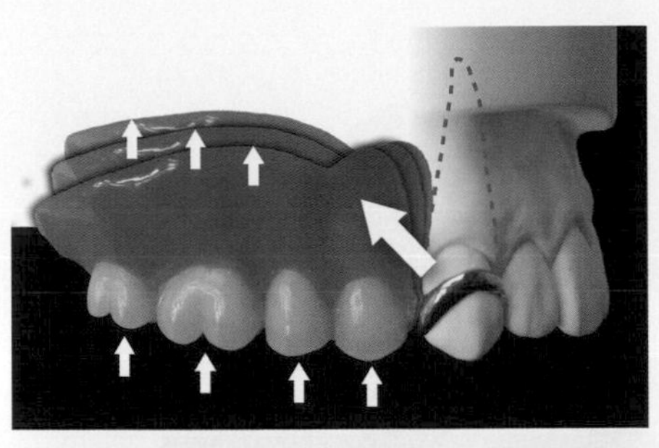
圖18-6　活動假牙勢必會對鉤齒造成負擔，因此有很多病例都是鉤齒逐漸動搖，最後不得不拔牙。

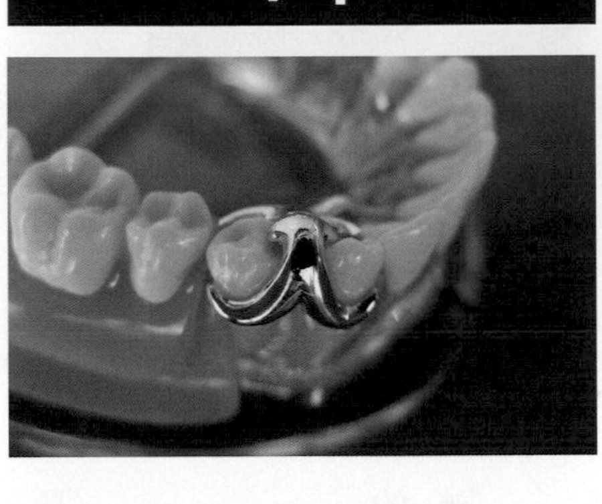
圖18-7　凹凸不平的鉤環。這樣的結構很容易堆積牙菌斑。

的穩定度不足時，齒槽骨就會吸收，牙齒開始鬆動，最終只好拔牙（圖18-6）。

另外，裝在鉤齒上的鉤環由於凹凸不平，舌頭觸感與美觀性都不好，且容易堆積牙菌斑（齒垢），成為齲齒和牙周病的好發部位（圖18-7）。

一般說來，人工齒不僅容易磨損，裝於黏膜上的活動假牙也會下沉，因此容易破壞咬合平衡，並對顳顎關節造成負擔。治療顳顎關節症候群之際，假牙就無法提供長期的安定。

而且，刷牙的時候，一定要拿下活動假牙才能清潔。不僅麻煩，外出或有他人在場時，也不方便。一旦怠於清潔，雜菌就會繁殖，免疫力下降後又會增生名為念珠菌的黴菌，這幾項都可算是活動假牙的

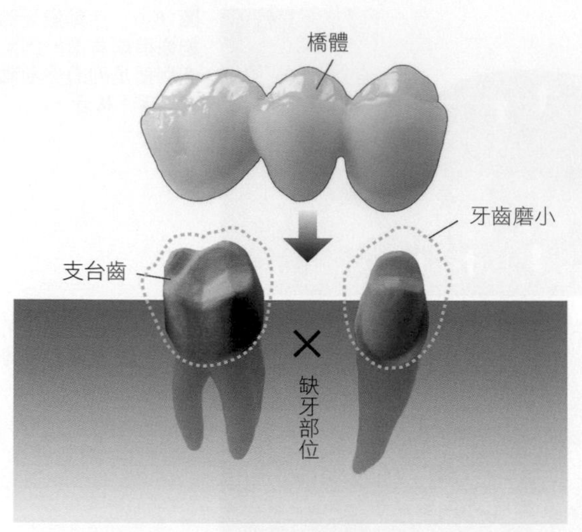

圖18-8　磨小缺牙部位兩旁的牙齒（支台齒），有如架橋般，罩上連接三顆牙齒的補綴物，這種治療方式稱為「牙橋」。依缺損狀況不同，牙橋型態也是五花八門。

缺點。

牙橋治療

何謂牙橋

失去牙齒時，先將缺牙部位兩側牙齒的部分體積磨小，再像渡橋一樣罩上補綴物，這種方法就稱為「牙橋」（圖18-8）。「橋」的英文為bridge，「牙橋」正如同一座橋般，架在兩邊牙齒上。成為橋墩的牙齒稱作「支台齒」，外表看來像是牙齒還原的部分則稱為「橋體」。換言之，牙橋這個方法，就是藉由連結兩側牙齒的橋體，讓欠缺牙齒的地方恢復外觀與咬合兩大功能，但為此卻必須將兩側的牙齒磨小。

進行牙橋治療時，基本前提為兩側必須

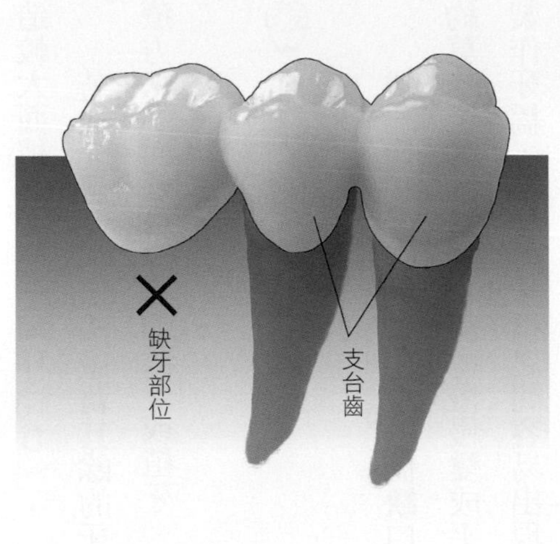

圖18-9　懸臂式牙橋稱不上是理想的治療方式。會對支台齒造成相當大的負荷。

還留有健康的牙齒。正因為有兩側牙齒存在，才能夠用此一架橋的方式製作補綴物。

但有一項例外，那就是「懸臂式牙橋」。這種牙橋的構造如同圖18-9所示，只有一方有自然牙，橋體的部分往外懸空伸出。不過，其在構造上會對支台齒造成非常大的負擔，並不是一種理想的治療方式。長遠看來，若勉強殘存的牙齒承擔如此重荷，只會提高失去牙齒的危險性。因此相對於缺損部位，支台齒必須保有非常穩固的構造才行。

裝上擁有基本構造的牙橋後，施於缺牙部位的咬合力會由兩側的牙齒分擔。當缺損較大時，則須增加兩邊的支台齒，以確保構造上的穩固。舉例來說，當支台齒因牙周病等出現齒槽骨萎縮，穩固度下降的情況時，考慮到危險性之後，就必須增加支台齒的數量（圖18-10A、B、C）。

如果牙齒是分散性的缺損，相對地，也必須製造較大面積的牙橋（圖18-10D）。

若缺牙過多，無法憑藉其餘的牙齒建造出穩定性足夠的牙橋時，就不再適用牙橋此一治療方法，而須選擇活動假牙或植牙。

牙橋的治療時期

拔牙後，牙齦上會出現一個缺口（拔牙窩洞）。隨著時間流逝，洞口會逐漸變淺變小，約莫二至三個月後，就會慢慢變成平整的形狀。如果在拔牙窩洞的黏膜還在調整變化的時期製作牙橋，黏膜與牙橋之間容易出現縫隙。因此等到牙齦安定、不再變化後，再開始製作牙橋，才能做出一個與組織貼合的優良牙橋。

牙橋的優缺點

為了避免脫落，牙橋是以牙科用水泥（黏固粉）此一牙科用黏著劑黏著於支台齒上，因此刷牙時不必像活動假牙一樣拆卸下來，也不須藉由樹脂基底牙床貼附在黏膜上。沒有凹凸不平的鉤環，比起假牙，使用時感覺比較像是自己的牙齒。

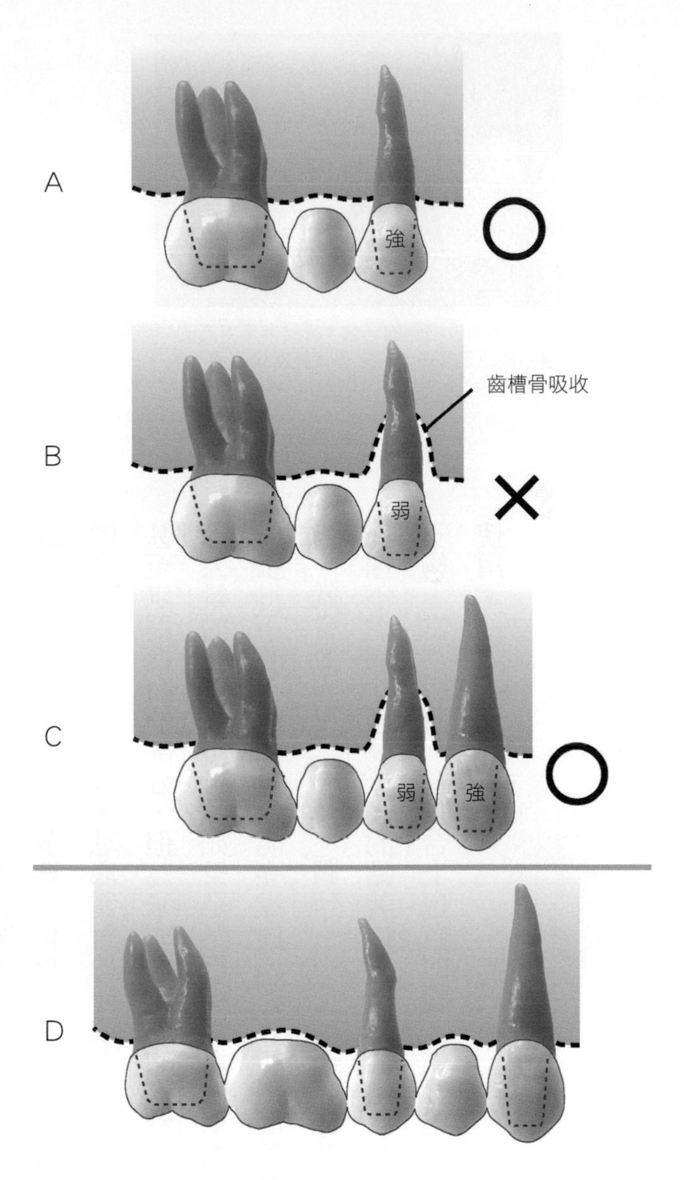

圖18-10　各式各樣的牙橋
製作牙橋時，必須先考量支台齒的強度再做設計。由於牙橋的構造是由支台齒互相支援撐起牙橋，因此齒槽骨若不夠穩固，就須增加支台齒的數量。

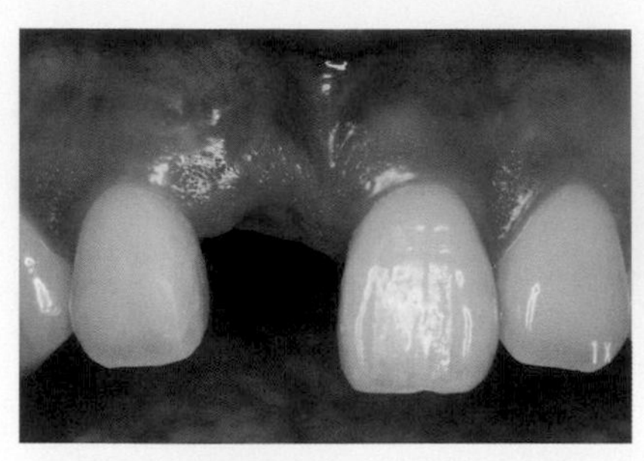

圖18-11　缺牙部位兩側的牙齒，都是非常漂亮的健康牙齒。對於要磨掉健康牙齒做牙橋，患者經常是猶豫不決

缺點是牙橋仍會增加殘存牙齒的負擔。雖然缺牙的部位已用牙橋架起，但自然齒數目減少的事實仍舊沒有改變；依據缺牙數量的多寡，有時也會令殘存齒陷入過度疲勞的狀態。另外，琺瑯質對於牙齒而言是最重要，甚至堪稱性命的部分，但為了成為牙橋的支台，非得磨除大量的琺瑯質不可。如果是早已接受過治療的牙齒還能狠得下心，但如果是明亮潔白，完好無損傷的健康牙齒，就會令人再三猶豫（圖18-11）。前齒缺牙時，也有一種不需磨除過多牙齒的黏著性牙橋，但由於黏著強度不夠，常常脫落，在咬合上也有問題，如今已不太有人使用。

人工植牙治療

何謂人工植牙

「人工植牙」是指以鈦金屬製成，植入缺失牙齒顎骨當中的人工牙根。雖然近年來牙科用人工植牙的知名度已大幅提升，但似乎還有許多人不曉得。然而人工植牙的歷史其實已相當悠久，甚至目前蔚為主流的鈦製人工牙根，距離第一次植入人體的病例，也已經過四十年以上之久，直至現在於基礎、臨床兩方面，都尚在持續進行研究中。因此人工植牙並不是近年才出現的嶄新技術，而是一項已確立良久的醫療技術。現今全世界的多數公司都在製造並販賣人工植牙的產品。人工牙根有各式各樣的外形與材質，目前的主流多是以鈦或鈦合金製成，形狀為有螺紋的螺釘型或圓柱型牙根。植體直徑約莫三至六公釐，長度大約是六至十四公釐，非常的小巧，也需要相當高超纖細的技術（圖18-12）。

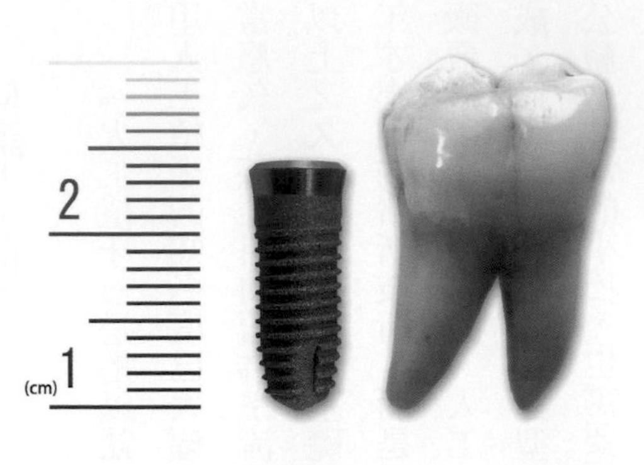

圖18-12　牙齒與植體的比較圖
實際的植體非常小巧，因此需要相當精密的高超治療技術。

人工牙根的構造

進行人工植牙治療時，為了使植體中的鈦金屬與骨頭緊密接合，必須靜置一段時間避免受力並維持不動，而這段期間也不能用人工植牙咀嚼食物。

人工牙根主要由三個部分組成，第一個是一開始植入骨頭中的「植體」，第二個是潛等期結束後，裝於牙齒上的「贗復支台」，最後一個是套在最上層的「補綴物」。全員到齊後，才能發揮「人工齒」的功能（圖18-13）。另外，雖然受限條件眾多，但最近也開發出不需經過潛等期即可立即進食的人工牙根。

成功率高的穩定技術

要植入一個身體原本沒有的異物，並不是件容易的事。更何況嘴巴需要講話和進食，無法完全靜止不動，因此可說是一個非常嚴苛的治療環境。但即便是在如此惡劣的條件下，人工植牙技術的成功率仍舊非常高。這表示人工植牙已確實演變成為一項相當穩定的技術。

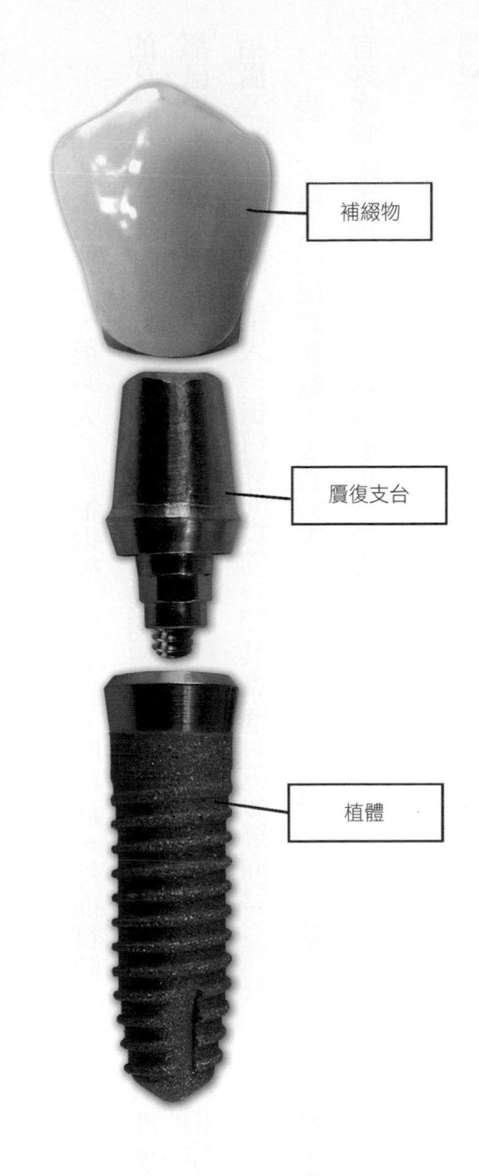

圖18-13　廣義說來，人工牙根是由牙根（植體）、補綴物，以及連結上述兩者的贗復支台這三項物件組成。

植牙並不痛

一聽到人工植牙，很多人會害怕退縮，擔心植入時疼痛，然而實際上人工植牙就跟一般的牙科治療一樣，只要進行局部麻醉再施與簡單的植入手術即可完成。最近植入手術的儀器都已規格化，治療上非常簡潔，也能快速進行，對於患者的負擔亦能降至最低。扣除麻醉和拍攝X光片的時間，植入一根植體的實際時間其實僅有數分鐘而已。

視一次植入的植體顆數，患者的術後癒後症狀也不盡相同，但基本上，術後幾乎都不會有疼痛腫脹等情況發生，也有很多人不需吃止痛藥。

植牙治療的流程（圖18-14）

通常植入人工牙根時，缺牙部位的骨頭癒合情況必須非常完整。拔牙後，齒槽骨上會留有插座狀的凹洞（拔牙窩洞），此凹洞完全癒合需耗時六個月的時間。因此，若想在拔牙位置植入人工牙根，必須先等上半年左右的癒合期。

拔牙窩洞癒合後，再植入人工牙根。約一至兩個星期後拆線。

當使用螺紋狀的植體時，是一邊旋轉植體，一邊植入骨中。當然，逆向旋轉的話，

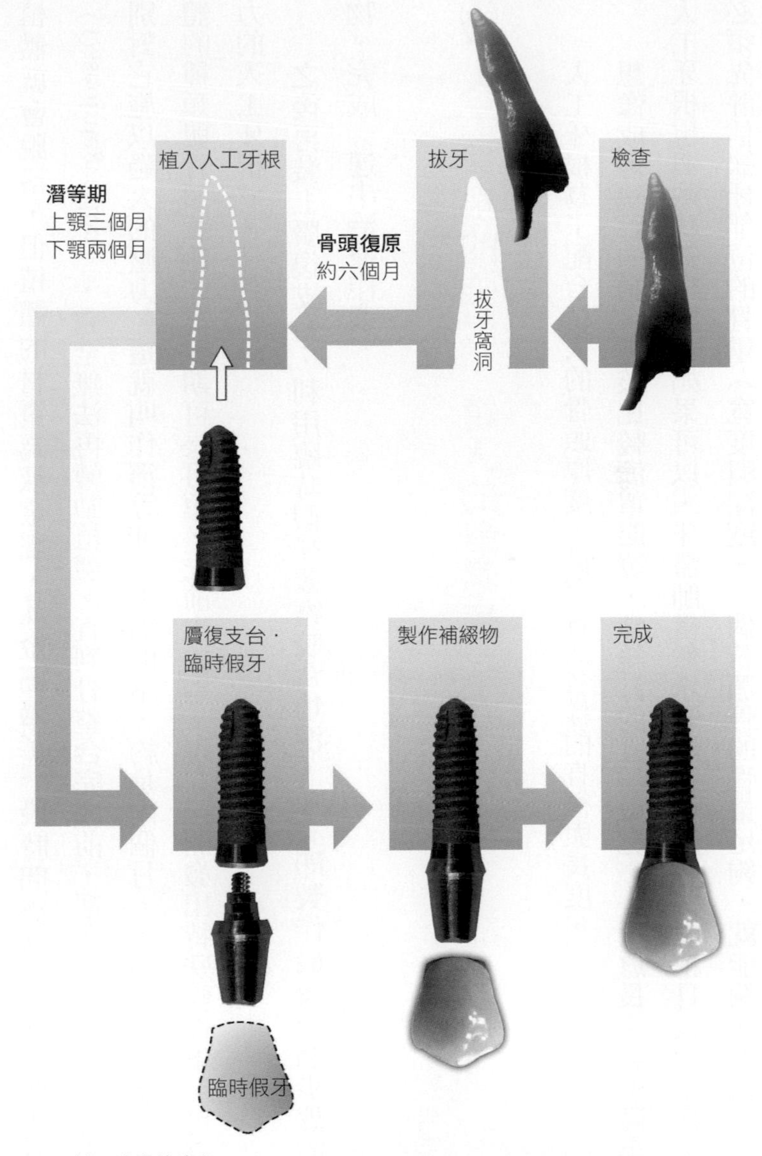

圖18-14　植牙治療的流程
通常要等到拔牙窩洞的骨頭癒合後，再植入人工牙根。植入植體後，等潛等期結束，然後裝上贗復支台。

植體就會脫落，但植體的材質為鈦金屬，鈦金屬過了一段時間後會與骨頭產生骨整合（Osseointegration），完全無法再轉動植體。直到骨整合完成前，都必須讓植體維持不動，別對它施以過大的壓力，這就叫作潛等期，下顎的話，約是兩個月，上顎則是三個月（依植體的種類與骨頭狀態，潛等期可長可短，先前也說過，現在已開發出特殊條件下，可立即受力的人工牙根）。

之後再裝上贋復支台，利用臨時假牙觀察咬合情況，並立即製作最後一個步驟的補綴物，完成一連串治療作業。

人工牙根的強度、植入的難易度

人工牙根為了配合植入的骨頭厚度，備有各式各樣的直徑與長度。

想像成螺絲釘的話，應該比較簡單明瞭，螺絲釘的直徑愈寬，長度愈長、愈堅硬牢固。人工牙根也與螺絲釘相同。如果可以，牙醫師當然希望能夠植入一顆既粗且長的植體，但這必須先評估缺牙部位的骨量（寬度與深度）。倘若顎骨的骨量足夠，就能夠輕鬆植入一顆穩固的植體。若骨量較少，就只能植入既細且短的人工牙根，骨量過於稀少時，醫師甚至必須進行更加精密且困難的植入手術。

拔牙後骨頭的復原情況，會依每個人喪失牙齒的原因，以及至今曾經歷過的治療而產生不同。舉例來說，當原因是牙齒斷裂或齲齒，若拔牙時的年紀尚輕，齒槽骨也處在較健康的狀態下，拔牙後的骨頭復原情形就會良好。但如果是因為牙周病，齒槽骨的部分長時間持續著緩慢的發炎，骨頭的復原情況就會不好。尤其年齡較高，患有骨質疏鬆症的女性更是容易有這種現象。

無論如何，拔牙後骨頭的癒合情況因人而異，即便是同一位患者，拔牙的地方不同，復原情況也會不一樣。

骨量不足時須進行補骨治療

有時拔牙部位的骨頭復原情況不佳，骨頭的厚度與深度又不足，這時就無法植入人工牙根（圖18-15）。在此種情形下，只能放棄植牙，考慮其他治療方式，或是先進行「補骨手術」，於此一補骨移植手術後，再植入人工牙根。

補骨手術當中，有將骨頭移植至凹陷骨頭表面的ＧＢＲ手術（引導骨再生術），以及將骨頭移植至上顎竇部分的上顎竇增高術（Sinus lift procedure）。

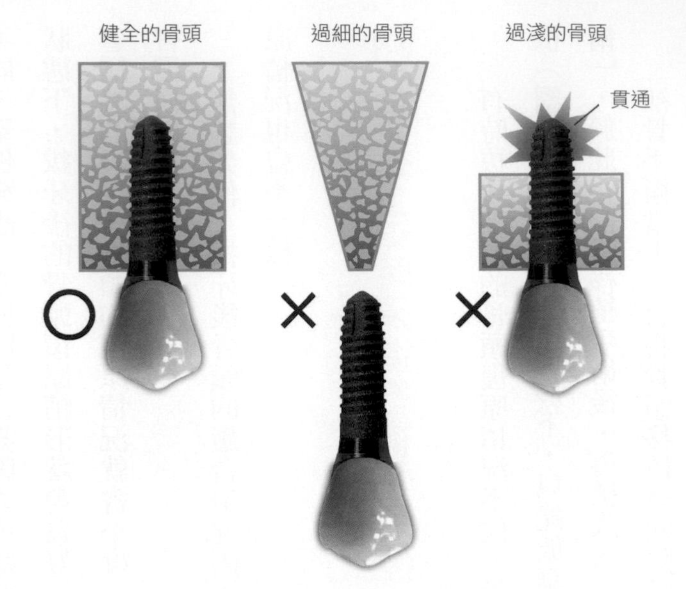

圖18-15　根據植入植體部位的骨頭寬度、深度，再來選擇最適當的人工牙根。過細或過淺都無法植牙。

GBR

當骨頭的恢復狀況惡劣到無法植入人工牙根時，就要進行GBR此一骨移植手術（圖18-16）。

這項補骨手術是將骨頭移植至齒槽骨已大幅吸收的部位，使骨頭呈現隆起形狀並回復到應有的寬度與高度，以利植入人工牙根。GBR是Guided Bone Regeneration的縮寫（註：中文稱作「補骨」或「引導骨再生術」）。

一般齒槽骨吸收之後，過了一段時間仍處於凹陷狀態的話，不管再等待多久，骨頭也不會自然增生。因此必須藉由移植成骨，以回復其原本的形態。

GBR的出現，對於至今放棄了植牙

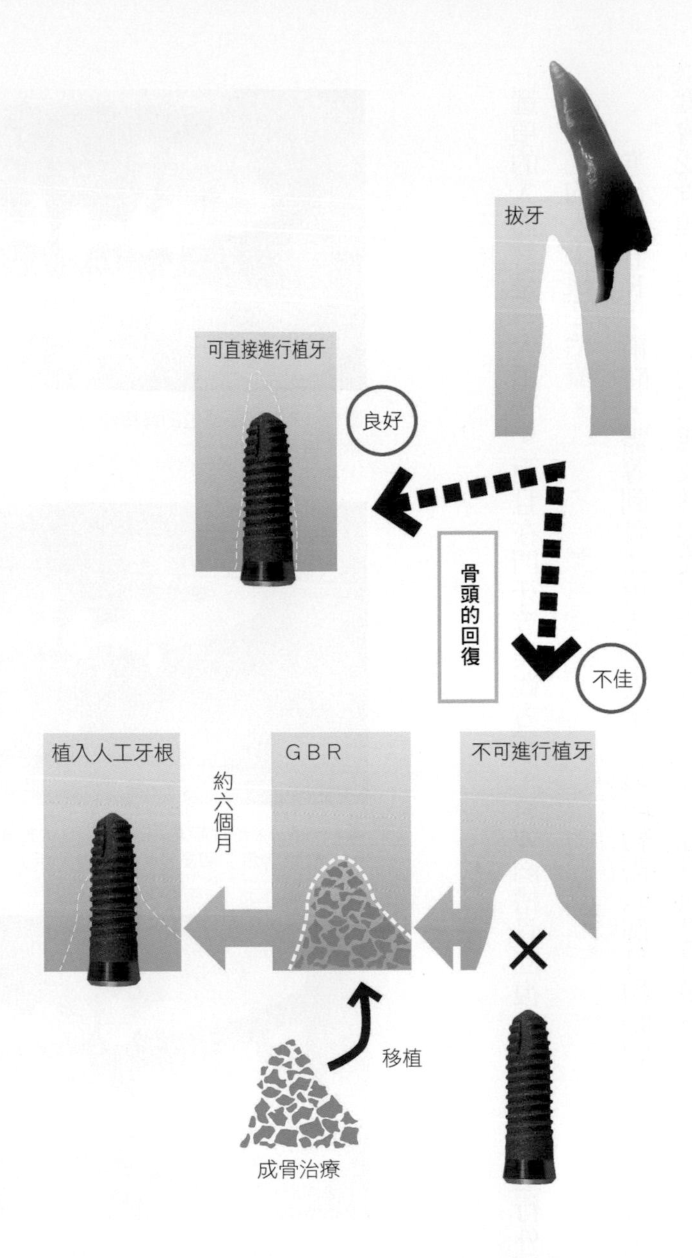

圖18-16　拔牙後，骨頭回復情形良好的話，可直接植牙，但若未完全回復，就無法植入人工牙根。這時須先進行稱為ＧＢＲ的成骨治療。

選項的人而言是一大福音。而且在門牙等美觀方面，只要齒槽骨回復之後，就能進行外觀更加漂亮的人工植牙治療。

進行ＧＢＲ手術時，需等到骨頭再生至安定，這大約需六個月的時間，而骨頭再生的程度會受骨頭缺損破壞的狀態及其健康狀態影響。另外，骨量僅是略微不足時，有時也可同時進行ＧＢＲ和植入人工牙根兩項術式。如此一來，就能減少手術的次數，但一定要特別注意術後感染等問題。

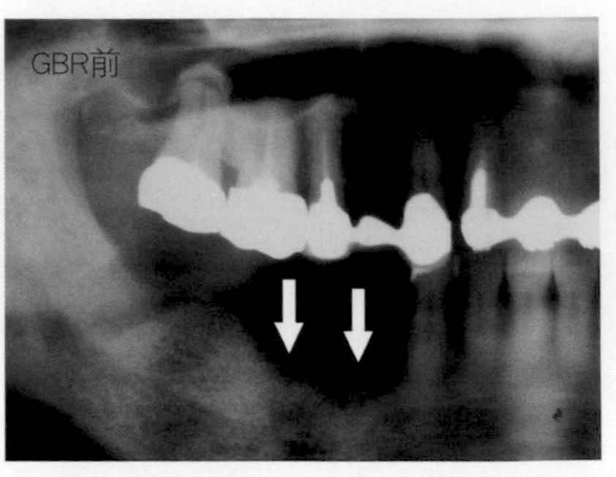

圖18-17　箭頭部位的齒槽骨向下凹陷，因此無法植牙。

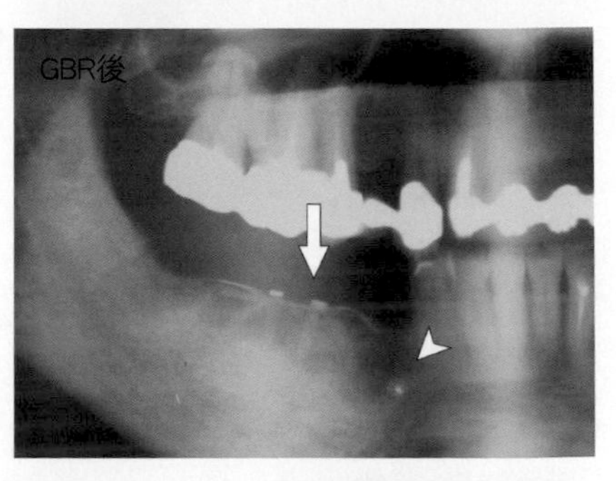

圖18-18　X光片中是用於成骨的鈦金屬再生膜（箭頭所示）和支撐釘（箭頭所示）。

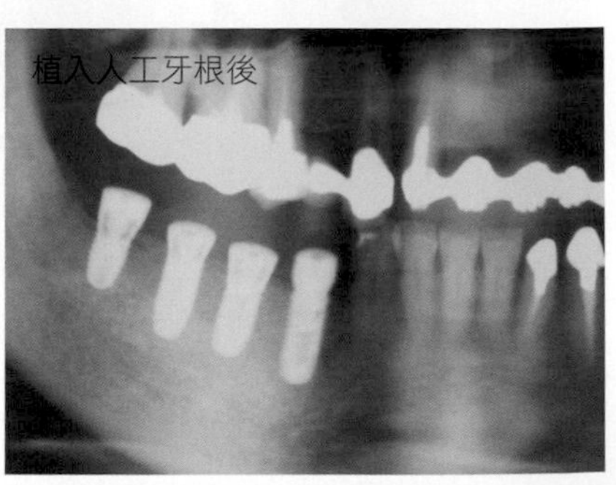

圖18-19　進行ＧＢＲ手術後六個月，再生的骨頭已擁有足夠的寬度與高度。成功植入了四支人工牙根。

圖18-17～18-19是進行GBR成骨治療的X光片。施行GBR之前，可以看到箭頭所示之處為一片漆黑，幾乎沒有骨頭。進行GBR後（圖18-18），移植骨呈現灰色，而稱作骨再生膜的組織，和固定住再生膜的支撐釘也顯現其中。之後，移植骨與顎骨骨頭融為一體，顎骨也再生出足以進行人工植牙的厚度和高度，在GBR六個月後，順利植入四支人工牙根。再生膜與支撐釘在植入人工牙根時已撤除。

上顎竇增高術

上顎骨當中，存在著名為上顎竇的鼻部空腔。失去上顎臼齒區的牙齒後，上顎竇的擴大與齒槽骨吸收會互相作用影響，骨量漸漸流失，以致於無法植入長度適當的人工牙根（圖18-20A）。

因此至今有許多患者只能放棄人工植牙，或在可能的範圍內，勉強植入強度偏弱的較短植體。於是，藉由將骨頭移植至上顎竇中，使人工植牙能夠實行的「上顎竇增高術」於焉誕生。

進行上顎竇增高術時，是先在上顎臼齒區的頰側，也就是上顎竇側方的骨頭上開一個小洞，推升上顎竇黏膜，從此處填入移植骨進行成骨。由於手術本身就是將上顎竇（Sinus）

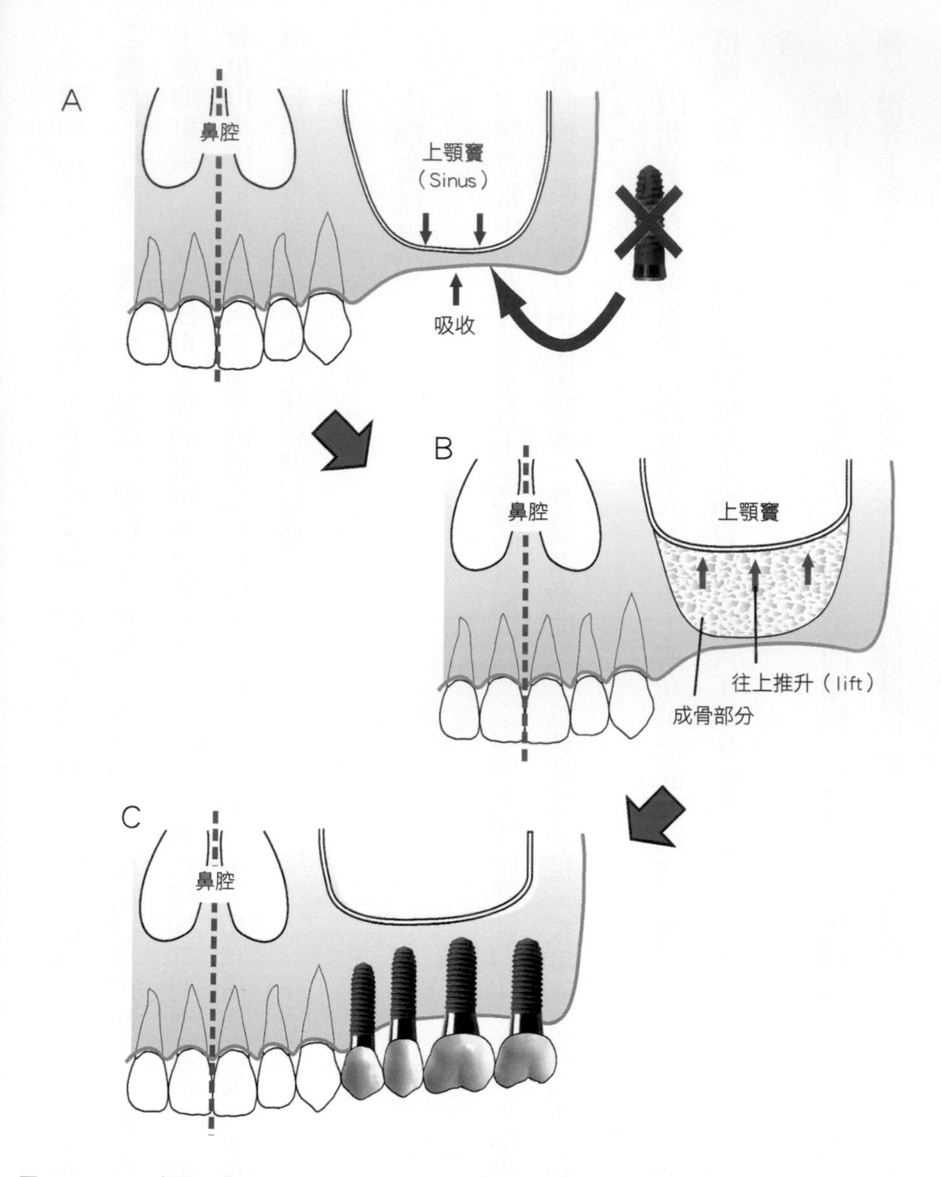

圖18-20　A：上顎臼齒區拔牙後，骨頭寬度因齒槽骨吸收和上顎竇擴大而變薄，無法進行人工植牙。B：上顎竇增高術，是一種推升（lift）上顎竇（Sinus）黏膜再移植骨頭的成骨方式。C：成骨後，大約要等待六個月的時間，骨頭才會確實形成，之後再植入人工牙根。

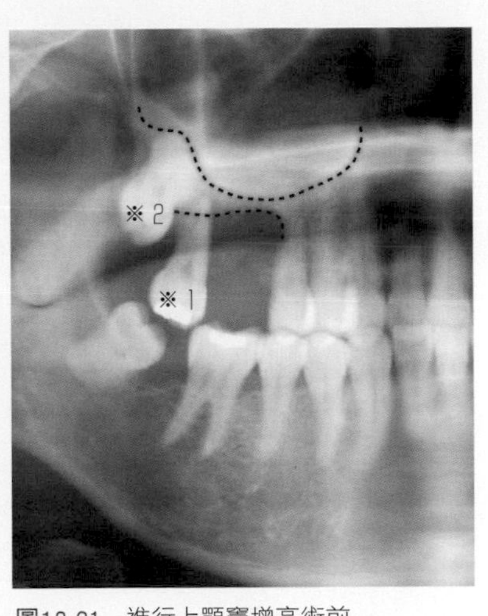

圖18-21　進行上顎竇增高術前
虛線部分的骨頭相當淺，無法進行人工植牙。
※1：牙周病的牙齒、※2：智齒。

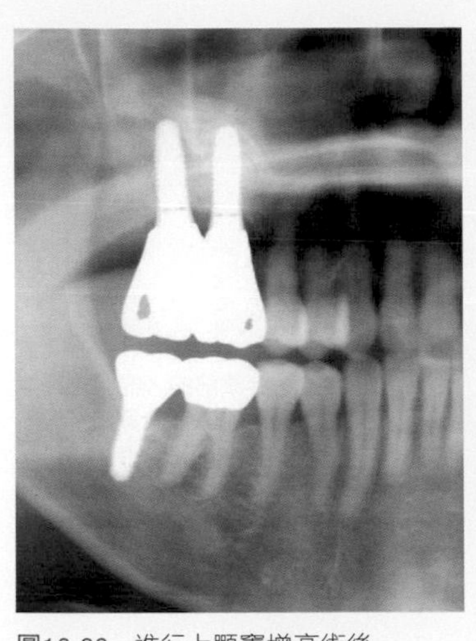

圖18-22　進行上顎竇增高術後
藉由直至虛線的部分成功移植骨頭，終於可順利植入既長且穩固的人工牙根。

往上推升（lift），因此稱作上顎竇增高術（圖18-20B）。待成骨的部分確實形成骨頭後（術後約六個月），再植入人工牙根（圖18-20C）。

直至開發出此方法前，很多人雖然可以在下顎植入人工牙根，但上顎卻只能無可奈何的配戴活動假牙。而罹患牙周病的患者其實多數不適合配戴假牙。如果因牙周病喪失了上顎臼齒區的所有牙齒，又在此狀態下使用假牙，門牙的未來可比是風中殘燭，很難樂觀看待。有很多病例都是因為牙齒負擔過重，造成牙周病持續惡化或牙齒缺損，最後不得不拔除殘餘的牙齒。

然而，透過上顎竇增高術成骨後，臼齒部位就能夠植入既粗且長的穩固植體，

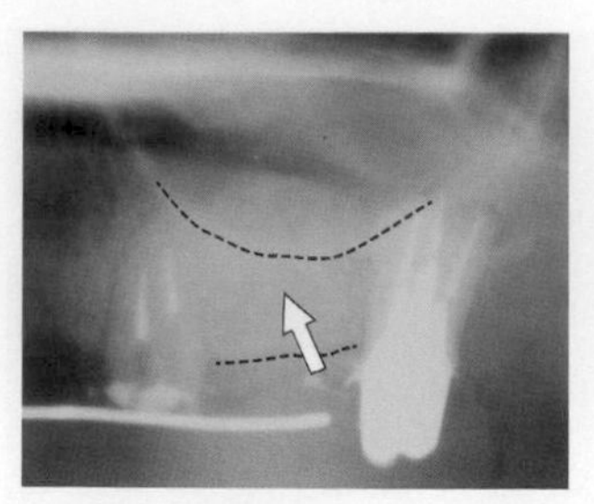

圖18-23　接受治療前的X光片。箭頭部位（虛線之間）是骨頭。這些骨量甚至無法植入較短的植體。

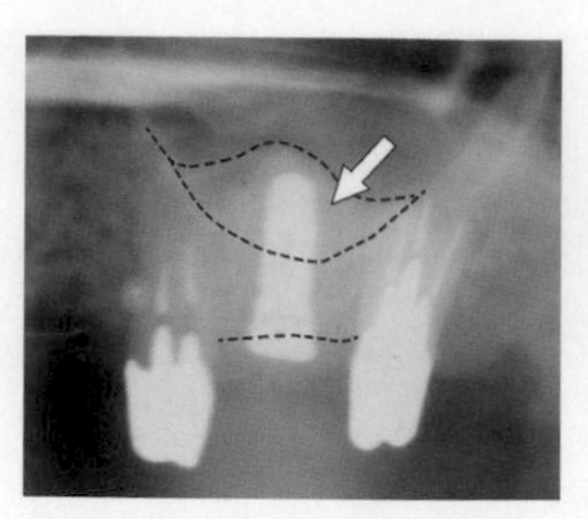

圖18-24　進行植入孔增高術後，順利植入了穩固的人工牙根。箭頭部分（虛線包圍區塊）是成骨後的骨頭。

門牙的壽命也能因此飛躍性地增加好幾年。

圖18-21是進行上顎竇增高術前的X光片。拔除染上牙周病的牙齒和智齒後，骨量已不足以進行人工植牙。圖18-22是進行上顎竇增高術成骨完成後，植入人工牙根的模樣。可以看到骨頭中植入了長度足夠的穩固植體。

植入孔增高術（Socket Lift）

所謂植入孔增高術是指上顎臼齒區的骨頭僅輕微不足，於是從人工牙根植入孔（為了植入人工牙根所開的小洞）進行成骨的方法，之後順利植入人工牙根。

這項手術在外科上造成的傷害極低，又能與人工植牙同時進行，因此治療時間可以大幅縮短；而且術後沒有什麼疼痛感，對於患者而言，也許是項溫和的

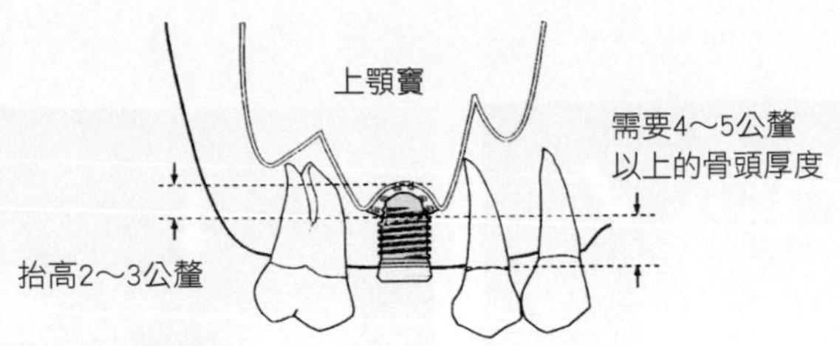

圖18-25　以往的植入孔增高術
至少需要4～5公釐的骨頭厚度，能夠造出的骨量也只有2～3公釐。

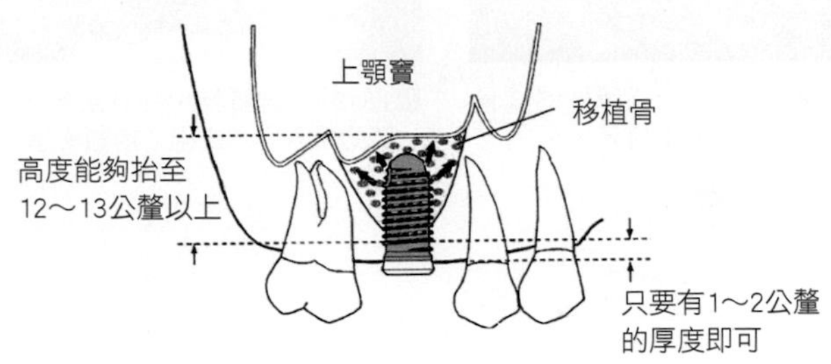

圖18-26　MT Lift法
即便是以往的植入孔增高術無法治療的過薄骨頭，也能夠加以改善。

成骨手術。但這項手術的適用條件受到諸多限制，患者無法自由選擇。

圖18-23呈現出術前骨頭的狀態。只有箭頭所示區塊是無法進行人工植牙的。圖18-24是進行植入孔增高術後的情況。可以看出骨量增生了不少。

MT Lift法（植入孔增高術的變化版）

以往的植入孔增高術，至少需要四至五公釐的骨頭厚度，能夠造出的骨量為二至三公釐，若

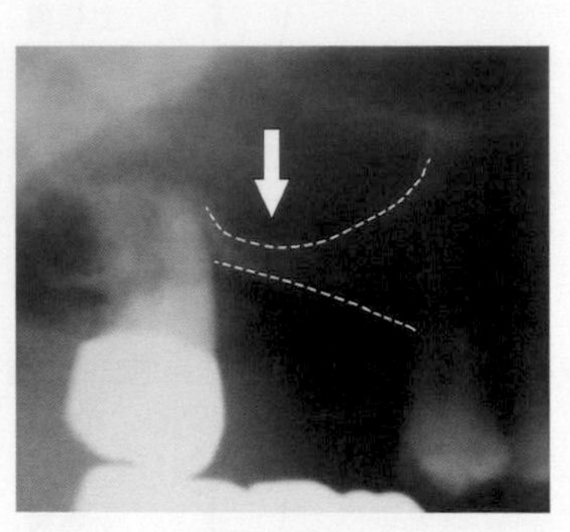

圖18-27　骨量稀少到甚至無法進行一般的植入孔增高術（箭頭所示）。

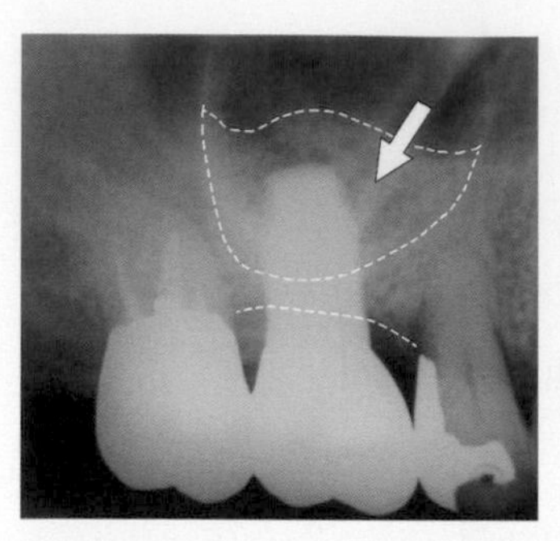

圖18-28　MT Lift法所做的成骨（箭頭所示）和人工植牙。

不符合這些條件，就不能進行植入孔增高術再植入人工牙根。但在某些特定條件下，針對骨量過薄，無法進行植入孔增高術的骨頭，如今也開發出施行方法與植入孔增高術相同，亦可進行成骨治療的MT Lift法（圖18-25、18-26）。

這項治療方法是由丸橋全人牙科的丸橋賢醫師和辻本仁志醫師共同開發而出。它並不是將骨頭往上推，而是從人工牙根植入孔，如同上顎竇增高術般切開黏膜再往上推升，不適的程度與植入孔增高術差不多，但骨頭增生的程度卻與上顎竇增高術不相上下，是項劃時代的嶄新發明。

圖18-27是術前的X光片。虛線是骨頭的邊緣，骨頭的厚度約一公釐。圖18-28是進行MT Lift後的X光片，已經植入了不輸給鄰近牙根的堅固植體。虛線是進行成骨後的區塊。

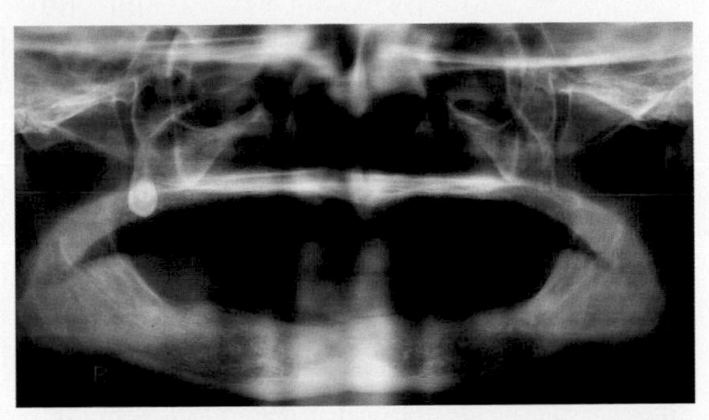

圖18-29　除了智齒之外，已無其他牙齒，患者始終苦於不夠穩定的假牙。

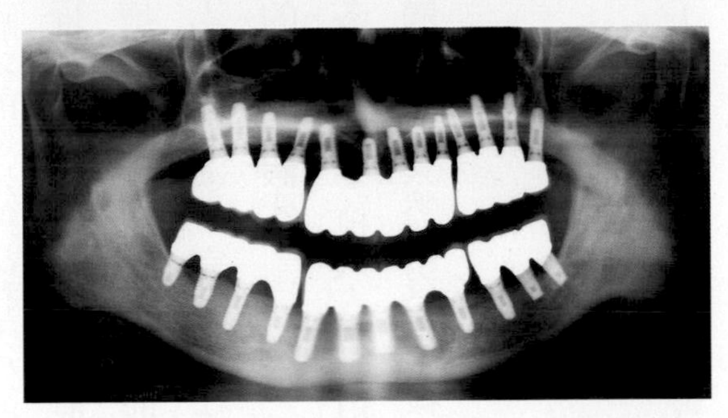

圖18-30　透過上顎竇增高術成骨，以及整個顎骨的人工植牙，患者終於擁有一口穩固的牙齒，先前容易鬆動的假牙完全無法比擬。

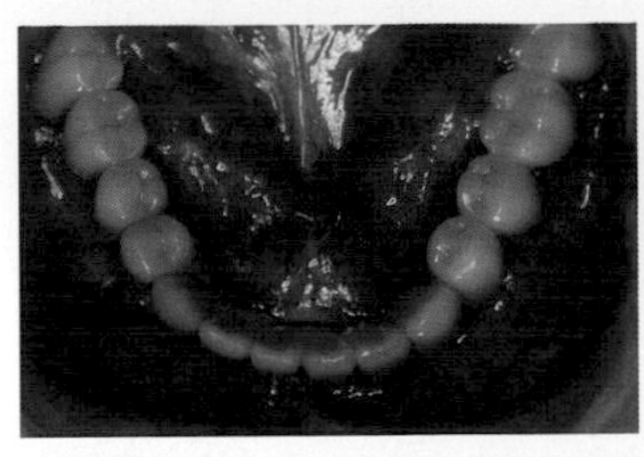

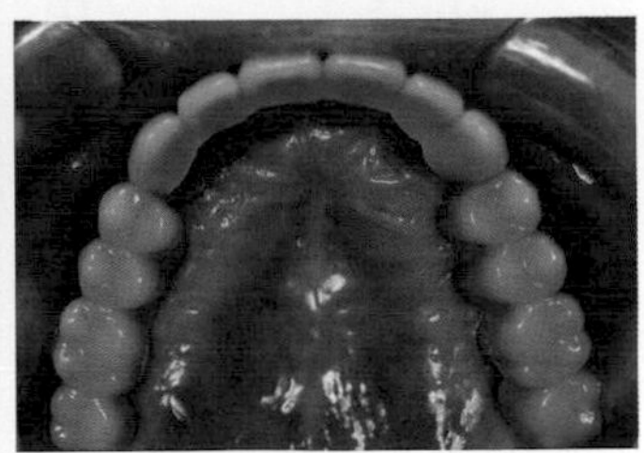

圖18-31　補綴完成後的上顎與下顎口腔內部。咀嚼時，所有植牙的觸感都與天然齒毫無兩樣，深受患者肯定。

從全口假牙至人工植牙

儘管假牙做得再精緻，其咀嚼功能還是無法和天生的牙齒相比。而「無論如何都想用自己的牙齒吃東西」的願望，正是推動人工植牙技術不斷進步的動力，這是無庸置疑的。如同前面所述，現在還開發出成骨治療，原本裝假牙的人也能進行人工植牙治療。

圖18-29是除了殘留在顎骨中的智齒之外，完全沒有牙齒，配戴著全口假牙的患者的X光片。其口中正戴著只有門牙部位的不安定假牙。

這位患者在上顎進行了上顎竇增高術，植入人工牙根（圖18-30）。圖18-31是補綴完成後的照片。咀嚼時，所有植牙的觸感都與天然齒沒有兩樣，深受患者肯定。

假牙搭配人工植牙

失去所有牙齒時，若要進行人工植牙，就必須植入數量眾多的人工牙根，同時也得做好心理準備，因為這將會為身體和經濟帶來龐大的負擔。

若身體或經濟方面有困難，尤其高齡人士罹患多種基礎疾病，無法接受成骨治療或多數人工植牙時，還有另一種做法，即利用少數的人工牙根，加倍提升活動假牙的性能與穩定

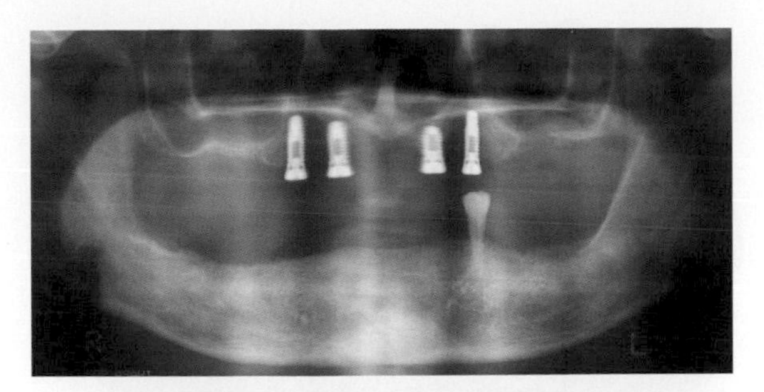

圖18-32　齒槽骨吸收的上顎骨中，植入了四支人工牙根。

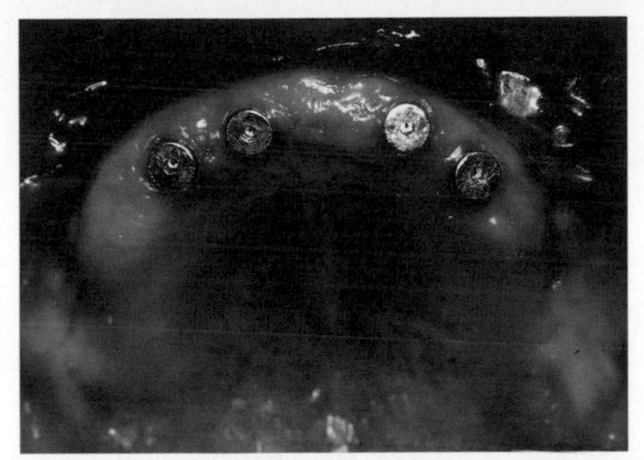

圖18-33　在圖18-32人工牙根的頂部上，裝上磁性合金（鑲有磁鐵的金屬）。

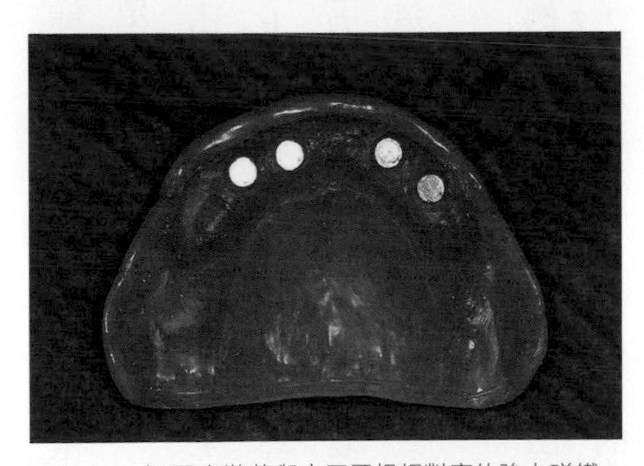

圖18-34　假牙也裝著與人工牙根相對應的強力磁鐵。

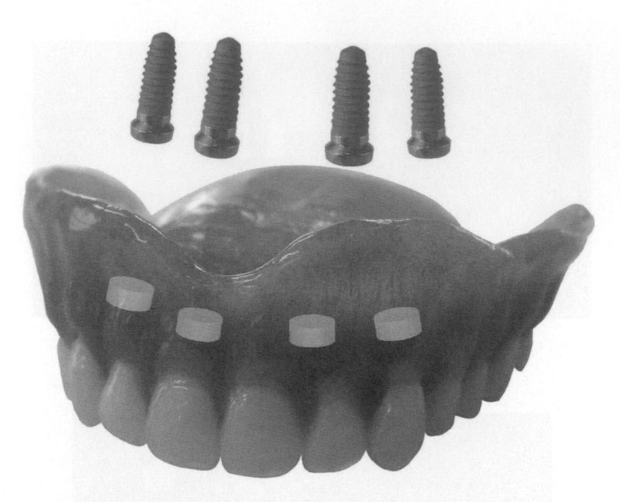

圖18-35　磁石吸附式活動假牙的模擬畫面。由於假牙中的磁鐵是埋在內部，因此外觀無法看見，而且兩者要非常接近，磁力才會運作。

性。

拔牙後，如果殘餘顎骨的牙脊突出度不夠，配戴全口假牙時就容易鬆動或脫落，非常不牢固。

於是，可以像圖18-32般，在上顎骨中植入人工牙根，當作是固定假牙的基底。

人工牙根緊密地植入骨頭後，再於人工牙根的頂部和假牙上各自埋入磁鐵（圖18-33、18-34），藉由磁力強力的吸住假牙，使它變得穩固不易搖動。這個方法就稱作磁石吸附式活動假牙。

如同上述案例，當假牙容易鬆脫，無法心平氣和地進食時，可以透過植入最少數量的人工牙根和磁鐵此一有效方法，使活動假牙保持穩固（圖18-35）。

第19章

牙齒的染色・變色與美白

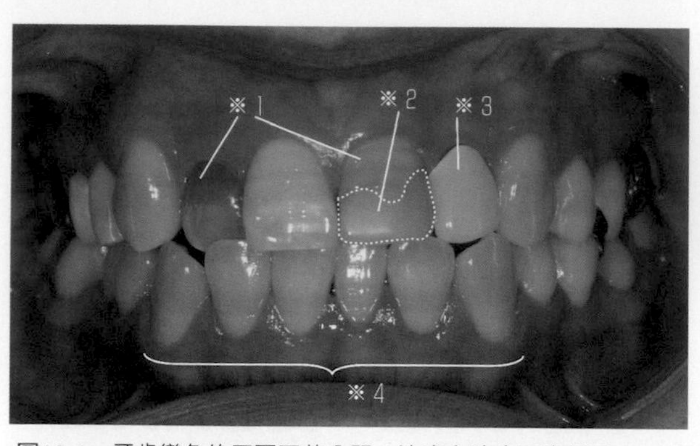

圖19-1　牙齒變色的原因五花八門，治療方法也不盡相同。
※1　由於神經壞死造成的變色
※2　充填物顏色不合，或變質後引起的變色
※3　補綴物（牙冠）的顏色不合
※4　患者原本牙齒的顏色就有問題

牙齒的染色・變色

潔白閃亮的牙齒總是令人心動，因此希望擁有一口美麗牙齒的人逐年增加。各間公司也紛紛推出標榜具有牙齒美白效果的牙膏，「美白牙科」一詞也變得廣為人知。

牙齒染色、變色的原因五花八門，但在此特別介紹與外貌至關重要的門牙發生染色、變色的原因（圖19-1）。

- 琺瑯質表面的染色
- 因齲齒而產生的琺瑯質染色，以及鈣化不全部位的染色
- 藥劑引起的變色
- 齒髓神經壞死引起的變色
- 充填物的染色

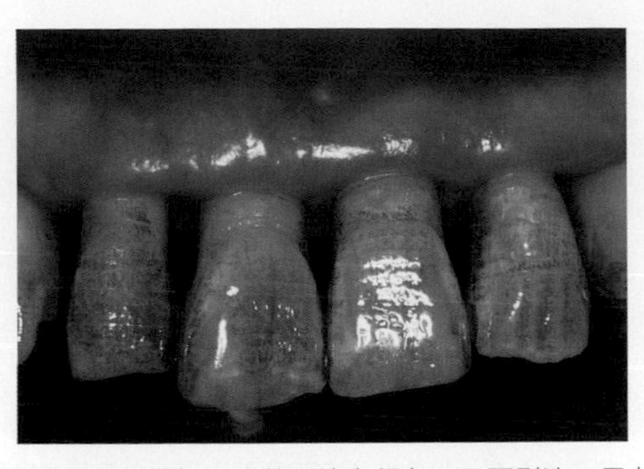

圖19-2　牙齒表面如同茶杯裡的茶垢染上顏色。只要刷洗，馬上就能恢復乾淨。另外，在醫學方面也無問題。

琺瑯質表面的染色（圖19-2）

此指食物中的色素或香菸的焦油沾附在牙齒的琺瑯質表面上。

這就如同陶器表面上附著茶垢，只要使用研磨劑和牙刷清潔，就能簡單去除。

基本上牙膏都含有研磨劑成分，因此只要每天都有使用牙膏，牙齒就不會染色。但是，如果刷牙習慣不好或齒列不整，以致無法徹底清潔口腔，牙齒終究還是會染色。這僅僅是食物中的色素沉澱，並不會影響牙齒的健康，但草率刷牙這件事本身就是不正確的。

因齲齒而產生的琺瑯質染色，以及鈣化不全部位的染色

健康的琺瑯質表面為光滑具有透明感，當牙齒在顎骨中成形時，如果出了某些問題導致琺瑯質發育不全，

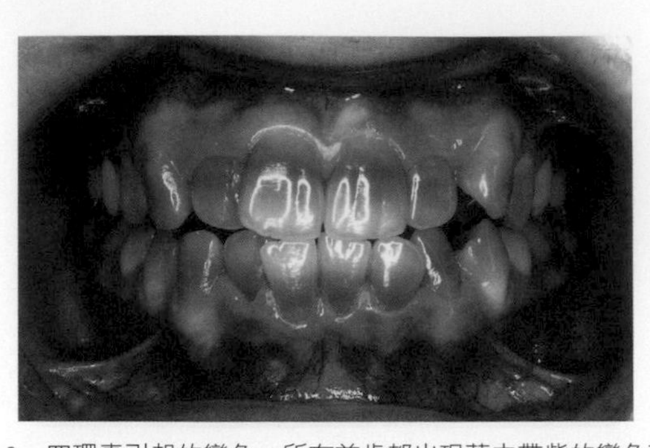

圖19-3　四環素引起的變色。所有前齒都出現藍中帶紫的變色現象。

牙齒表面就會產生白濁和凹凸不平的現象。凹凸不平的牙齒容易染色，而且一旦染上就難以去除，在美觀上也會出現問題。

蛀牙時，珐瑯質和象牙質也會變質，發生染色、變色的現象。由於這種情形是珐瑯質本身出現變質，因此只要削除變質的部分，重新填上樹脂，即能回復美觀。問題在於當變色的範圍擴散至整片牙面時，就必須進行覆蓋性的治療。

藥劑引起的變色（圖19-3）

當恆齒在顎骨中成形之際，若是服用了四環素等藥劑，象牙質就會出現紫色帶狀形的變色。由於從許久以前開始即已鎖定了某些會釀成變色的藥劑，所以應該能夠簡單地事先預防，但時至今日，還是常常見到人們牙齒出現變色。這是因為使用這些藥劑的多是小兒科等其他領域的醫科，不會周詳地顧慮到牙齒變色的問題。此時象牙質會變為深紫色，而且一旦變色，就無法自然恢復原樣。一生都得與這樣的牙齒共度，因此一定要注意恆齒形成時期的服藥情形。

程度輕微的話，可進行牙齒美白（漂白），但效果僅能做到讓變色的牙齒較不明顯，無法完全回復原本正常的色澤。

程度嚴重，又強烈希望牙齒恢復美麗時，就必須進行削除牙齒表面，再貼上陶瓷貼片等此類人工物品的治療。

牙神經壞死引起的變色

牙髓（神經）壞死後，牙齒多少會有變色的情形發生（圖19-4）。象牙質如同其名，當牙神經還健在時，會呈現美麗的象牙色澤，一旦失去神經後，則逐漸變得黯淡。而隨著時間不斷流逝，色澤還會從褐色漸漸變為綠色，最後變成黑色。變色的進行程度雖然各有不同，但若根管治療（牙神經的治療）做得不好，牙髓壞死留下腐敗的組織，牙齒就會變成全黑色。

神經壞死引發的變色，須進行非活性牙齒漂白術（walking bleach）。這種治療方法是從根管治療後的牙髓腔注入漂白劑，從牙齒內部漂白象牙質。英文原意為置入漂白劑後，在接受下一次治療前，牙齒會於行走之時不知不覺變白。在多次交錯使用藥劑，變為患者滿意的色澤前，會一直持續進行治療（圖19-5）。

充填物的染色

當只有充填物表面染色時，藉由研磨和清潔就能恢復原本色澤。如果變色蔓延至充填物內部，或牙齒與充填物之間出現了線狀的明顯深色變色，則須更換新的充填物（圖19-6、

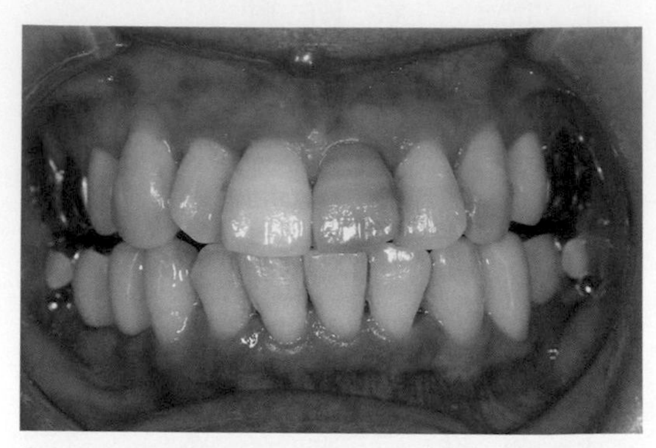

圖19-4　由於牙神經壞死，左側正中門齒變成黑色。

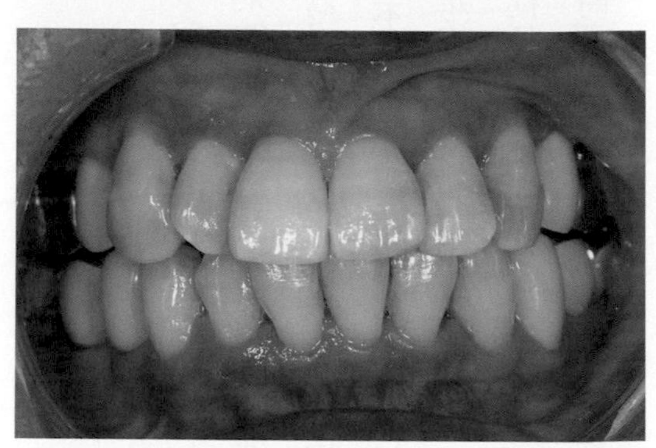

圖19-5　在根管治療後，進行非活性牙齒漂白術。經由多次交錯使用漂白劑，牙齒色澤終於恢復，與周圍的牙齒沒有太大落差。

19-7）。

想讓牙齒變得更白！——牙齒美白

截至目前為止，已經介紹過異常的牙齒染色及變色，接下來所說明的牙齒美白，是指美容方面的漂白，可讓原本擁有的牙齒更加潔白、美麗。

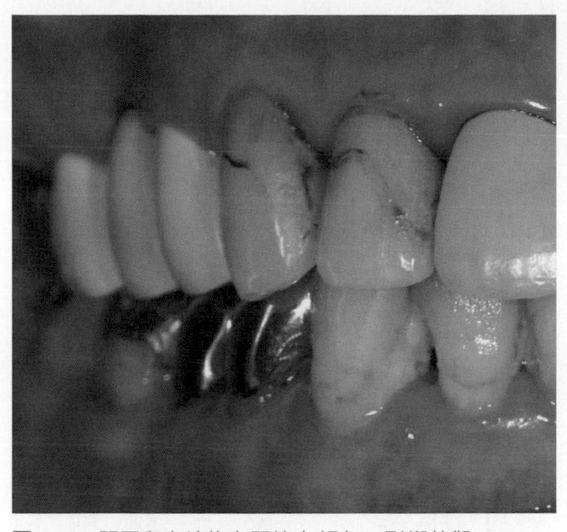

圖19-6　門牙與充填物之間染上顏色，影響外觀。

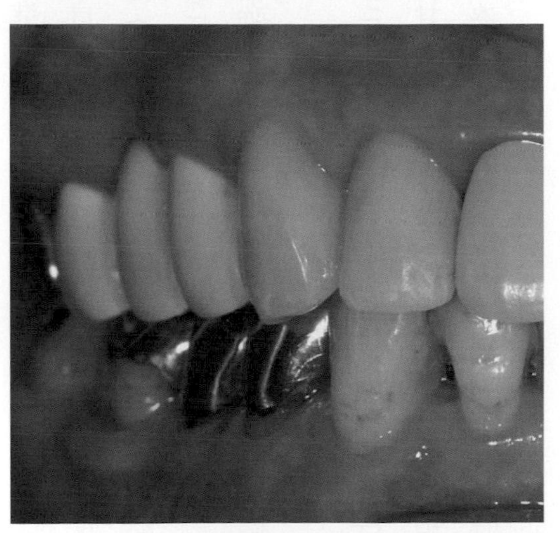

圖19-7　撤掉舊的充填物後，重新裝上顏色適當的充填物。治療過程簡單，卻能大大改善牙齒外觀。

這種情況下，會在牙齒表面塗上漂白劑，進行化學性的牙齒美白。

由於牙齒是非常堅硬的組織，漂白劑若不具有相當的強度，就不會有效果。在牙科診所中，是使用過氧化氫和特殊光源進行牙齒美白（漂白）。此種由牙醫師監督，利用略強的漂白劑進行的美白作業，稱作冷光美白（Office whitening）。

但是，這種診所美白有缺點。由於藥劑較強，會對牙齦產生刺激作用，因此經過美白的牙齒在術後出現敏感現象的機率極高。

於是，隨後又開發出居家美白（Home whitening）這項做法，它是指由患者自行使用效力較弱的漂白劑，在家中慢慢進行美白作業。其不僅遇冷水即痛的牙齒敏感症狀發現頻率較低且程度輕微，而且慢慢地逐步美白，可以一邊確認美白的程度，並在自己滿意的時候終止作業。

基於上述優點，最近居家美白蔚為主流。只是即便是居家美白，也千萬別忘了，儘管程度有所差別，有時依然會出現牙齒敏感等副作用。

你希望是潔白且還活著的生活齒、或是神經已死的失活齒、或是健康情況良好的牙齒、還是部分牙齒裝有充填物的牙齒？為了配合各式各樣的狀況，牙齒美白的方法也變得豐富多元。有時依據牙齒情況，不是進行美白，而是必須透過覆蓋物（補綴物）才能恢復美觀，因此要多加注意。

牙齒變色的原因各式各樣，治療方法也五花八門，所以在進行牙齒美白前，請務必和牙醫師仔細諮商，並正確傳達出自己的訴求。

另外，也不可忘了牙齒美白過後，會帶來遇冷水即痛等牙齒敏感的負面副作用。

第20章

守護牙齒與身體的飲食習慣

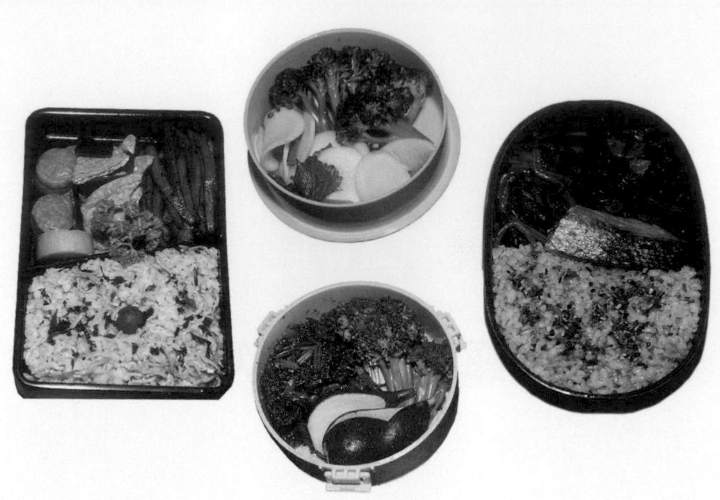

圖20-1　考慮到營養均衡的便當
主食為糙米，配菜則為烤魚、牛蒡絲、羊栖菜（一種日本超市常見的海帶芽）等具有嚼勁的食物。再以當季蔬菜為主加入黃綠色蔬菜。

每日按時用餐是基本

為了擁有健全的飲食生活，健康的牙齒不可或缺；相對地，若要維持健康的牙齒，健全的飲食生活亦不可少。想維持牙齒與牙齦的健康，並預防遠離各式各樣的牙科疾病，最重要的事情就是「飲食」。

至今說明過的齲齒、牙周病、顎骨及咀嚼肌退化所引起的咬合不正與顳顎關節症候群，都與飲食生活有絕大的關連，甚至可稱為飲食生活性疾病。在內科疾病的領域中，慢性病的概念已逐漸廣為人知，同時人們也透過飲食教育了解到飲食生活的重要性，但在牙科領域中，目前人們對於飲食生活的認知還處於極為不足的狀態。

牙齒和牙齦都是我們身體的一部分，擁有

健康的身體，健康的「牙齒」此一器官才能夠存在。如果輕忽每天的生活，光仰賴醫療機關，是很難治癒身體疾病的；希望各位能夠儘早體悟這件事。

用飲食守護牙齒！正確的飲食三原則

雖然先前就說過，但為了讓牙齒強健又穩固，並且遠離齲齒和牙周病等各式各樣的牙科疾病，飲食在生活習慣當中非常重要。為了保有健全的飲食生活，請遵守以下的「飲食生活三原則」。

1. 攝取營養均衡的食物（圖20-1）

根據調查，牙齒不好的人擁有的共通點是飲食生活不夠規律。

與日本厚生勞動省推薦的營養需求量相比，他們皆過度攝取砂糖等碳水化合物和脂肪等的熱量，蔬菜等含有維他命和礦物質的食物纖維卻攝取不足（圖20-2、20-3）。這種傾向可以說正是慢性病的亂源所在，因此齲齒和牙周病等牙齒疾病才會被稱作慢性病。

為了打造出一口可以咀嚼所有堅硬食物的強健牙齒，必須有強硬的牙齒、健康的牙齦和

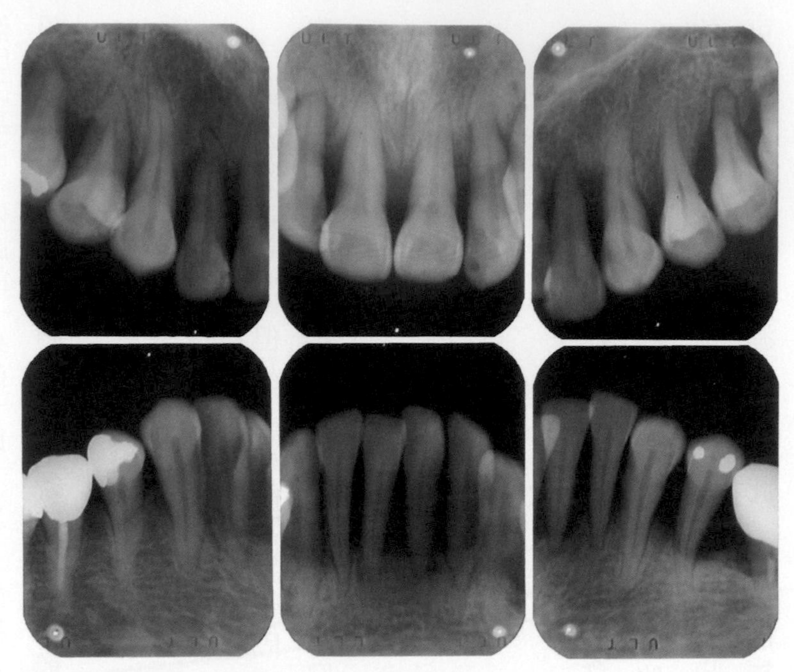

圖20-2　持續惡化的牙周病X光片
齒槽骨逐漸吸收，有些牙齒的齒槽骨僅剩根尖部分。

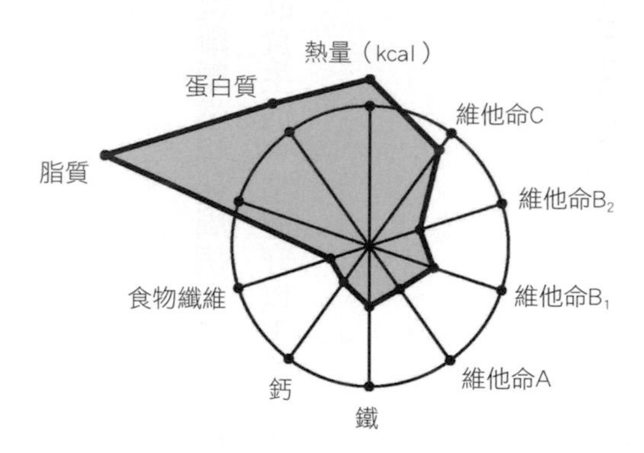

圖20-3　圖20-2的患者的飲食生活模式
這位患者過度攝取碳水化合物、蛋白質及脂肪等熱量，維他命、礦物質和食物纖維等的攝取極端不足。

穩固的齒槽骨。為此，不僅鈣質，也需攝取良性蛋白質，以及支撐順暢生命活動的各種維他命和礦物質。若是欠缺這些營養素，根本無法打造理想的細胞和組織，也就不可能擁有健康的身體。

最近一些特定食品和營養素大為流行，備受矚目，但世界上並不存在可以解決所有問題的完美食品。考慮到營養均衡，平均地攝取各種食物的飲食生活才是最重要的。

2. 選擇未過度加工的簡單食品

研究學者調查了肯亞的馬賽人或蒙古的遊牧民族，以及擁有食物戒律的團體和健康老者後，發現他們牙齒的健康狀態都明顯較一般人好，再調查飲食生活習慣後，也發現了一個共通點。

那就是他們都選擇自然、簡單，且無過度加工的食品，營養攝取也相當均衡。

進行調查的地區在氣候和地質等自然條件上都有所差異，當然，在那個地域中，能採集到的食物也有所不同。另外，他們的飲食生活型態也大不相同，有些主要攝取穀物和蔬菜，有些則以肉和魚類為中心。但是以接近自然的形式享用大自然給予的恩賜這一點，皆是共通的。

為了不過度加工，食用鄰近地區可採集到的新鮮食材非常重要。

3.避開化學物質

身處於現代的我們，除了食品添加物之外，也吸收了許多化學物質進入體內。化學物質本身當然有害，而排除這些化學物質時，體內會大量消耗維他命和礦物質。日常生活攝取的維他命和礦物質原本就經常處於不足的狀態，因此有可能會在不知不覺間變為過度缺乏。所以盡可能避開化學物質吧。

守護牙齒的健康食品和飲食生活的改善要點

少吃砂糖

原則上，請盡量不要攝取砂糖。

白砂糖的原料雖是植物，但經歷過好幾次的精製後，幾乎所有營養素都已流失，最後僅剩下熱量。因此將砂糖視為化學物質會比視為食品妥當。

精製後的白砂糖當中，不僅沒有維他命和鈣質，甚至有「維他命小偷」和「鈣質小偷」之稱，會大量消耗維他命和鈣質，大大破壞營養均衡。而且砂糖容易轉變為中性脂肪，進而引起高脂血症（脂質異常症）。一旦罹患高脂血症，血管機能將受到破壞，並成為各種慢性病的元兇。

由於砂糖會立即分解為葡萄糖，因此疲憊的時候，可以馬上為身體補給能量。但急速上升的血糖值，可是低血糖症的導火線。此外，如果在用餐之前這種不適當的時候攝取砂糖，會產生飽足感和滿足感，防礙身體攝取營養均衡的飲食。尤其食量不大的女性，原本應該攝取的必要營養素會減至更低。

這樣的營養失衡，會對牙齦和齒槽骨等牙周組織造成負面影響。請各位理解，砂糖不僅是造成齲齒的原因物質，還會影響到全身。

原則上盡量不要攝取砂糖，下廚時，選擇少量使用黑糖或蜂蜜吧。

主食請選擇未精製過的米

作為主食的米或小麥等穀類，也請攝取未精製的食品。

原本穀類不僅是熱量來源，當中也含有大量食物纖維和維他命B等營養素。為了順利地代謝掉碳水化合物、脂質和蛋白質，維他命B群不可或缺，而且穀類對於皮膚和黏膜的發育，也是一種必須營養素。

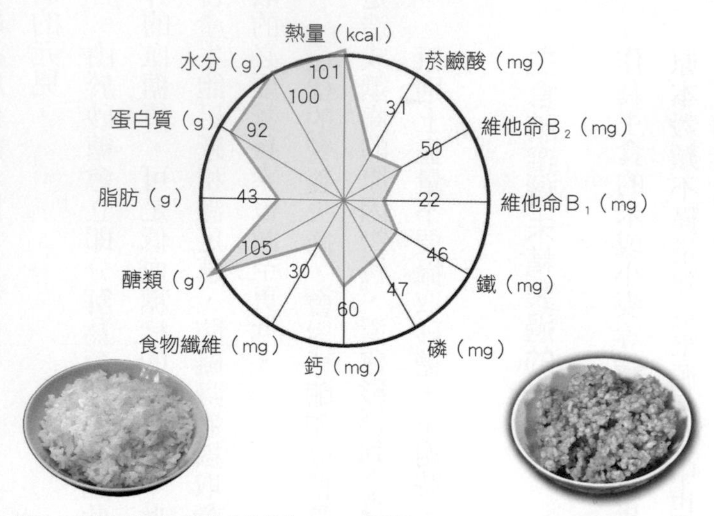

圖20-4　假設糙米中的成分皆為100，精製為白米後剩餘的營養比重

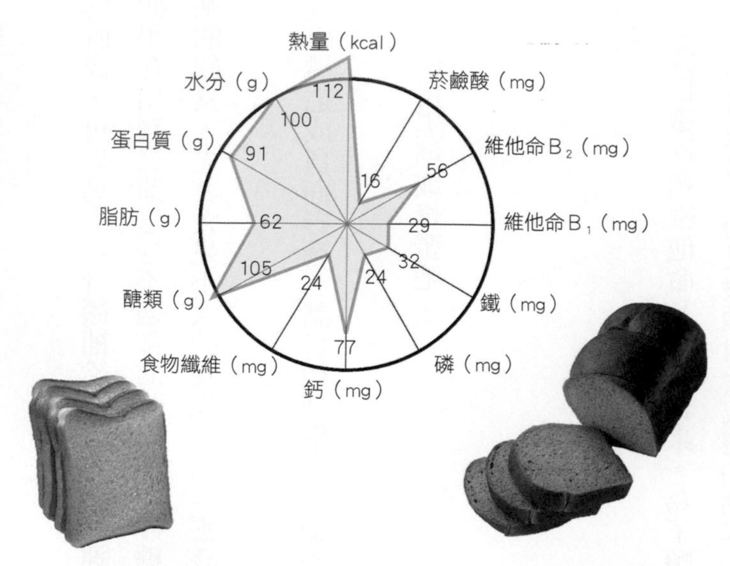

圖20-5　假設全麥粉中的成分皆為100，精製為高筋麵粉後剩餘的營養比重

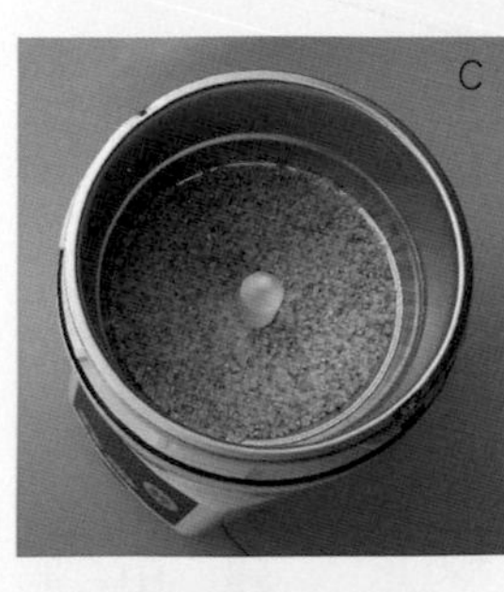

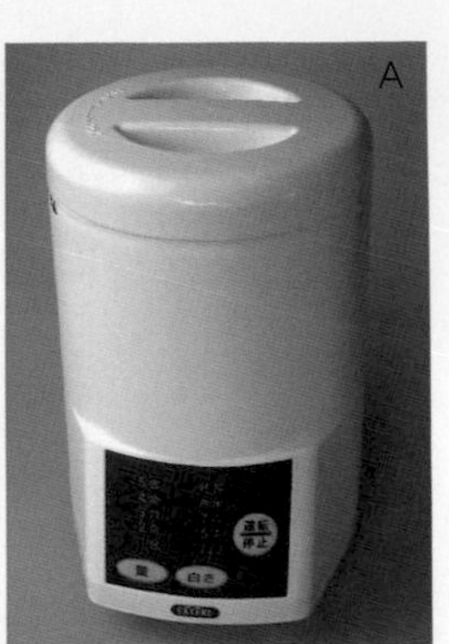

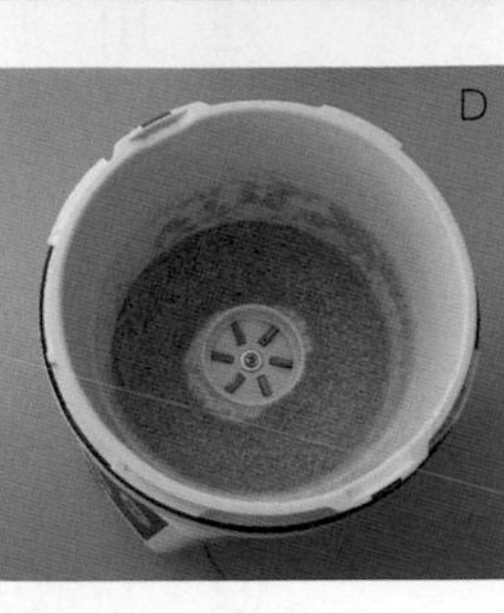

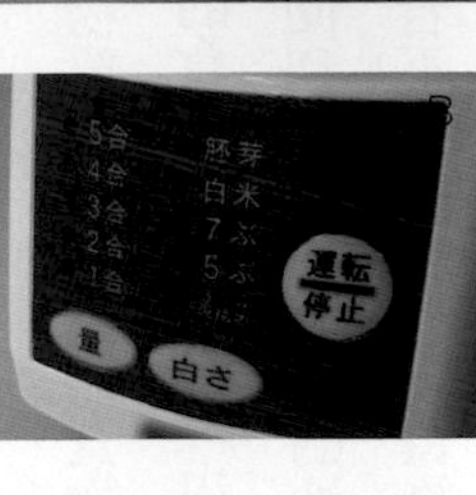

圖20-6　A：筆者愛用的精米器。B：精米器的操作部分。可以依喜好選擇搗米的程度。C：既可保存糙米本身的美味，又能在吃飯前去除糙米的糠層。D：脫下來的粗糠堆積在下層。即便是三分搗米，也堆積了不少的量。會讓人實際感受到自己丟棄了如此大量貴重的營養素。

糙米精製為白米後，維他命B_1會減為五分之一，食物纖物剩下三分之一，而鈣質則剩下一半（圖20-4）。

小麥未經過精製，直接搗為粉狀稱為「全麥粉」。小麥的胚芽含有蛋白質、維他命B_1、維他命B_2、維他命E，以及亞麻油酸及眾多礦物質，表皮則含有豐富的食物纖維。精製之後，維他命B_1會降至三分之一以下，食物纖維降至四分之一以下，礦物質也會大量減少（圖20-5）。

作為主食的穀類，是每天都會大量吃進肚裡的消耗性食物。為了不破壞營養均衡，米類就選擇糙米、胚芽米、三分搗米或五分搗米。至於搗米（註：去除外皮後，還留有種皮、糊粉層、胚芽和外胚乳，外觀帶有褐色的糙米），可以請米店店家幫忙，但現在吃飯前即可搗米的家庭用精米器也相當便利（圖20-6）。

至於麵包，比起用酵母菌烤成的麵包，以天然酵母烘培出的麵包流失的維他命B群會比較稀少。麵包的話，建議食用全麥粉製成的天然酵母麵包。

每餐都攝取黃綠色蔬菜

黃綠色蔬菜是多種礦物質、維他命和食物纖維的供給來源，因此一定要每天攝取。經常食用富含礦物質及維他命的食物，染病組織也會加速復原改善。

外食中出現的沙拉和便利商店中販賣的沙拉，多是以高麗菜、萵苣和小黃瓜等淡色蔬菜為主，因此選擇食物時，若不多加注意，黃綠色蔬菜的攝取量就會不足。下廚時，盡量善用小松菜、紅蘿蔔、茼蒿、蘿蔔葉、蕪菁葉、南瓜、油菜、韭菜等營養豐富的季節性蔬菜吧。只是，含有大量草酸的菠菜會妨礙鈣質吸收，因此要濾掉澀味後再食用。

一天理想的蔬菜目標攝取量是三百五十公克，當中的一百二十公克必須是黃綠色蔬菜，但其實光靠這些，還不足以幫助生病的身體回復健康。圖20-7是以黃綠色蔬菜為中心的單日建議攝取量。

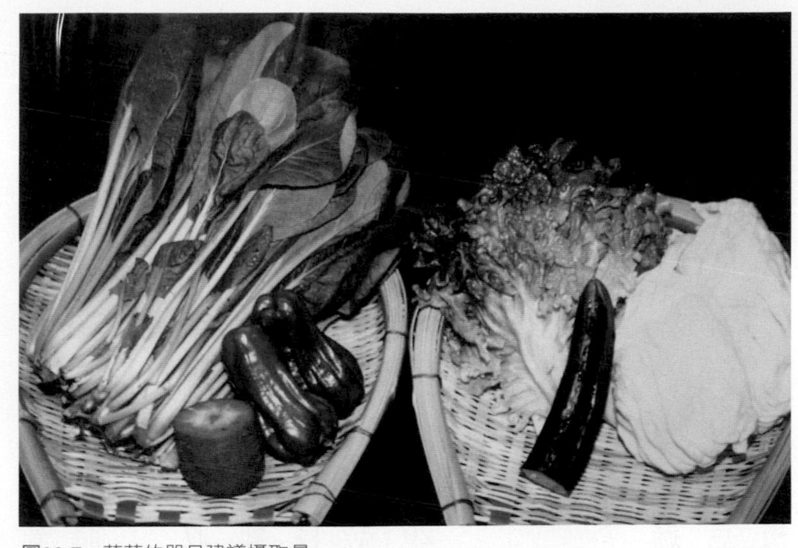

圖20-7　蔬菜的單日建議攝取量
以黃綠色蔬菜為中心，多多攝取蔬菜吧。黃綠色蔬菜（左邊籃子）部分，小松菜約一把（300g）、中型紅蘿蔔1/3條（50g）、中型青椒2個（50g）；淡色蔬菜（右邊籃子）部分，中型高麗菜葉一片（80g）、萵苣4片（40g）、中型小黃瓜半條（60g）。

每天都攝取小魚和海藻

對於容易鈣質不足的人而言，小魚是非常重要的鈣質來源。小魚乾、玉筋魚、魩仔魚乾、沙丁魚、柳葉魚、黃瓜魚、銀魚、櫻花蝦等都很方便。

這些小魚都能夠整條食用，也就是「吃下一個完整的生命」，因此不僅鈣質，也是其他不計其數的營養供給來源。小魚乾可以直接食用，或是加入料理當中，不要浪費一絲一毫，積極地攝取吧。

在長壽的村莊裡，村民通常會食用海藻。雖然不必大量攝取，但一定要每天都吃一些喔。另外也建議食用海帶、海帶芽、海苔、昆

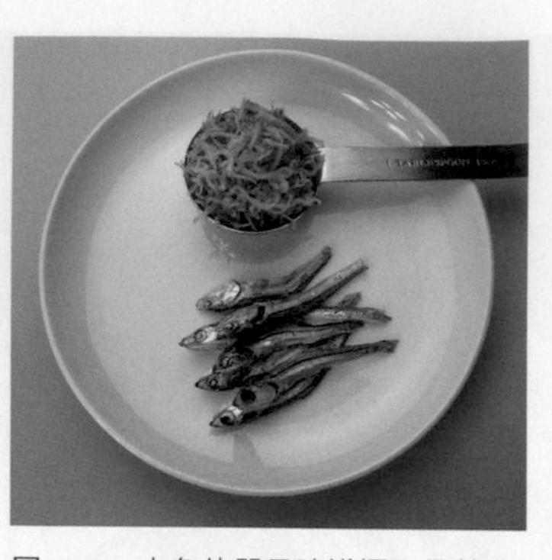

圖20-8　小魚的單日建議攝取量基準
一大匙魩仔魚乾（10g）、七尾小魚乾（5g）。

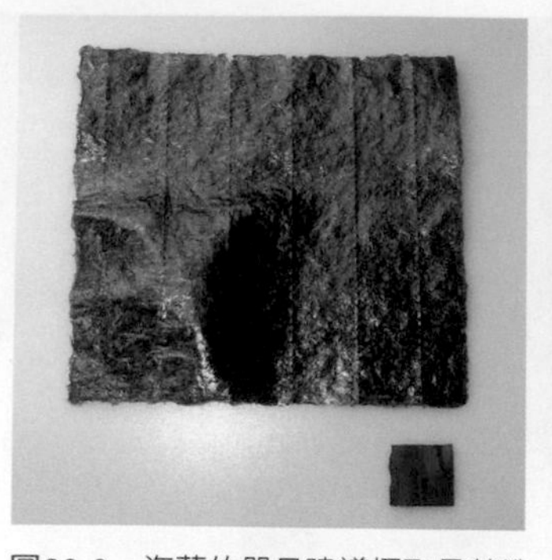

圖20-9　海藻的單日建議攝取量基準
邊長3公分的正方形昆布（1g）、一片海苔（3g）。

布、海蘊、寒天、葉狀昆布等。當中都含有豐富的鈣質、碘、鐵、紅蘿蔔素、維他命K，以及大量的維他命B_1、維他命B_2、維他命B_{12}。

在現代的飲食中，若是沒有特別注意，就很難攝取到小魚和海藻。單日的建議攝取量基準如下：一大匙魩仔魚乾（十公克）、七尾小魚乾（五公克）、邊長三公分的正方形昆布（一公克）、一片海苔（三公克），請注意攝取與這些相當的分量吧（圖20-8、20-9）。

多吃黃豆和芝麻

現代人因為飲食西化的影響，蛋白質的攝取來源過度偏向動物性蛋白質。請大家有規劃地積極攝取黃豆和黃豆製品，使營養均衡，維持在**動物性蛋白質與植物性蛋白質約為四比六的比例**。

黃豆是日本人自古至今一直在使用的良性蛋白質

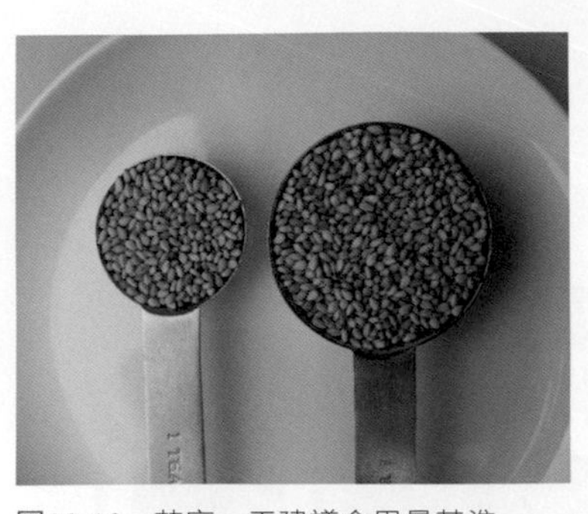

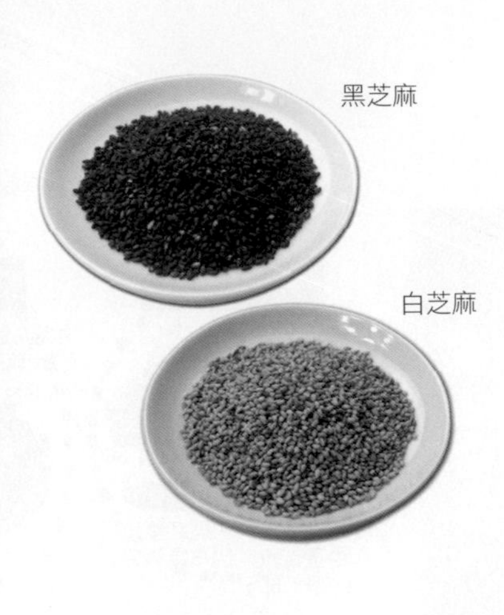

圖20-10　芝麻一天建議食用量基準
一大匙半的焙煎芝麻（15g）。請研磨或炒過後再食用。

來源。含有豐富的維他命B、鈣質、鐵質和亞麻油酸等營養素。黃豆製品相當多，諸如豆腐、油炸豆腐、豆漿、豆渣、味噌、納豆、豆皮、凍豆腐、毛豆、黃豆粉和豆芽菜等等。

一百公克的芝麻當中，就含有高達一千二百毫克的豐富鈣質。其他還有如維他命B_1、維他命E、亞麻油酸、油酸脂等不飽和脂肪酸、鐵質以及食物纖維等優質營養素。

食用芝麻時，為了便於吸收營養素，請研磨或炒過後再食用。一天的建議食用量是一大匙半的焙煎芝麻（十五公克）（圖20-10）。

避開化學物質

請各位小心注意，千萬別攝取到化學物質。

在考慮飲食的時候，記得要多補充維他命A、維他命C和維他命E。並攝取足夠的鋅、鎂、硒、銅、

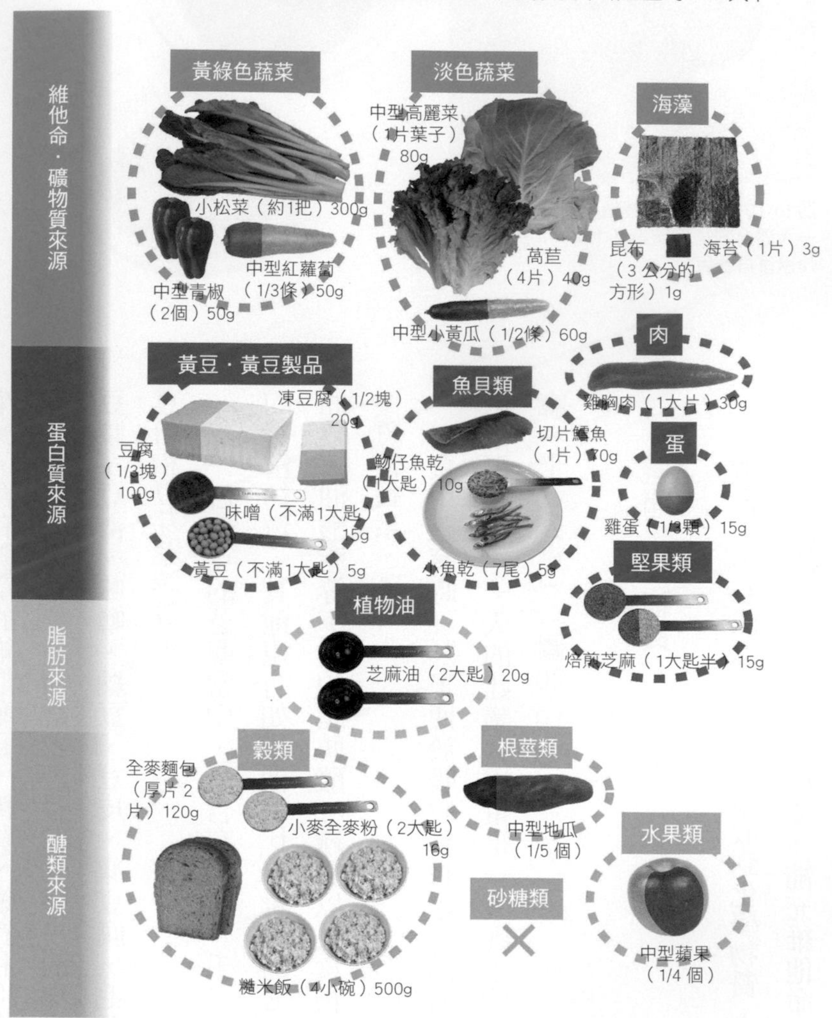

圖20-11　究竟該吃些什麼？又要攝取多少的量？

鈣等礦物質，才能將食物內含有的重金屬轉為無害的物質，並且加以排出。所謂重金屬，是指鉛、鎘和砷等元素，若有過多的重金屬囤積在體內，就會對人體造成傷害。

比起摻有化學肥料和農藥的蔬菜，請選用礦物質遠多出數倍，又少有化學成分的有機蔬菜吧。也要盡可能避開人工的食品添加物喔。

加工食品要謹慎攝取

經過加工或保存後，食物原本的營養價值很可能會就此流失。而且通常都含有大量的添加物，因此購買加工食品（精製食品、市售調味料、罐頭等）、速食食品和調理包食品時，一定要再三斟酌後再下手。

為了煮出一頓豐盛的大餐，請聰明選用值得信賴的製造廠商出品，而且安全無虞的加工食品吧。

究竟該吃些什麼？又要攝取多少的量？

圖20-11是依成人一天所需的一千八百大卡，所設計的攝取食物組合基準。雖然每個人必須攝取的卡路里量不盡相同，但請以這張圖表為基準，考慮一天的飲食均衡。

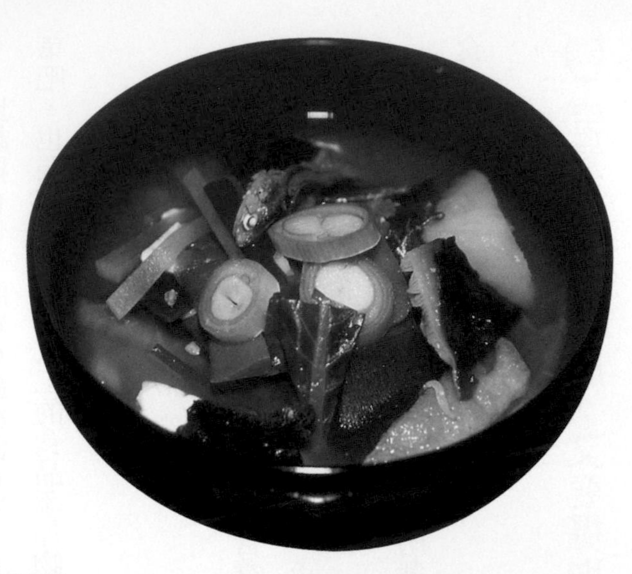

圖20-12　多料味噌湯
能夠有效率地同時攝取蔬菜、海藻、小魚、黃豆製品和芝麻，非常營養的一道湯品。

以多料味噌湯改善營養均衡

有五種食物，希望大家能夠盡量每天攝取，蔬菜（尤其黃綠色蔬菜）、海藻、小魚、大豆製品和芝麻，為了可以在餐桌上簡單輕巧地攝取到這些食物，筆者推薦食用「多料味噌湯」（圖20-12）。

此五種食物都需好好加以咀嚼，當食物具有韌度，就表示它確實含有豐富的維他命、礦物質和食物纖維。咀嚼的行為，對於牙齒和身體而言，都是維持健康的基本。

至於製作方法，是先以小魚乾、昆

圖20-13　一碗味噌湯中含有如此多的營養價值！
在一天所需攝取量當中，一碗味噌湯的營養素所占的比例（所需量是以30歲男性為基準）。可以發現營養價值相當高。

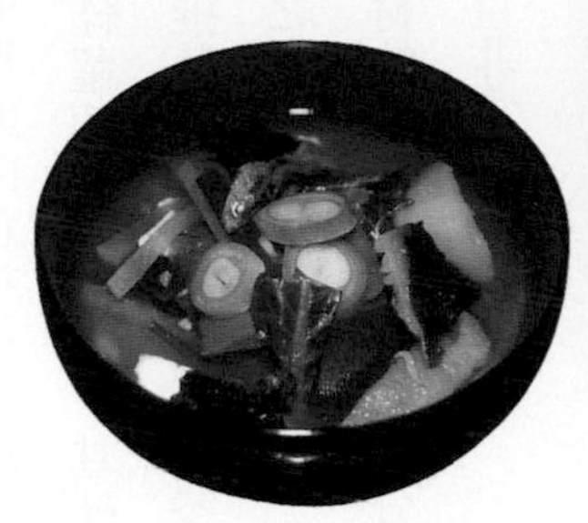

	所需量	
3.5%	2450	熱量（kcal）
10.7%	70	蛋白質（g）
1.7%	60	脂肪（g）
23%	20	食物纖維（g）
36%	600	鈣（mg）
27%	10	鐵（mg）
42%	2000	維他命A（IU）
10%	1.0	維他命B_1（mg）
15.4%	1.3	維他命B_2（mg）
64%	50	維他命C（mg）

※30歲男性所需的數值

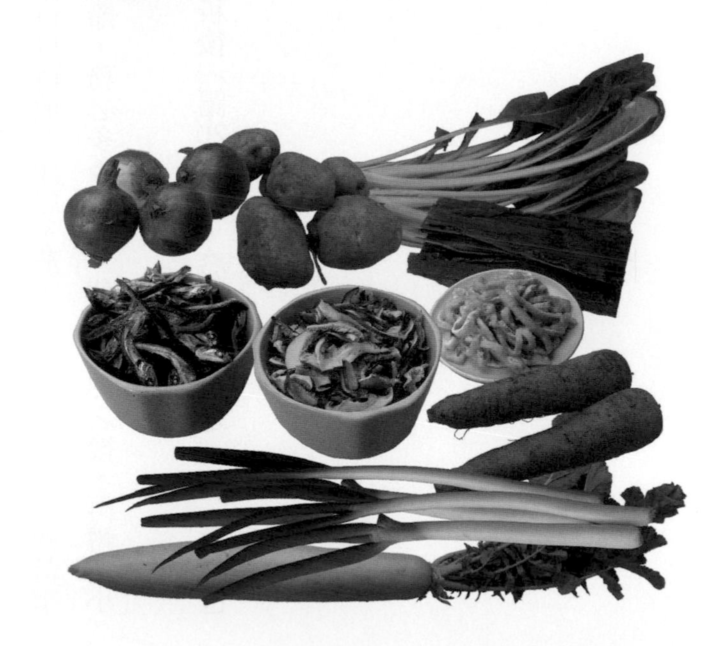

布和香菇乾熬煮湯頭。若要在早餐時食用，就在前一晚將這些食材放入水中，靜置一晚後便能浸泡出美味。用於熬煮湯頭的食材不需撈起，可以直接食用。

配料當中一定要有紅蘿蔔和馬鈴薯，其他可以再放入洋蔥、茄子、蘿蔔和蔥等數種當季蔬菜。而在青菜（尤其推薦小松菜）盛產的季節，務必多多添加。蔬菜煮熟之後，再轉為小火加入味噌，最後撒上芝麻。

對這碗充滿各式食材的味噌湯進行營養分析後（圖20-13），發現即便只是一碗，當中也含有豐富的營養素，而且非常均衡。

第21章

刷牙

刷牙的重要性

人類原本和其他動物一樣，並不需要特別刷牙，也不容易得到蛀牙。直至現代，那些幾乎不烹調自然食物而直接食用的種族，即使不刷牙也很少有蛀牙。口腔內部也和全身一樣，維持健康的基本，就是營養均衡且正常的飲食生活。

但是，隨著文明不斷進步，煮熟的軟性食品成為主流，人們也開始攝取砂糖等精製、加工過後的食品，使得食物殘渣容易黏稠地殘留在牙齒上，因此為了管理口腔內部的健康，飯後刷牙成了不可或缺的行動。

外觀雖然美麗，還是大意不得！

不怎麼熱中於刷牙的人，其特徵之一就是認知不足。

牙菌斑（齒垢）外形是粥狀的白色黏稠物，即使大量沾附，若沒有仔細看就容易忽略。圖21-1右邊的照片乍看之下很乾淨漂亮，但塗上牙菌斑顯示劑後再看左邊的照片，可以看到殘留在牙齒上的牙菌斑多得嚇人。

由於牙菌斑為白色，乍看之下很難察覺，粗心大意的人也會開始習慣這種髒污的狀態。

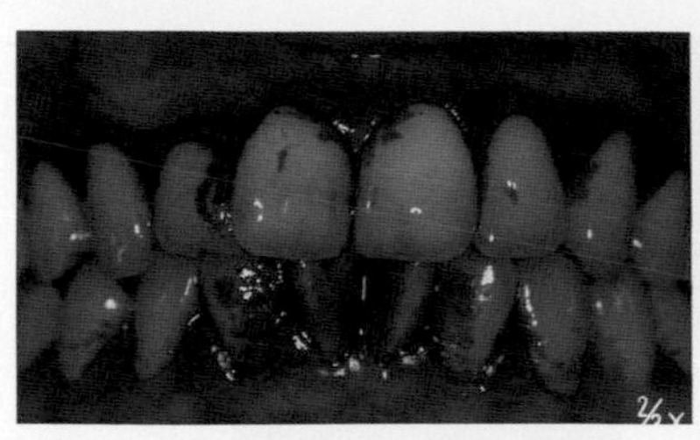

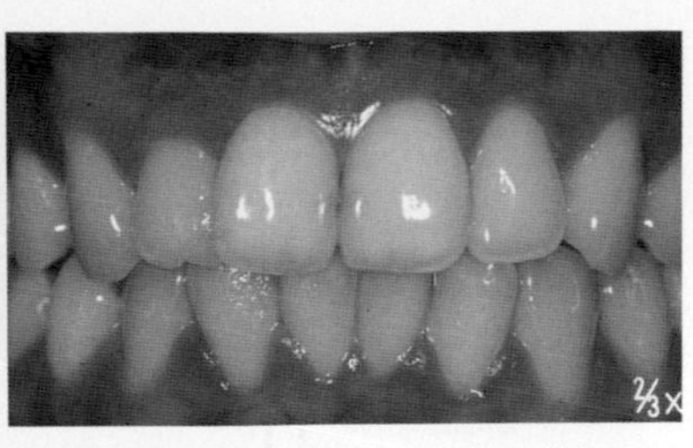

圖21-1　由於牙菌斑呈白色，乍看之下仍是美麗潔白的牙齒（右）。塗上牙菌斑顯示劑（左）後。下顎幾乎整片前齒都沾附著黏稠的牙菌斑。

儘管牙齒表面經常黏黏的，或是粗糙不光滑，也會認為這是很普通的現象，進而逐漸習以為常。

牙菌斑當中滿是細菌

牙菌斑十分黏稠，當中高達八十%都是細菌。而且一公克的牙菌斑裡就棲息著約一億至十億的細菌。請各位明白，牙菌斑並不是食物粉碎後的殘渣，而是細菌以殘渣為營養，繁殖之後的聚集體。（圖21-2）。

如何選擇牙刷

選擇牙刷時，建議挑選刷頭為兩公分，毛束為三列的牙刷（圖21-3）。

刷頭的部分盡量選小一點，因為小刷頭便於旋轉，能夠清潔到每個角落；有時針對嘴巴較小的女性和齒列不整的人，

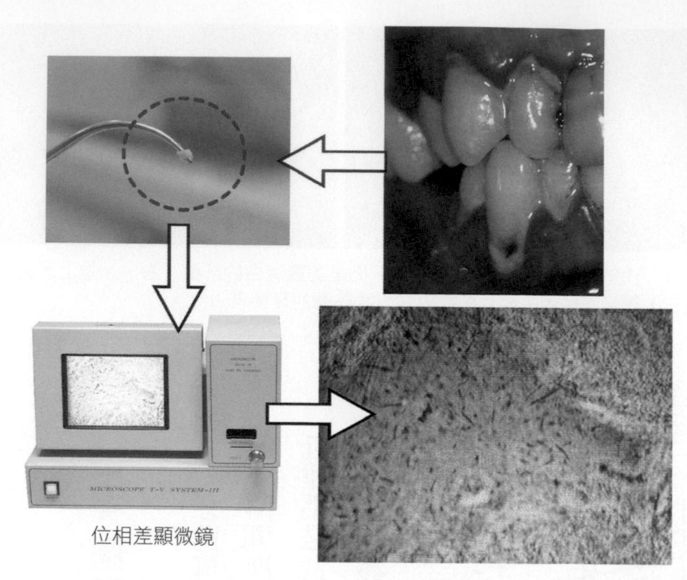

圖21-2　透過位相差顯微鏡觀察自牙齦邊界上取下來的牙菌斑後，在食物殘渣中蠕動的細菌實在多得叫人吃驚。

也會推薦使用兒童用的牙刷。但是刷頭太小，相對地就必須花費較長的時間刷洗，因此若沒有什麼大問題，還是請各位努力習慣使用成人的一般牙刷。

牙刷的刷毛，若無問題，也建議選擇一般的硬度。

若因牙周病而牙齦發炎，必須以輕微的力量仔細刷牙時，當然是選用「軟毛牙刷」比較恰當。但刷毛愈軟，刷掃能力，也就是刮除牙菌斑的效率就會愈低，因此牙菌斑殘留的危險性也會提高。所以牙齦和其他地方若無問題，刷毛請選擇「普通」的硬度為佳。

刷牙是一項必須每天重複的行

為，因此為了不浪費時間，並在短時間內確實刷洗乾淨，請仔細思考後再有效率地行動，這才是持之以恆的秘訣。

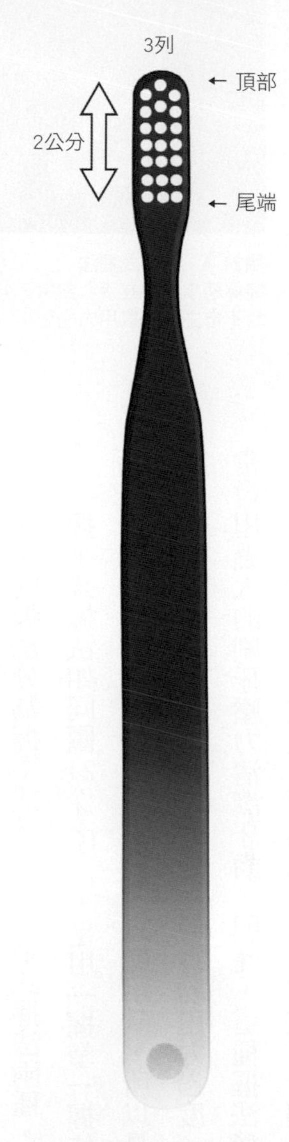

圖21-3　牙刷刷頭

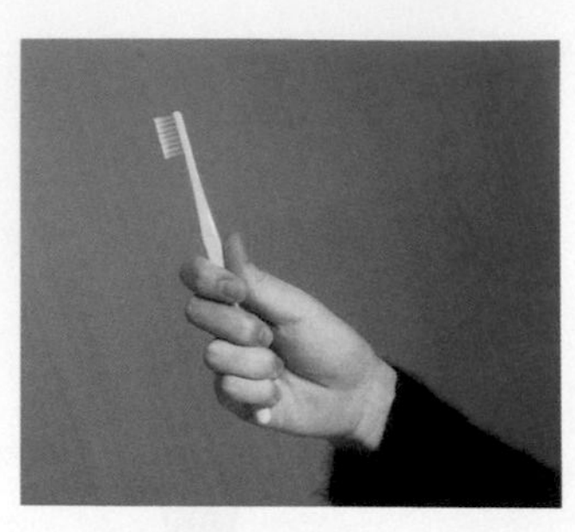

圖21-4　握手式握法
將握柄牢牢握在手心當中，但常常會不自主地過度用力刷牙。

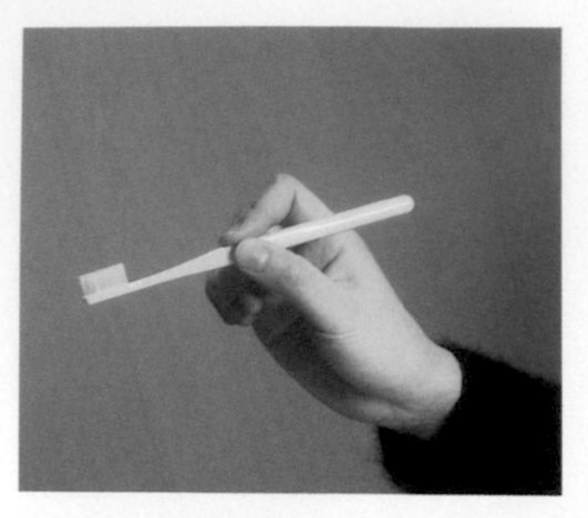

圖21-5　握筆式握法
不用出太大的力氣，可以動作輕柔仔細地清潔牙齒。

牙刷的握法

牙刷的握法分為握手式握法與握筆式握法兩種。

握手式握法如同圖21-4所示，是用「握拳」握住刷柄的方法。握手式的英文為palm，意即手掌，所以是用手心牢牢握住刷柄的方式。但是由於容易用力過度，常常會用過大的刷牙壓力清潔牙齒。因此，這種握法適合小學低年級以下的孩童，因為他們還不習慣拿牙刷，但又需要大力清洗牙齒。

握筆式握法如同其名，是一種有如握原子筆或鉛筆的方式（圖21-5）。小學中年級開始直至成人，都建議使用這種握法。

一般而言，人太過於想刷洗乾淨時，常常會不自主地大力刷牙。若在使用牙膏的同時又對牙齒施以強大的刷牙壓力，就會引發牙齒磨耗、牙齦退縮等「刷牙的副

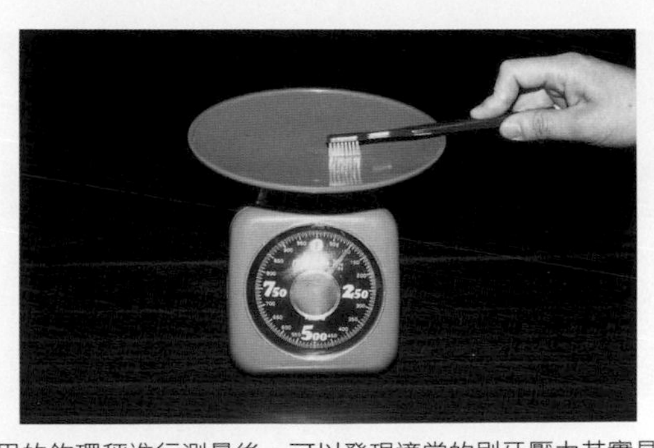

圖21-6　以家庭用的鉤環秤進行測量後，可以發現適當的刷牙壓力其實是非常輕微的。

作用」。因此使用握筆式握法時，就不會太過用力，可以用輕柔仔細的動作，溫和地為牙齒潔牙。

適當的刷牙壓力約是一百至兩百公克，為了不傷害牙齦和牙齒，記住千萬別超過三百公克。請各位別忘了，用極輕的力道就夠了，若是過於用力，很可能會傷害到牙齒和牙齦（圖21-6）。

兒童・學生・齒列及牙齦皆健康的成人之刷牙法（短橫刷法）

兒童、學生，以及齒列和牙齦皆健康的成人刷牙時，最適合的刷牙方法就是短橫刷法（圖21-7）。詳細請參照第2章「小學時期（6～12歲左右）」中的「小朋友的刷牙——短橫刷法」。

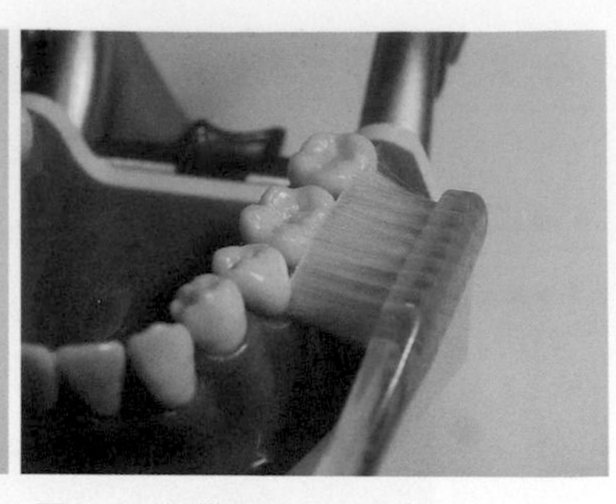

圖21-7　短橫刷法
讓刷毛與牙面垂直，以2～3mm的幅度細微地重複左右振動刷牙。

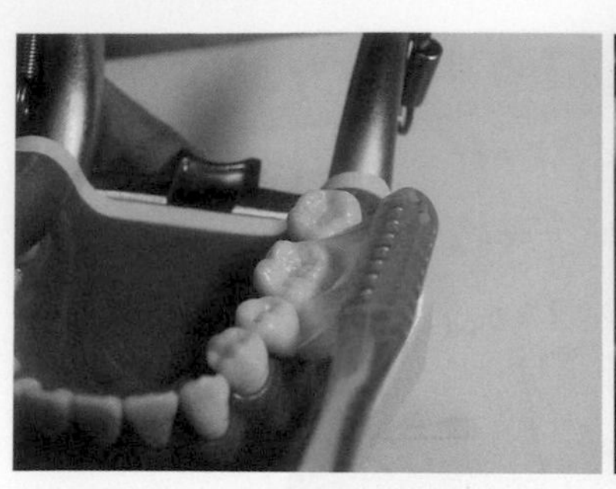

圖21-8　貝氏刷牙法
特色是使刷毛深入牙周囊袋當中進行清潔。

成年人的刷牙方法（貝氏刷牙法）

成年之後，會逐漸出現牙周病的徵兆與跡象，因此用貝氏刷牙法（圖21-8）刷牙是最適合的。

這個方法算是大人專用的刷牙方式，適合用以清潔牙周囊袋、較大的齒間空隙、牙橋的橋體部位（請參照第18章「拔牙後的治療——活動假牙．牙橋．植牙」中的「牙橋治療」）、裝有補綴物的牙齒（圖21-9）。

將牙刷的刷毛朝向牙根的方向，與齒軸呈四十五度角貼在牙齦上，輕輕地將刷毛刷入牙周囊袋（牙齒健康的人則是牙齦溝）當中。保持這個狀態後再前後微微振動數秒，一顆顆牙齒逐步清潔。

由於刷毛能夠確實地接觸到齒頸部（牙齒與牙齦的界線）和牙周囊袋，因此是非常適合用來預防及治療牙周病的刷牙方法。但刷毛若未正確進入牙周囊袋，或是振動過大，就有可能無法徹底清除牙菌斑，或是傷害到

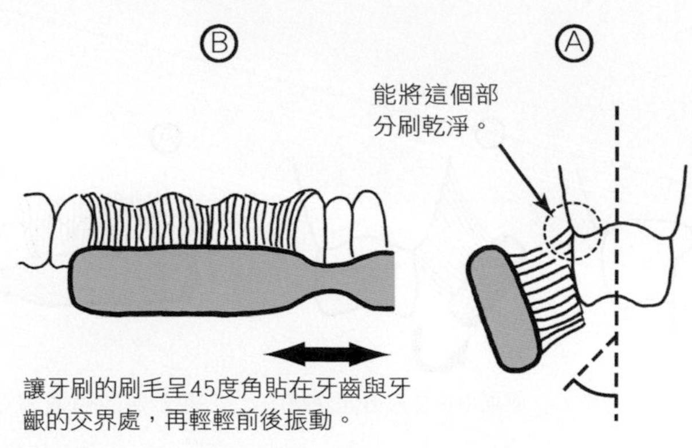

圖21-9　貝氏刷牙法

牙齦，因此要小心注意。

另外，為了使牙刷的刷毛能深入牙齦溝與牙周囊袋，刷毛建議選用「普通～柔軟」程度，並且是加工為圓形刷頭的牙刷。

其他刷牙方法

短橫刷法與貝氏刷牙法是基本的兩種刷牙方式，但除此之外，在特定的條件下，例如因牙周病牙齦往後萎縮，或是牙間部的空隙變得過大時，就會使用其他較能發揮功效的刷牙方法。

按摩旋轉法（圖21-10）

此一刷牙方法可以同時按摩牙齦和清潔牙面，在一般大眾之間也算相當廣為人知。但技術上對孩童而言，

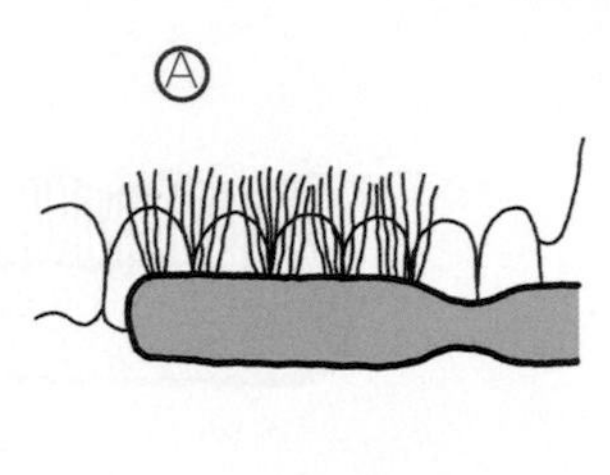

將牙刷的側面壓在牙齦上。

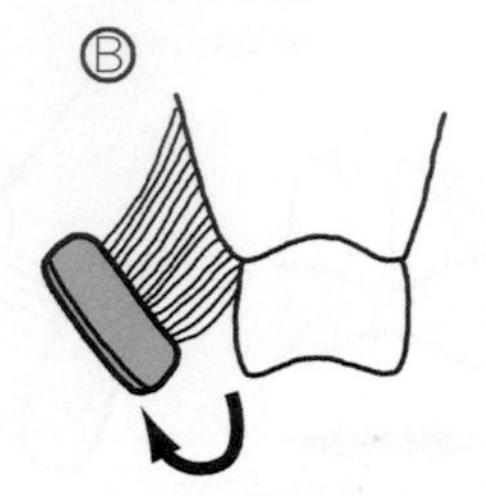

讓刷毛往牙冠方向旋轉。

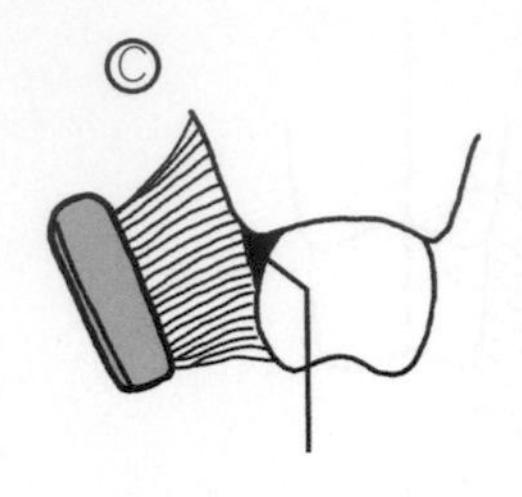

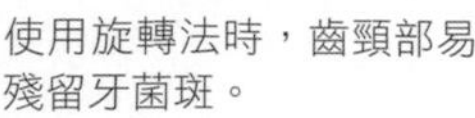

使用旋轉法時，齒頸部易殘留牙菌斑。

圖21-10　按摩旋轉法

旋轉牙刷的動作較為困難，因此缺點是難以清除齒頸部上的髒污，也不適用於牙周病罹患率逐漸攀高的成人。所以適合使用這種刷牙方法的，僅有齒列正常，牙齦也健康的人。

但是，旋轉這個動作具有溫和按摩牙齦的效果，因此非常適合作為接受牙周病外科手術後的刷牙方法。

至於刷牙方式，首先將牙刷的刷毛朝向牙根，使牙刷的側面與牙面平行相貼。刷毛則是靠向牙齦，接觸面積為二至三公釐左右。再從這個位置一邊施壓一邊讓牙刷往牙冠旋轉。至於門牙內側的牙面，就直向拿著牙刷清潔。

梳子刷牙法（圖21-11）

牙周疾病持續惡化後，牙齦就會後退萎縮，牙

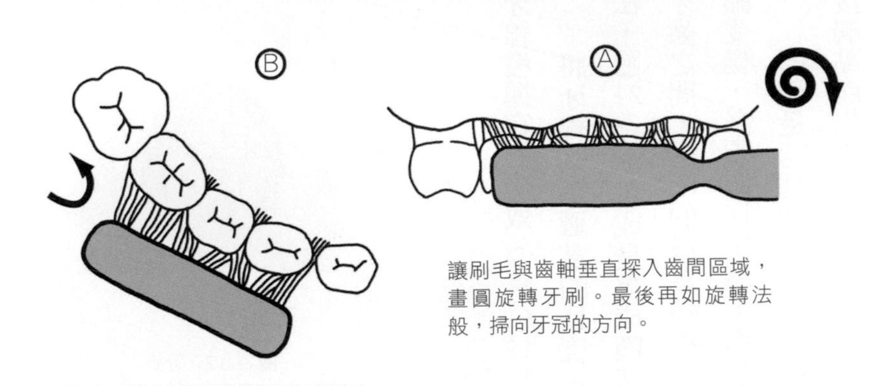

圖21-11　梳子刷牙法

齒與牙齦的型態也會變得益加複雜。因此必好幾種清潔用具進行刷牙。為此，設計出了梳子刷牙法，即是清理牙間空隙時，有如以梳子梳頭髮般做出刷牙的動作。使用這項方法後，便不須用到太多的清潔用器，只要牙間空隙不大，就算不用牙間刷，也能徹底控制牙菌斑的滋生，因此適用於牙齦萎縮的牙周疾病患者。

至於刷牙方式，則是從頰側或舌側，讓刷毛呈直角探入牙齒與牙齒的縫隙之間，用牙刷刷洗齒間區域後，轉向（梳向）牙冠的方向。

牙線

牙齒與鄰接齒互相接觸的部分，就稱作接觸點，兩顆牙齒之間僅有約五十微米的距離。這樣狹小的空間，無法藉由刷牙完全清潔乾淨。這時就由牙線發揮它的功效（圖21-12）。

將牙線裁為適當的長度（約四十公分）後，再將牙線捲在手指上以便確實抓緊（纏繞法，圖21-13），或是綁成圈狀（環圈法）。然後用拇指與食指拉緊牙線，緩緩地撐入牙齒與牙齒之間。這時的注意事項，就是在越過接觸點之後，要小心別讓牙線用力撞上牙齦而使牙齦受傷，必須像在拉鋸子般左右慢慢拉動牙線，緩緩撐入牙縫之間（圖21-14、21-15）。

即便是認真刷牙的人，接觸點仍是個容易得到蛀牙的危險區域；反過來說，只要能預防接觸點產生的蛀牙，就能夠大大減低得到蛀牙的機率。

圖21-12　牙線

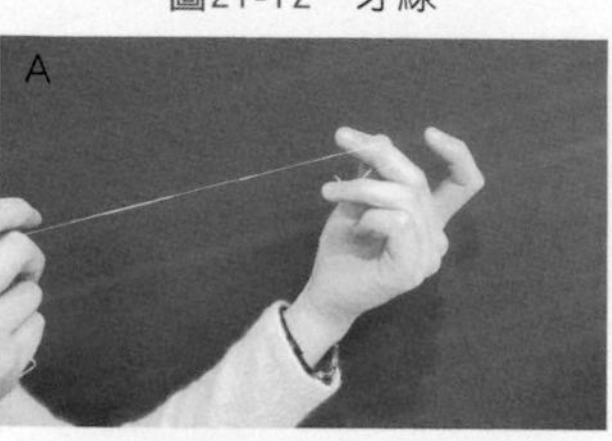

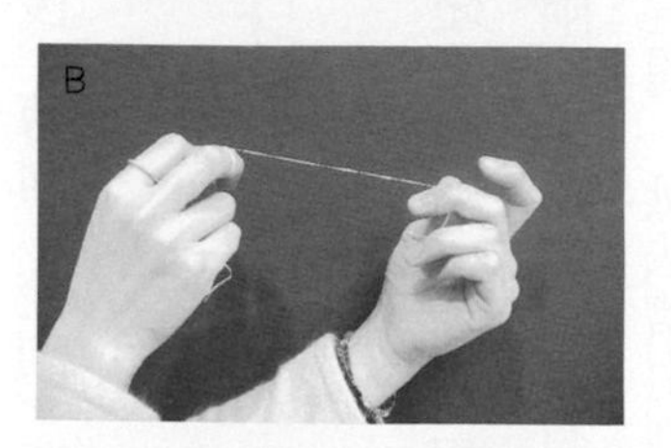

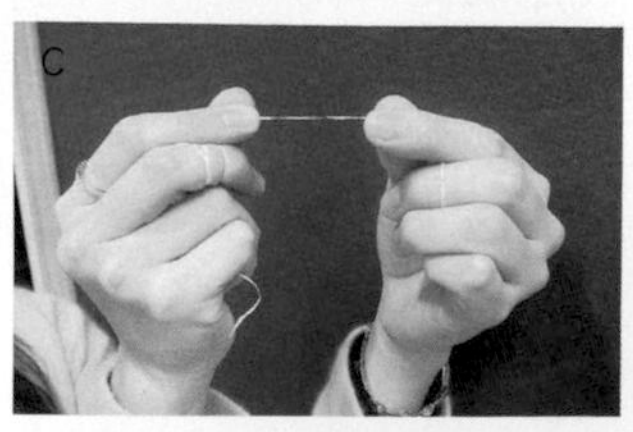

圖21-13　牙線的手指纏繞法
A：第一步先捲在左手中指上。
B：接著捲在右手中指上。
C：用兩手的食指與拇指拉緊牙線後，再鑽入牙縫之間。

另外，牙線在販售時多是捲成綑狀，但也有僅有線體，或是另裝有握柄的各式牙線。在日本，有愈來愈多人使用稱為「牙線棒」，可以直接連同握柄一起丟棄的牙齒清潔工具。大家可以多比較使用時的手感與價格，再選擇適合自己的牙線。

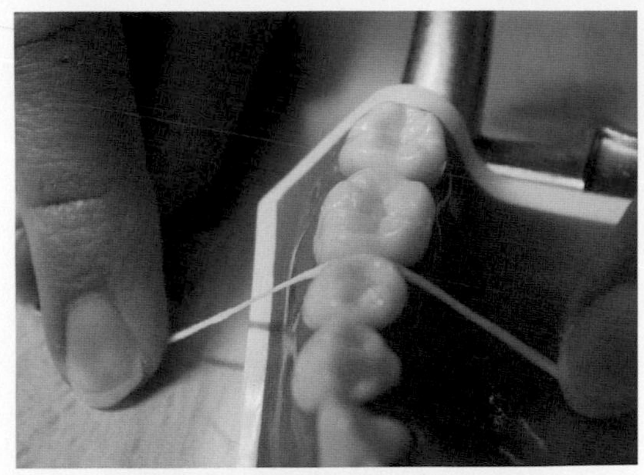
圖21-14　繼續壓下去的話，就會用力插入牙齦，一定會很痛吧。

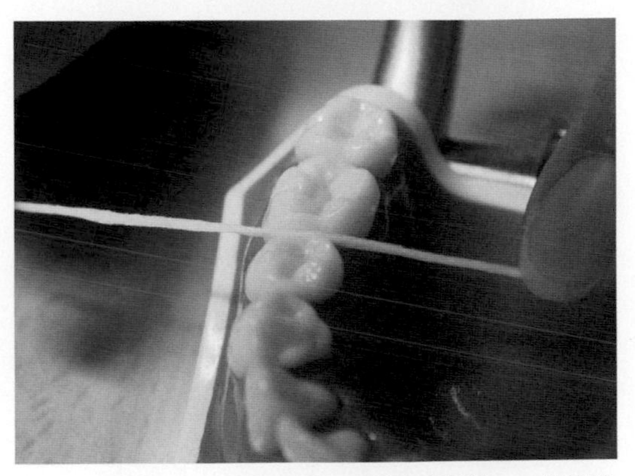
圖21-15　就像使用鋸子一樣，一邊左右拉扯，一邊緩慢地通過接觸點，這樣牙齦既不會受傷也不會覺得疼痛。

牙間刷

當牙齦萎縮或牙間空隙變大時，建議使用牙間刷（圖21-16）。牙根一旦露出，牙齒的型態就會變得非常複雜，也因此無法徹底清潔牙齒，容易堆積牙菌斑。若放任這種狀態不管，就會變成不好刷牙↓出現牙周病↓牙齦後退更加難以刷牙，此一惡性循環。另外，牙根面並非琺瑯質，而是牙骨質和象牙質，因此很容易形成蛀牙，請大家務必小心。

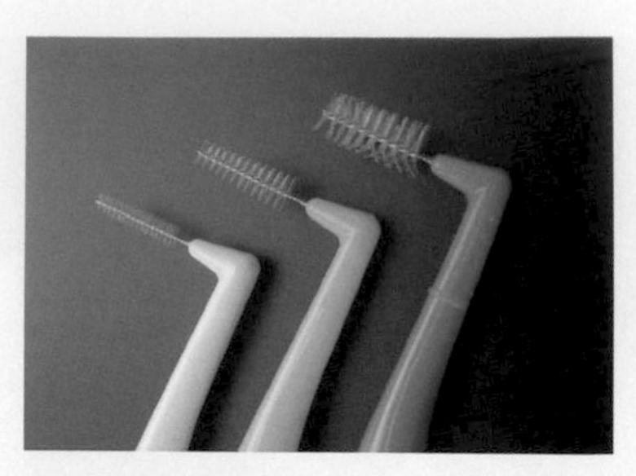

圖21-16　牙間刷
配合牙齒與牙齒縫隙間的大小再選擇牙間刷的尺寸。

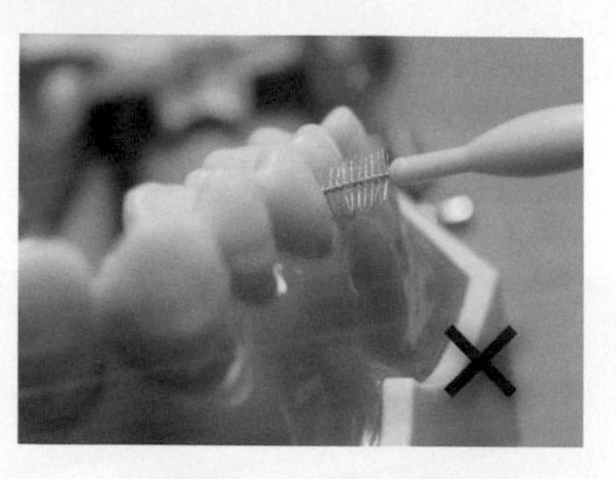

圖21-17　使用牙間刷的不良範例
由於牙齒之間的牙齦為隆起狀，直接從旁插入的話，牙間刷的尖端就會撞到牙齦。

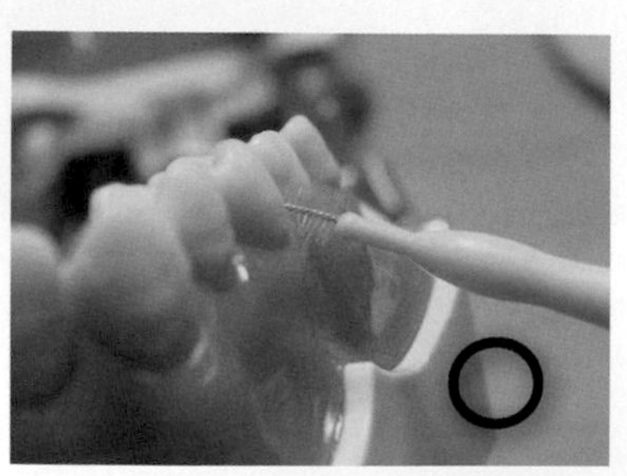

圖21-18　使用牙間刷的良好範例
別像圖21-17一樣，要沿著牙齦讓刷毛微微斜向朝上，再鑽入空隙當中。清洗上顎時則是讓刷毛傾斜朝下。

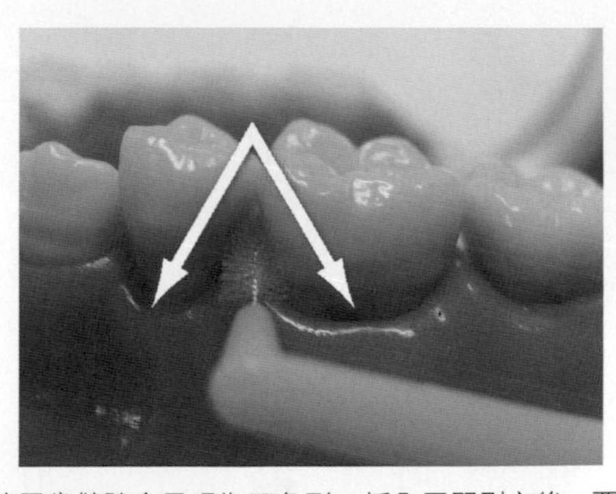

圖21-19　牙齦後退後的牙齒縫隙會呈現為三角形。插入牙間刷之後，要仔細注意此一三角形，並確實刷洗到「前方的牙齒」與「後方的牙齒」。

市面上販售的牙間刷有各式各樣的尺寸，請選用適合牙縫大小的牙間刷。

關於使用方式的注意事項，請讓牙間刷傾斜地鑽入牙齒前端，以免牙間刷的尖端傷害到牙齦。清潔時請呈水平仔細刷洗（圖21-17、21-18）。還有，自側面看向牙間空隙時，縫隙的形狀為三角形，因此關鍵在於要記得讓牙間刷沿著兩邊的牙面徹底清洗（圖21-19）。

電動牙刷

電動牙刷隨著不斷改良，各公司一一發表新產品。刷頭有旋轉式和震動式等各種構造，最近的主流則是超音波電動牙刷。

電動牙刷在牙科診所也有販賣，但這種產品的汰換率極快，還是在家電量販店等場所仔細比較之後再購買會比較妥當。由於是每天都會使用的道具，建議各位在購買的時候，要考慮握起來的感覺、設計的滿意度，和刷頭部分等消耗品的價格等因素。

「電動牙刷和普通的牙刷，哪個比較好？」經常會有患者提出這個問題。其實一般的牙刷毫不亞於電動牙刷，只是因為刷牙是件每天每餐飯後的例行無趣公事，因此若有興趣，希望大家至少能透過電動刷牙這項道具，更加快樂且舒適地進行刷牙。但是大多數情況下，光靠電動牙刷並無法徹底清潔所有的牙齒，因此屆時還是要因應需求，選用普通的牙刷或是牙間刷等輔助工具。

刷牙造成的楔形缺損（磨耗）

橫向刷牙過度用力時，牙齦就會萎縮，露出牙根，漸漸地牙根露出處受到磨損後，就會形成楔子形狀般的缺損（圖21-20）。愈常大量使用添加了研磨劑的牙膏的人，楔形缺損的速度愈快，就像是用斧頭劈向樹木一樣，會出現一條深深往下凹陷的缺損。牙齒出現缺損後就容易敏感，也容易得到蛀牙。

橫向刷牙太過用力時，不僅會造成牙齒缺損，有時也會傷害到牙齦，因此請好好斟酌自己的力道，別使盡全力刷牙喔（圖21-21）。

還有，楔形缺損受到咬合的影響後，進行速度更會加快，因此咬合力強，咬合部分容易磨損的人，一定要去牙科診所報到。

牙齒是每個人都要使用一輩子的重要器官，請小心別讓不當的刷牙傷害到了自己的牙齒。

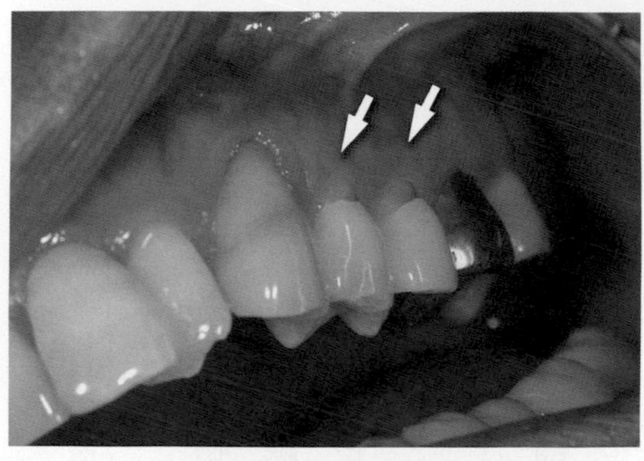

圖21-20　楔形缺損（磨耗）（箭頭所示）
牙根處被削了一角。

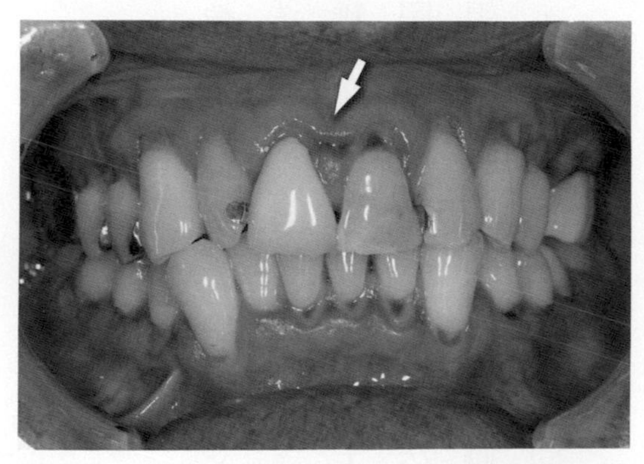

圖21-21　由於橫向刷牙時過度用力，傷害到了牙齦（箭頭所示）。整個齒列都出現牙齦萎縮現象，也有楔形缺損。

參加刷牙說明會吧！

聽說以前某大學一位聰明絕頂的教授，在參加刷牙說明會時受到了好大一番折騰。用牙刷刷牙這項行為，其實就跟用菜瓜布洗鍋子這項行為沒什麼兩樣。乍看之下，並不是什麼需要用到頭腦，或是耗費一番苦工的困難動作。但是，刷牙與洗鍋子之間只有一項非常大的不同點。那就是「看不見」。試想，在閉著眼睛的狀態下，人有辦法連同把手的每個角落，確實洗淨一個沾滿油污的鍋子嗎？恐怕張開眼睛時，看到還殘留有髒污時會大吃一驚吧。刷牙時，必須將牙齒當作是一幅立體影像，想像著自己看不到的地方同時進行刷牙。這可是一項非常需要用到腦力的工作呢。

因此一面看著鏡子一面刷牙，能夠有效地協助自己徹底刷洗乾淨。在能夠正確刷牙之前，建議大家先一邊看著鏡子一邊仔細刷牙吧。

另外，光憑自己並無法判斷自己的刷牙是否正確。若不找出問題點，加以修正改善，髒污的地方永遠都會維持在髒污的狀態下。為了防止這種情形發生，定期至牙科診所參加「刷牙說明會」是必須的。如果不方便接受牙齒定檢，那麼在因為齲齒前往牙科診所看診之際，請一定要順便麻煩醫師檢查自己的刷牙方式喔。

目標是一口光滑潔白的牙齒！

到這裡為止，已經說明過了基本的刷牙方法，但牙齒與齒列的形狀都非常複雜，若不仔細清潔，就容易殘留下牙菌斑。因此接下來，筆者要為各位介紹更加具體的方法，以及各個部位的刷牙訣竅。

別再隨性刷牙！讓人放心的五分法

大家都是從哪裡開始刷牙，刷牙時的順序又是如何呢？

想必有很多人都是先刷刷這裡，再刷刷那裡，完全是「隨性刷牙」呢。結果最後滿嘴都是泡泡，在不曉得自己究竟刷了哪裡的狀態下，就自我滿足地結束刷牙工作。這樣當然會刷得不均勻啊。為了防止這種情況發生，首先請大家在口腔內部劃分出區域，再逐一仔細刷洗，這是最重要的。

平時就有劃分區塊再刷牙的人，通常都是如同圖21-22，分為右臼齒、門牙、左臼齒三大區域。但是考慮到牙刷的大小，僅分三部分的話，犬齒勢必很容易受到忽略。

所以應該要劃分為右臼齒、右犬齒、門牙、左犬齒、左臼齒五個區塊，刷牙時也要注意

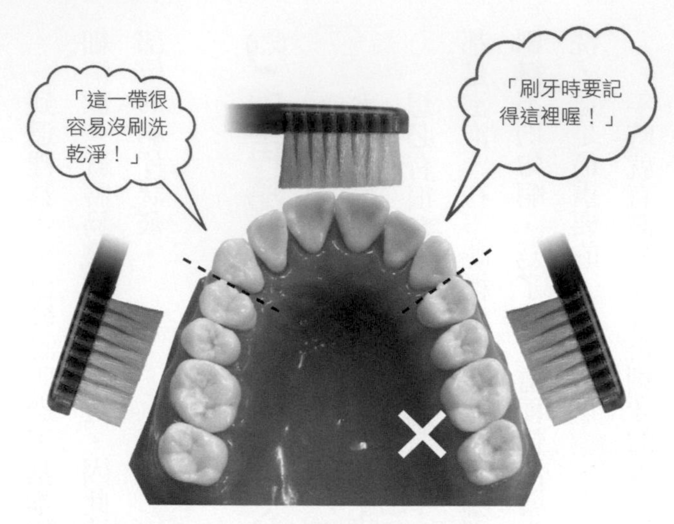

圖21-22　有很多人都是劃分為門牙與臼齒三個區塊進行刷牙，但這樣一來，犬齒部分很容易被忽略。

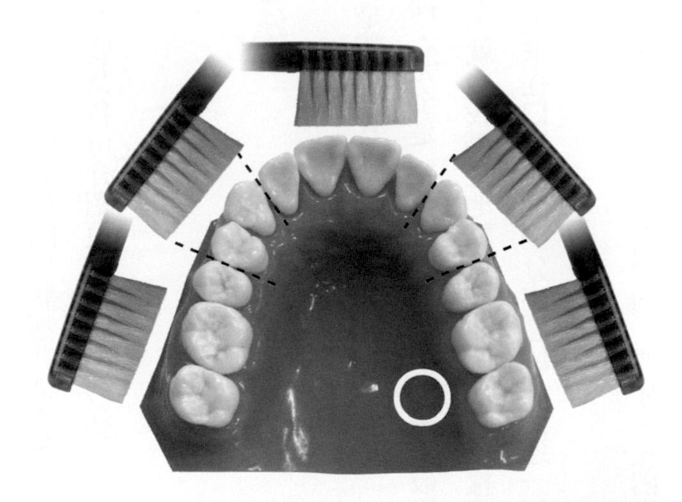

圖21-23　請劃分為右臼齒、右犬齒、門牙、左犬齒、左臼齒五個部分，再進行刷牙。從圖片可知，這樣就能毫無遺漏地刷洗到每個部位（注意：牙刷的方向依據每個部位會有所不同）。

到門牙與臼齒間的中間地帶。圖21-23僅顯示上顎部分，但下顎部分也是一樣。如此一來，就能毫無遺漏地徹底清潔牙齒。

還有，請大家每個部位都要刷洗二十至三十次。

門牙前端碰在一起後再縱向刷牙

清潔門牙之際，常常可以看到有人都是在上下牙齒咬合的狀態下，直接橫向拿著牙刷刷牙（圖21-24）。由於上下門牙的前端會重疊在一起，這種刷牙方式就會使得下顎的門牙依然殘留著污垢（圖21-25）。

清洗門牙時，請讓上下牙齒的前端碰在一起，呈現切端咬合的模樣後再進行刷牙。再加上縱向刷牙的話，更能夠徹底清潔細長的門牙喔（圖21-26）。

要注意臼齒內側的齒頸部！

臼齒的內側部位（上顎為顎側，下顎則為舌側），常常無論怎麼努力刷洗，刷毛就是無法觸及齒頸部，導致牙菌斑繼續殘留。這是因為牙刷很難進入口腔內側，每次都會斜斜地撞到牙面的關係。請大家要記住，內側與牙齦的交界處很容易堆積污垢，一定要仔細清潔（圖21-27、21-28）。

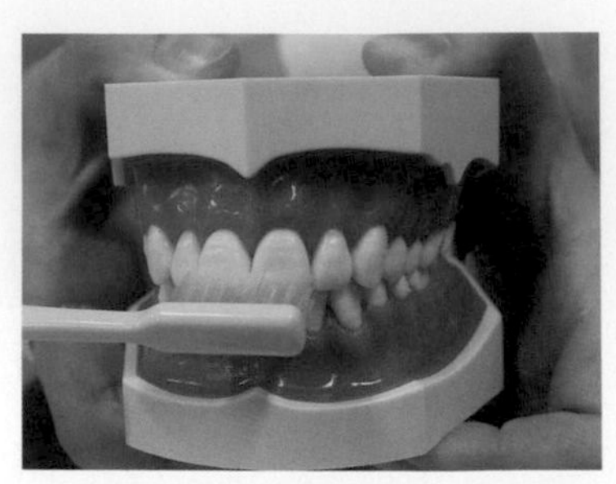

圖21-24　很多人都像這樣子上下門牙重疊在一起時，就直接橫向刷牙。

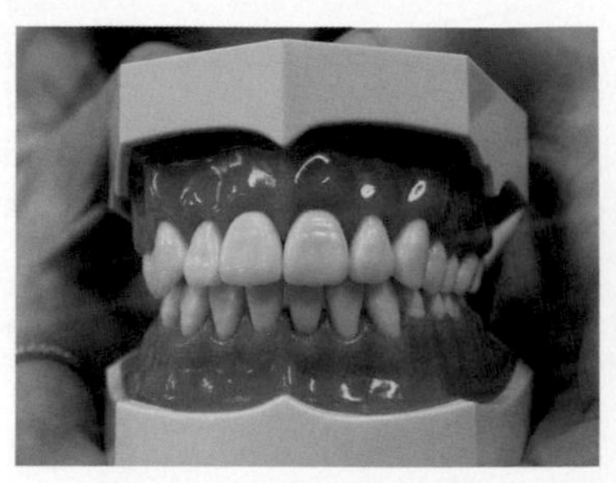

圖21-25　圖21-24那種刷牙方式會使得刷毛無法觸及下顎門牙，致使污垢殘留。

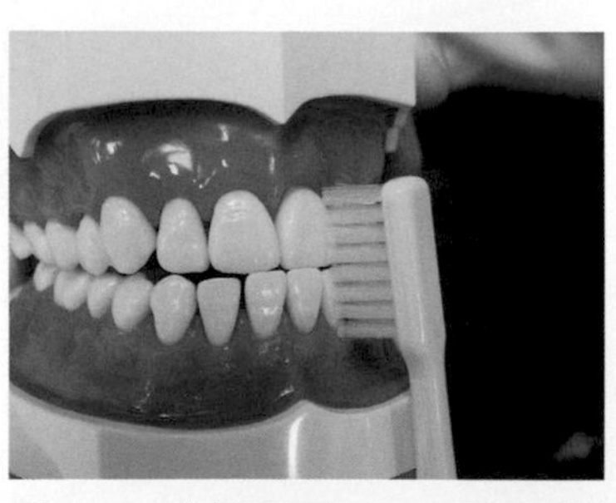

圖21-26　為了不要像上一張圖片所說的殘留下污垢，請讓上下門牙的前端碰在一起後再縱向刷牙吧。如此一來就能夠徹底清潔到牙齒的每個角落。

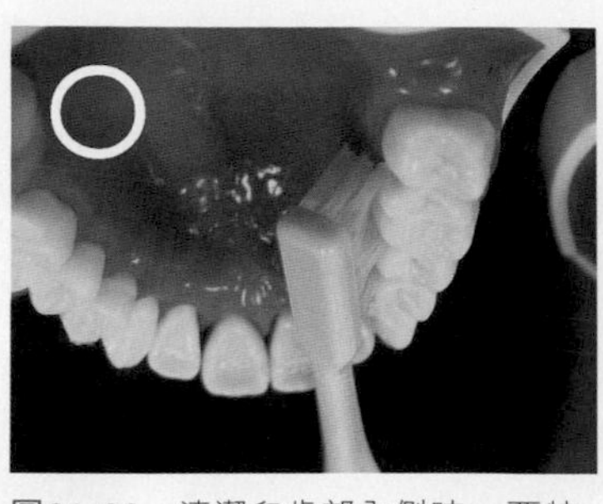
圖21-28　清潔臼齒部內側時，要特別注意到讓刷毛觸及牙齒與牙齦的界線。

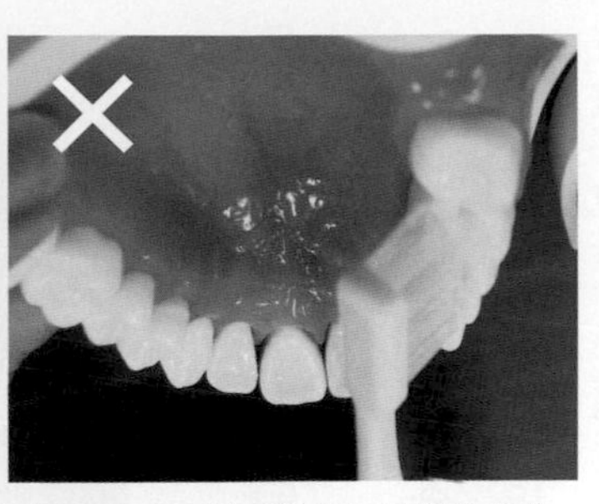
圖21-27　刷毛常常無法觸及臼齒部內側牙齒與牙齦的交界處。如此一來就容易堆積牙結石，無法達到預防牙周病的效果。

清潔上顎最後臼齒時要闔起嘴巴

上顎最後方的牙齒（最後臼齒），可說是刷牙時會遇到的最大難關之一。由於最尾端的牙齒沒有緊鄰的牙齒，特別容易殘留牙菌斑，而且是物理上不可能沿著圓形外形移動牙刷的場所。因此為了刷洗乾淨，就必須花費一番巧思。

如果像平時一樣張大著嘴巴刷牙，刷毛就無法觸及最後臼齒的後方彎曲部分（圖21-29）。這時候就要稍稍闔起嘴巴，讓嘴唇容易橫向擴張，再放入牙刷。嘴巴閉起後，嘴唇就會放鬆，而且名為下顎髁突的部分就會往後退，因此牙刷的刷頭就能夠輕鬆順利地深入口腔最後（圖21-30）。

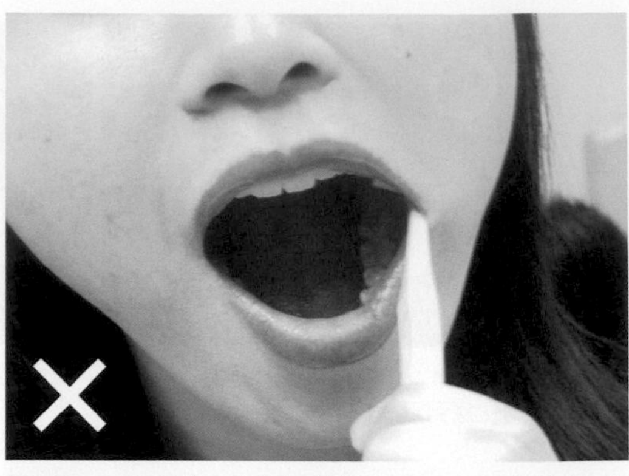

圖21-29　張開嘴巴時臉頰會擋住牙刷，使得牙刷不易深入最後方的臼齒。

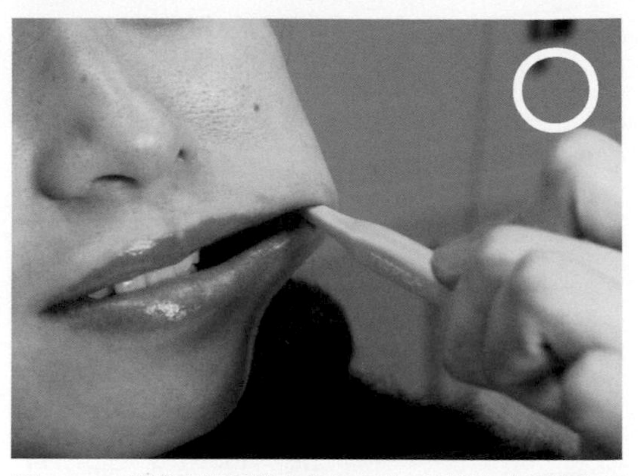

圖21-30　清潔上顎最後方的臼齒時，要闔上嘴巴使臉頰放鬆，嘴唇也比較容易往旁擴張，才能夠進行刷牙的動作。

要從每個角度清洗咬合面

名為咬合面的咬合部分，因為有大量的窩溝和咬頭，形狀非常複雜。

光是單一方向的接觸清洗，污垢還是很容易殘留，因此請務必要從各個方向振動牙刷，有效率地去除牙菌斑（圖21-31）。

還有，咬合的部分在咀嚼食物時，本身就擁有去除牙菌斑的功效。用餐完畢之後，可以

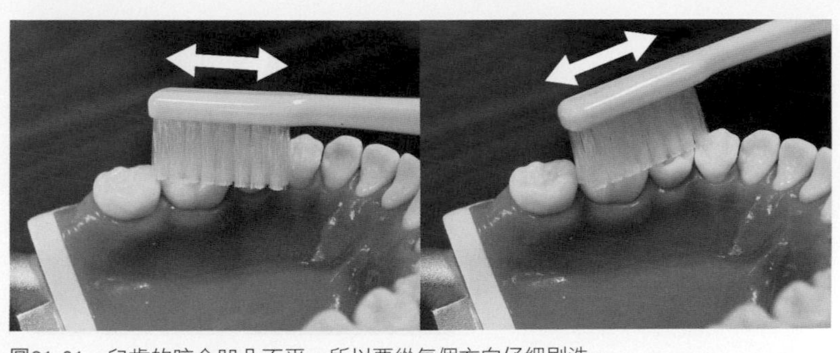

圖21-31　臼齒的咬合凹凸不平，所以要從每個方向仔細刷洗。

吃點蔬菜或醃漬品等不黏牙又有嚼勁的食物。

另外相對地，當牙齒沒有對咬齒（咬合齒）時，咬合面就容易異常髒亂，因此也要小心注意。

下顎的門牙舌側要用「尾端刷牙」

牙刷的刷頭部分分為「頂部」與「尾端」兩個地方（請參照圖21-3）。

清潔下顎門牙內側（舌側）時，橫向拿著牙刷的話，就無法讓刷毛碰到內側，所以要直向刷牙。而且利用「頂部」的話，牙齒與牙刷之間就會出現空隙，這時就要善加利用牙刷的「尾端」來刷牙（圖21-32～21-34）。

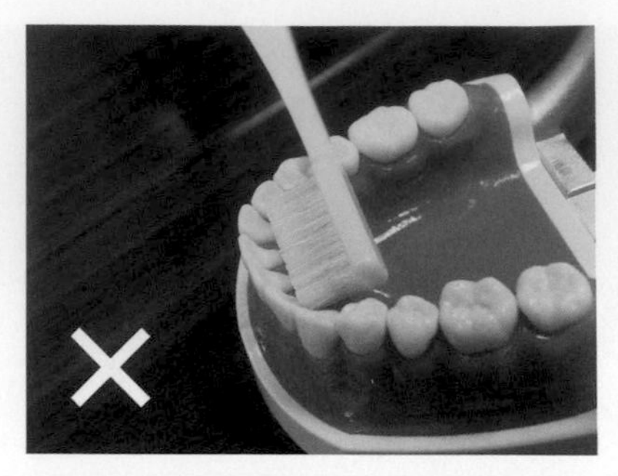

圖21-32　清潔下顎門牙的內側（舌側）時，橫向拿著牙刷後就會出現大片空隙，無法徹底清洗牙齒。

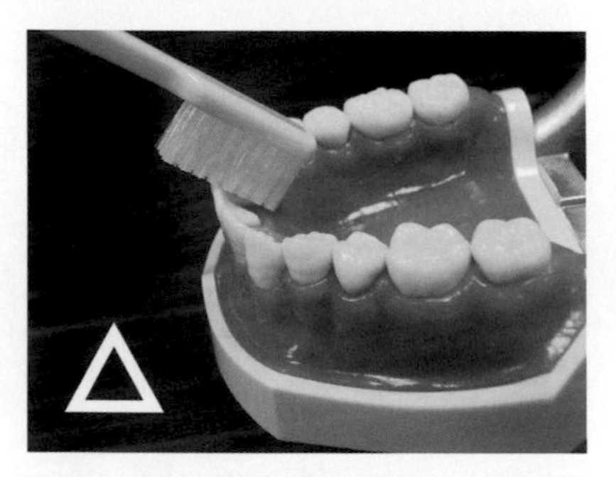

圖21-33　即使用牙刷的「頂部」，與牙面之間仍是會出現空隙。

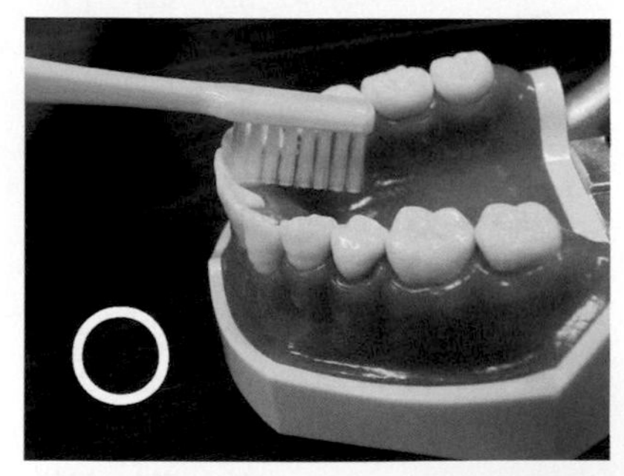

圖21-34　請有技巧地利用牙刷的「尾端」，刷洗掉牙齒上的牙菌斑。

作者●青木博之

1965年生於山形縣。東北大學牙醫系畢業。擔任全人牙科醫學研究所理事、醫療法人社團耕生會理事。為日本齒內療法學會、日本口腔人工植牙學會會員。亦為國際人工植牙學會認可醫師。曾擔任丸橋牙科診所綠町診療所、丸橋家庭牙科的院長、現為群馬縣高崎市丸橋連雀町牙科院長。共同著作有《インプラントで安心》（農山漁村文化協會）。

審訂●王嘉郁 醫師

台灣大學牙醫學系畢業
日本東北大學大學院 齒學博士（專攻齒科矯正學）
日本矯正齒科學會（JOS）會員
中華民國齒顎矯正學會（TAO）專科醫師
現任長庚醫院齒顎矯正科主治醫師

牙齒好，不會老！
從嬰兒到銀髮族都適用的牙齒保健百科

2020年8月1日初版第一刷發行
2022年6月15日初版第二刷發行

作　　者　青木博之
審　　訂　王嘉郁
譯　　者　許金玉
編　　輯　魏紫庭
美術編輯　黃郁琇
發 行 人　南部裕
發 行 所　台灣東販股份有限公司
　　　　　＜地址＞台北市南京東路4段130號2F-1
　　　　　＜電話＞(02)2577-8878
　　　　　＜傳真＞(02)2577-8896
　　　　　＜網址＞http://www.tohan.com.tw
郵撥帳號　1405049-4
法律顧問　蕭雄淋律師
總 經 銷　聯合發行股份有限公司
　　　　　＜電話＞(02)2917-8022

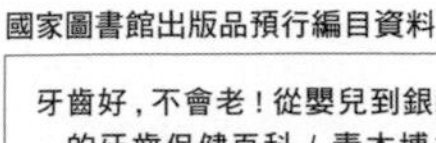

國家圖書館出版品預行編目資料

牙齒好，不會老！從嬰兒到銀髮族都適用的牙齒保健百科 / 青木博之著；許金玉譯. -- 二版. -- 臺北市：臺灣東販，2020.08
376面；14.8×21公分
ISBN 978-986-511-419-0(平裝)

1. 牙齒 2. 牙科

416.9　　109009295

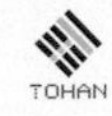